Wiederherstellungsoperationen nach starker
Gewichtsabnahme

Zaher Jandali
Klaus Müller
Lucian Jiga
Hrsg.

Wiederherstellungsoperationen nach starker Gewichtsabnahme

Ein Patientenratgeber

Mit über 80 Abbildungen

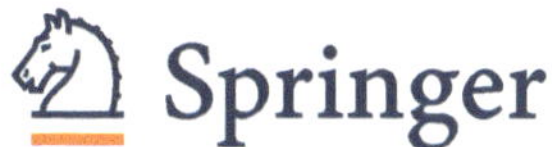

Springer

Herausgeber
Zaher Jandali
Klinik für Plastische, Ästhetische, Reko
Evangelisches Krankenhaus Oldenburg
Oldenburg
Deutschland

Lucian Jiga
Klinik für Plastische, Ästhetische, Reko
Evangelisches Krankenhaus Oldenburg
Oldenburg
Deutschland

Klaus Müller
Plastische und Ästhetische Chirurgie
Asklepios Klinik Barmbek
Hamburg
Deutschland

ISBN 978-3-662-57381-5   ISBN 978-3-662-57382-2 (eBook)
https://doi.org/10.1007/978-3-662-57382-2

Die Deutsche Nationalbibliothek verzeichnet diese Publikation in der Deutschen Nationalbibliografie; detaillierte bibliografische Daten sind im Internet über http://dnb.d-nb.de abrufbar.

Fotonachweis Umschlag: © Sven Stober, Berlin
Umschlaggestaltung: deblik Berlin
Zeichnungen: Michaela von Aichberger, Erlangen
3D-Illustrationen: Sven Stober (svenstober.com)

Gedruckt auf säurefreiem und chlorfrei gebleichtem Papier

Springer ist ein Imprint der eingetragenen Gesellschaft Springer-Verlag GmbH, DE und ist ein Teil von Springer Nature.
Die Anschrift der Gesellschaft ist: Heidelberger Platz 3, 14197 Berlin, Germany

Vorwort

Fettleibigkeit (Adipositas) ist eine Volkskrankheit, das wissen wir alle. Die Folgen sind mittlerweile nicht nur den Betroffenen und Ärzten, sondern auch den Krankenkassen bekannt. Es werden horrende Summen in Präventionsmaßnahmen, Diätprogramme und spezielle Adipositaszentren zur Behandlung der Fettleibigkeit investiert. Dabei sind die Investitionen immer noch viel zu gering, um die krankhafte Fettleibigkeit nachhaltig und langfristig eindämmen zu können. Aber immerhin werden erste Schritte gegangen.

Ganz anders verhält es sich, wenn es um die Körperformwiederherstellung nach stattgefundenem Gewichtsverlust geht. Besonders den Krankenkassen sind die körperlichen und seelischen Beschwerden bzw. Belastungen der Betroffenen nach einem drastischen Gewichtsverlust nicht bewusst und sie sträuben sich oftmals, wenn es um die Kostenübernahme von körperformwiederherstellenden Operationen geht. Wenn Sie selbst betroffen sind, dann wissen Sie genau, wovon wir hier sprechen und wie schwierig es ist, bei den Krankenkassen eine Kostenübernahme für notwendige Operationen zu erlangen.

Oft werden die beantragten Straffungsoperationen von der Krankenkasse ohne ausreichende Prüfung abgelehnt; das ist sicherlich nicht akzeptabel, aber es ist auch nachvollziehbar, dass es keinen Operationsfreifahrtschein nach einem Gewichtsverlust von der Krankenkasse geben kann. Ab welcher Ausprägung stört eine Fettschürze funktionell? Welche Oberarm- oder Oberschenkelüberschüsse müssen vorliegen, damit der natürliche Bewegungsablauf nachhaltig beeinträchtigt ist? Ist eine hängende weibliche Brust nach Gewichtsreduktion ein anderer Sachverhält als eine hängende Brust nach drei Schwangerschaften, und ab wann ist der Befund als krankhaft oder „entstellend“ nach dem Sozialgesetzbuch zu bezeichnen? Dies sind die wesentlichen Kernfragen, die immer wieder aufkommen. Wünschenswert wären objektive Kriterien und keine subjektiven Entscheidungen von angestellten Ärzten des medizinischen Dienstes, die zum Teil fachfremd sind. An diesen Punkten muss zukünftig eine weitere Entwicklung stattfinden, um mehr Transparenz für alle zu erreichen. Auf der anderen Seite müssen auch die Betroffenen lernen, dass nicht jede Körperregion, nur weil ein Gewichtsverlust stattgefunden hat, auf Kosten der Krankenkasse operiert werden muss.

Da per se objektive Kriterien bei diesem Folgezustand der Adipositaserkrankung nicht oder nur sehr schwer zu erheben sind, gilt es abzuwarten, wie die weitere Entwicklung seitens der Krankenkassen aussieht.

Vielleicht kann auch dieses Buch dazu beitragen, den Sachverhalt weiter zu diskutieren und eine Annäherung beider Seiten herbeizuführen. Den größeren und weitaus umfangreicheren Schritt müssen sicherlich die Krankenkassen tätigen.

Danksagung

An dieser Stelle möchten wir allen fleißigen Helfern danken, die dieses Buch ermöglicht haben. Neben den Koautoren Dr. Weise und Rechtsanwalt Werner sowie Prof. Dr. Byhahn gilt unser besonderer Dank Sven Stober für die wirklich tollen 3-D-Bilder zu den Operationen und Eingriffen. Hierdurch ist es vielen sicher viel besser möglich, sich die einzelnen Operationen vorzustellen.

Die meisten Leser sehen die Autoren als die vordergründigen Schaffer eines Buches. Das trifft vielleicht auf die Buchidee und den Inhalt zu, aber zur Fertigstellung eines Buches bedarf es viel mehr als nur das und an dieser Stelle möchten wir uns bei den Helfern und Unterstützern von ganzem Herzen bedanken.

Ein ganz besonderer Dank gilt Frau Jandali für die tatkräftige Unterstützung der Bildbearbeitung. Durch ihre langjährige und besondere Erfahrung im Bereich Kommunikationsdesign hatten wir stets jemanden, der uns auch bei technischen Fragen zur Seite stand.

Dank auch an den Springer Verlag, der an unsere Idee geglaubt und den Bedarf für dieses Buch erkannt hat. Besonderen Dank an die Projektplaner Frau Kraplow und Dr. Richter sowie die Projektmanagerin Frau Beisel. Selten haben wir eine so engagierte Zusammenarbeit erlebt.

Ganz besonderer Dank gilt unserem Lektor Herrn Bier. Danke für die Geduld, sich mit den Wirren unserer Sprache auseinandergesetzt und diese in Form gebracht zu haben. Es war sicherlich eine schwierige Aufgabe, die hervorragend gemeistert wurde. Auch die Vorschläge zur Verbesserung des Buches waren oft wegweisend.

Dr. Jandali, Dr. Müller und Dr. Jiga
Oldenburg, im Frühjahr 2018

Über dieses Buch

Liebe Leserinnen, liebe Leser,

dieser Ratgeber ist für Betroffene gedacht, die eine drastische Gewichtsabnahme hinter sich haben und sich mit dem Gedanken der „Körperformwiederherstellung durch operative Maßnahmen" beschäftigen.

Haben auch Sie Gewicht abgenommen und denken nun über die weiteren Möglichkeiten von Straffungsoperationen nach? Dann ist dieses Buch genau richtig für Sie.

Das Buch ist aus der Erfahrung entstanden, dass Betroffene oft keine Informationen darüber haben, welche Möglichkeiten der Körperformwiederherstellung bestehen, welche Schritte zu gehen sind und an wen sich die Betroffenen wenden können. Andere Betroffene haben sich bereits Informationen, beispielsweise über Medien wie das Internet und soziale Netzwerke oder Selbsthilfegruppen, angeeignet und verfügen über ein solides Basiswissen. Jedoch sind die Informationen leider oft ungenau, zum Teil lückenhaft oder im schlimmsten Falle sogar falsch. Daher nun dieses Buch, mit dem wir uns zum Ziel gesetzt haben, den Betroffenen und Interessierten einen sortierten und leicht verständlichen Überblick über die Behandlungsmöglichkeiten zu geben.

Ebenso soll der Ratgeber bei der Entscheidung helfen, welche Operation wirklich notwendig ist und welcher Therapieplan evtl. der richtige sein könnte. Unser Wunsch ist es, dass Sie nach dem Lesen des Buches wissen, welche Möglichkeiten der Körperformwiederherstellung existieren, welche eventuell für Sie in Frage kommen und welche keine Option für Sie sind.

Neben den Informationen zu den einzelnen Operationen möchten wir aber auch die Schattenseiten und Probleme beleuchten. Dabei werden wir das komplizierte und oft nicht nachvollziehbare Antragsverfahren mit Ihnen besprechen sowie Ihnen Tipps und Tricks für dieses geben. Selbstverständlich werden wir auch über mögliche Komplikationen der jeweiligen Operationen sprechen und mit Ihnen diskutieren.

Das Buch ersetzt auf keinen Fall einen Arztbesuch, denn jeder von uns ist individuell. Die Informationen dieses Buches können jedoch ein Beratungsgespräch beim Arzt gut vor- und oder nachbereiten. Die Informationen sind nach bestem Wissen und Gewissen zusammengetragen worden, jedoch untersteht die Medizin einem stetigen Wandel, sodass kein Anspruch auf Vollständigkeit und Aktualität besteht. Vertrauen Sie Ihrem Arzt, auch wenn er andere Ideen und Vorschläge für Sie bereithält.

Inhaltsverzeichnis

Autorenverzeichnis

Christian Byhahn, Prof. Dr. med.
Klinik für Anästhesiologie, Intensivemedizin
u. Schmerztherapie
Evangellisches Krankenhaus Oldenburg
Steinweg, 13-17
26122 Oldenburg
Deutschland
e-mail: christian.byhahn@
evangelischeskrankenhaus.de

Zaher Jandali, Dr. med. MRM
Klinik für Plastische, Ästhetische, Rekonstruktive und
Handchirurgie
Evangellisches Krankenhaus Oldenburg
Steinweg, 13-17
26122 Oldenburg
Deutschland
e-mail: dr@jandali.de

Lucian Jiga, Dr. med.
Klinik für Plastische, Ästhetische, Rekonstruktive und
Handchirurgie
Evangellisches Krankenhaus Oldenburg
Steinweg, 13-17
26122 Oldenburg
Deutschland
e-mail: jigalucian@gmail.com

Klaus Müller, Dr. med.
Plastische und Ästhetische Chirurgie
Asklepios Klinik Barmbek
Rübenkamp, 220
22291 Hamburg
Deutschland
e-mail: dr.kl.mueller@gmail.com

Ralf Weise, Dr. med.
Klinik für Allgemein- u. Bauchchirurgie
St. Marien Stift Friesoythe
St. Marien-Str., 1
26169 Friesoythe
Deutschland
e-mail: r.weise@t-online.de

Tim C. Werner
Werner Rechtsanwälte
Windhorststr., 62
65929 Frankfurt
Deutschland
e-mail: werner@adipositas-anwalt.de;
werner@werner-rechtsanwaelte.de

Autorenporträts

Über die Herausgeber

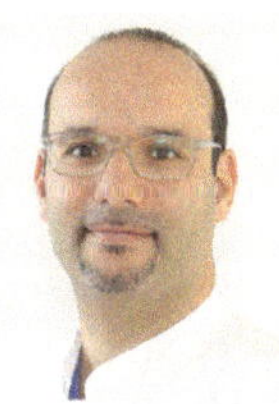

Jandali, Zaher, Dr. med.

Dr. med. Zaher Jandali studierte in Hamburg bis 2006 Humanmedizin am Universitätsklinikum Hamburg Eppendorf (UKE). Anschließend absolvierte er ab 2007 seine Ausbildung zum Facharzt für Plastische und Ästhetische Chirurgie in der Abteilung für Plastische, Ästhetische, Rekonstruktive und Handchirurgie der Asklepios Klinik in Hamburg-Wandsbek. Vom ersten Tag an beschäftigte sich Dr. Jandali mit der Thematik der Wiederherstellungsoperationen nach Gewichtsreduktion. Früh begann er regelmäßig Vorträge für Betroffene und Interessierte sowie Selbsthilfegruppen zu halten. Anschließend folgten Vorträge auf nationalen und internationalen Fachkongressen zu dieser Thematik. Seit 2012 ist Dr. Jandali Facharzt für Plastische und Ästhetische Chirurgie.

Dr. Jandali entwickelte die Standardtechniken der Wiederherstellungsoperationen weiter und kombinierte unterschiedliche Techniken und Ansätze miteinander, um bessere und sicherere Ergebnisse zu erreichen. Dr. Jandali und sein Team führen regelmäßig Bodylifts, Bauchdeckenstraffungen, Fettabsaugungen und Brustoperationen durch. Er gilt als Experte im Bereich der Wiederherstellungsmaßnahmen nach Gewichtsreduktion. Weitere Schwerpunkte von Dr. Jandali sind die Behandlung des Lip- und Lymphödems sowie die Wiederherstellende und Ästhetische Chirurgie.

Dr. Jandali ist seit 2016 als Chefarzt der Klinik für Plastische, Rekonstruktive, Ästhetische und Handchirurgie des Evangelischen Krankenhauses in Oldenburg (Niedersachsen) tätig und Mitglied in mehreren Fachgesellschaften.

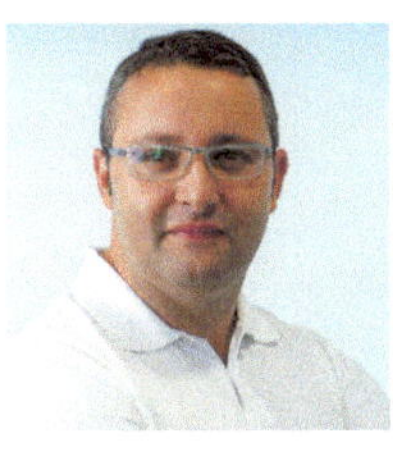

Jiga, Lucian, Dr. med.

Dr. Jiga hat sein Medizinstudium an der Victor Babes Universität für Medizin und Pharmazie Temeswar abgeschlossen. 2002 wechselte er zum Zwecke seiner Dissertation zur Ruprecht-Karls Universität Heidelberg. Nach seinem erfolgreichen Forschungsaufenthalt in Heidelberg zog es Dr. Jiga 2005 nach Rumänien an die Universitätsklinik für Gefäßchirurgie in Temeswar zurück. Hier wurde er 2009 Sektionsleiter der Abteilung für Rekonstruktive Mikrochirurgie.

Seit Jahr 2013 ist Dr. Jiga an der Klinik für Plastische, Ästhetische, Rekonstruktive und Handchirurgie am Evangelischen Krankenhaus Oldenburg zunächst als leitender Oberarzt und seit 2016 gemeinsamer Chefarzt mit Dr. Jandali.

Dr. Jiga blickt auf eine Vielzahl internationaler Vorträge und wissenschaftlicher Publikationen zurück. Schwerpunkt seiner klinischen Arbeit sind neben Wiederherstellungsoperationen nach Gewichtsabnahme die Behandlung des Lip- bzw. Lymphödems, komplexe Handchirurgie und Mikrochirurgische Wiederherstellungsoperationen, besonders zum Erhalt von Extremitäten.

Dr. Jiga ist Mitglied in den Fachgesellschaften:

- DGPRÄC – Deutsche Gesellschaft der Plastischen, Rekonstruktiven und Ästhetischen Chirurgen,
- DGH – Deutsche Gesellschaft für Handchirurgie,
- WSRM – World Society of Reconstructive Microsurgery,
- TTS – The Transplantation Society.

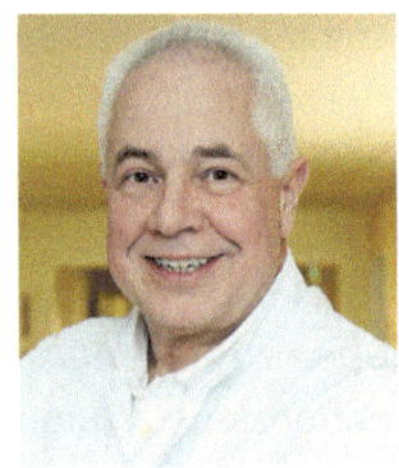

Müller, Klaus, Dr. med.

Dr. Klaus Müller ist seit 1994 Facharzt für Chirurgie und seit 1996 Facharzt für Plastische und Ästhetische Chirurgie. Seit 1999 ist er Chefarzt der Abteilung für Plastische, Ästhetische und Rekonstruktive Chirurgie an der Asklepios Klinik Wandsbek in Hamburg. In den letzten 15 Jahren hat er die Durchführung von wiederherstellenden Eingriffen nach erfolgter Gewichtsreduktion als einen der Behandlungsschwerpunkte der Abteilung etabliert und vorangebracht. Ein weiterer Schwerpunkt ist die Behandlung von Patientinnen mit Lipödem.

2012 erfolgte die Zertifizierung der Abteilung durch Acredis als Spezialzentrum für körperformende Eingriffe.

Dr. Müller ist Vorsitzender des Hamburger Landesverbandes der Deutschen Gesellschaft der Plastischen, Rekonstruktiven und Ästhetischen Chirurgen – DGPRÄC und weiterhin Mitglied in den folgenden Fachgesellschaften:

- DGPRÄC – Deutschen Gesellschaft der Plastischen, Rekonstruktiven und Ästhetischen Chirurgen,
- ISAPS – International Society of Aesthetic Plastic Surgery,
- ESPRAS – European Society of Plastic, Reconstructive and Aesthetic Surgery,
- Deutsche Gesellschaft für Senologie,
- Deutsche Gesellschaft für Handchirurgie.

www.dr-mueller-hamburg.de

Über die Autoren

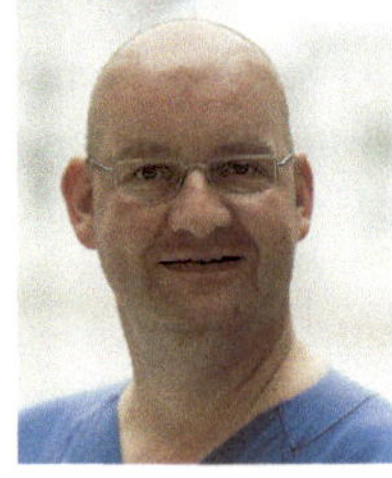

Byhahn, Christian, Prof. Dr. med.

Seit 2013 ist Prof. Byhahn Chefarzt der Klinik für Anästhesiologie, Intensivmedizin und Schmerztherapie am Evangelisches Krankenhaus Oldenburg, Medizinischer Campus Universität Oldenburg. Nach dem Studium der Humanmedizin an der medizinischen Fakultät der J.W. Goethe-Universität Frankfurt am Main und gleichzeitiger Berufsausbildung zum Rettungsassistenten absolvierte Prof. Byhahn seine Facharztausbildung zum Facharzt für Anästhesie an der Klinik für Anästhesiologie, Intensivmedizin und Schmerztherapie, Klinikum der J.W. Goethe-Universität Frankfurt am Main. Nach oberärztlicher und leitender oberärztlicher Tätigkeit an der Klinik für Anästhesiologie, Intensivmedizin und Schmerztherapie des

Klinikum der J.W. Goethe-Universität Frankfurt wechselte Prof. Byhahn als Chefarzt an das Evangelisches Krankenhaus Oldenburg. 2005 habilitierte Prof. Byhahn zum Thema „Die Punktionstracheotomie in der Intensivmedizin – Eine klinische Betrachtung fünf verschiedener Techniken". 2008 wurde Prof. Byhahn der Preis für exzelente Lehre von der Goethe-Universität verliehen.

Prof. Byhahn ist Notfallmediziner und leitender Notarzt. Prof. Byhahn ist Mitglied in der Arbeitsgemeinschaft in Norddeutschland tätiger Notärzte (AGNN) und Preisträger des Michael-Strumpf Rhetorikpreises sowie Mitglied zahlreicher Fachgesellschaften.

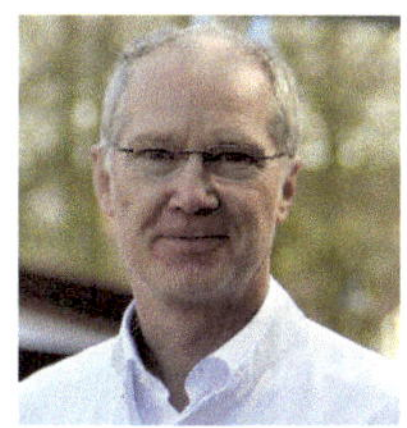

Weise, Ralf, Dr. med.

Dr. med. Ralf Weise ist Facharzt für Allgemein-, Visceral- und spezielle Visceralchirurgie, Facharzt für chirurgische Proktologie, zertifiziert für Minimal-Invasive-Chirurgie (CAMIC) sowie Facharzt für Ernährungsmedizin. Seit 2006 ist er Chefarzt der Abteilung für Allgemein- und Visceralchirurgie des St.-Marien-Hospitals in Friesoythe. 2007 gründete er das Adipositas-Zentrum-Nord-West, das 2011 zum Kompetenzzentrum und seit 2015 zum Referenzzentrum zertifiziert wurde. 2017 feierte das Adipositas-Zentrum sein 10-jähriges Jubiläum. Bislang wurden über 3500 adipöse Patienten in Friesoythe behandelt und mehr als 1700 metabolische Eingriffe durchgeführt.

Seit 2013 ist Dr. Weise als Ärztlicher Direktor am St.-Marien-Hospital in Friesoythe tätig. Er hat sich mit zahlreichen Vorträgen und Präsentationen bei internationalen Kongressen beteiligt und veröffentlichte Buchbeiträge zum Thema Fettleibigkeit/Adipositas in vier Büchern.

www.weiseoperiert.de
www.adipositas-zentrum-nord-west.de

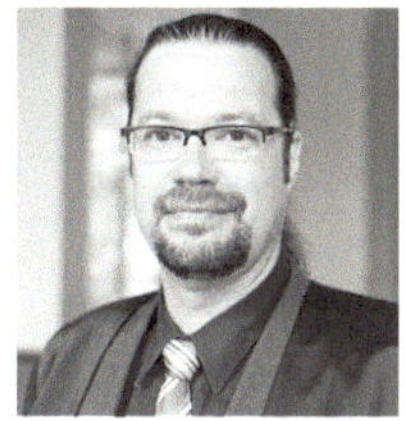

Werner, Tim C., Dipl.-Jur.

Dipl.-Jur. Tim C. Werner studierte bis 1999 die Rechtswissenschaften und Politischen Wissenschaften in Würzburg und Mainz. 2003 gründete er eine eigene Kanzlei.

Seit 15 Jahren vertritt Herr Werner schwerpunktmäßig die Interessen krankhaft Übergewichtiger, d. h. adipöser Menschen. Vier Themenkomplexe prägen die tägliche Arbeit:

- Bariatrische Chirurgie,
- Postbariatrische Wiederherstellungschirurgie,
- Liposuktion und
- Mammachirurgie.

Auf der Seite www.adipositas-anwalt.de sind über 100 richtungsweisende Urteile zu diesen vier Problemkreisen im Volltext hinterlegt.

Insgesamt hat Herr Werner seit 2003 über 2500 Fälle mit einem Bezug zur Krankheit Adipositas betreut. Die Mandanten stammen aus dem gesamten Bundesgebiet.

Krankhafte Fettleibigkeit und Folgeerkrankungen

Ralf Weise

© Springer-Verlag GmbH Deutschland, ein Teil von Springer Nature 2018
Z. Jandali, K. Müller, L. Jiga (Hrsg.), *Wiederherstellungsoperationen nach starker Gewichtsabnahme*,
https://doi.org/10.1007/978-3-662-57382-2_1

1.1 Fettleibigkeit – Zu viel des Guten

Unter Fettleibigkeit versteht man nicht ein paar Kilo zu viel, sondern einen massiven Überschuss an Körperfett. Dieses ruft eine ganze Reihe von Krankheiten hervor, wodurch nicht nur die Lebensqualität erheblich leidet, sondern auch die Lebenserwartung verkürzt wird.

Um sein eigenes Körpergewicht einschätzen zu können, muss man es in Relation zur Körperlänge setzen. Es ist natürlich ein Unterschied, ob Sie mit Ihrem Körpergewicht von langer Statur oder eher kleinwüchsig sind. Dabei hat sich die Formel zur Berechnung des sogenannten Body-Mass-Index (BMI) weltweit bewährt und durchgesetzt (■ Abb. 1.1).

■ **Ab welchem BMI muss ich mir Gedanken über mein Gewicht machen?**

Mit einem BMI-Wert um 25 kg/m^2 besteht die geringste Gefahr, in Zukunft wegen Unter- oder Übergewicht Folgeerkrankungen zu entwickeln.

Mit einem BMI um die 27 kg/m^2 besitzt man sogar statistisch die höchste Lebenswartung. Geringere BMI-Werte sprechen für ein Untergewicht. Das ist auf Dauer noch schädlicher für unseren Körper als Übergewicht.

Ab einem BMI von 30 kg/m^2 sprechen wir von Fettleibigkeit oder Adipositas. Je höher das Übergewicht ist, desto höher ist die Gefahr, dass Folgeerkrankungen auftreten. Die Weltgesundheitsorganisation (WHO) hat daher schon vor Jahren Adipositas als Krankheit eingestuft.

BMI in kg/m²	Bedeutung
Kleiner 24	Untergewicht
24 bis 27	Normalgewicht
28 bis 29	Leichtes Übergewicht
30 bis 34	Fettleibigkeit I°
35 bis 39	Fettleibigkeit II°
Mehr als 40	Fettleibigkeit III°

■ **Abb. 1.1**   Berechnung des Body-Mass-Index

Man muss sagen, der BMI berücksichtigt nur das Gewicht und wird dabei einer unterschiedlichen Körperzusammensetzung nicht gerecht. Hochleistungssportler mit besonders viel Muskelmasse und wenig Fettanteil können daher ebenso einen erhöhten BMI-Wert haben, wie fettleibige Menschen mit wenig Muskelmasse. Die Bestimmung der Körperzusammensetzung von Menschen kann mit einer sogenannten Bioelektrischen Impedanzanalyse (BIA-Messung) erfolgen. Dieses Verfahren steht jedoch nur vereinzelt zur Verfügung und bietet gerade bei adipösen Menschen häufig falsche Ergebnisse.

Der Apfeltyp ist viel schädlicher als der Birnentyp (■ Abb. 1.2). Gerade das Bauchfett schädigt die inneren Organe! Bauchumfänge – etwa in Nabelhöhe gemessen – von über 80 cm bei Frauen und über 94 cm bei Männern gelten als wichtige Risikofaktoren.

Die Anzahl der Menschen mit Übergewicht nimmt seit dem 2. Weltkrieg kontinuierlich zu. Wenn die Tendenz so anhält, werden 2040 über die Hälfte der deutschen Bürger fettleibig sein. Erschreckend ist der Trend vor allem bei Kindern und Jugendlichen. Nach einer Veröffentlichung der WHO vom Oktober 2017 hat sich in den letzten 14 Jahren die Anzahl der fettleibigen Kinder verzehnfacht! Allein in Deutschland stieg der Anteil betroffener Kinder von etwa drei Prozent im Jahr 1975 auf sieben Prozent der Mädchen und elf Prozent der Jungen im Jahr 2016 an.

■ **Viele Fragen sich sicherlich: Wie kommt es zur Fettleibigkeit?**

Die Gründe, die zu einer Fettleibigkeit führen, sind vielfältig und individuell unterschiedlich.

Es gibt einige seltene angeborene oder auch erworbene Erkrankungen, die mit einer Gewichtszunahme einhergehen. Eine Unterfunktion der Schilddrüse sowie eine Überfunktion der Nebennieren gehören dazu. Auch Operationen an diesen Körperdrüsen oder Eingriffe am Gehirn können eine Gewichtszunahme zur Folge haben.

Auch einige Medikamente haben als unerwünschte Nebenwirkung eine Zunahme des Körpergewichtes zur Folge. Dazu gehören

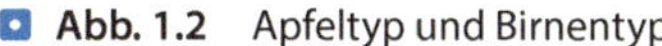

◘ **Abb. 1.2** Apfeltyp und Birnentyp

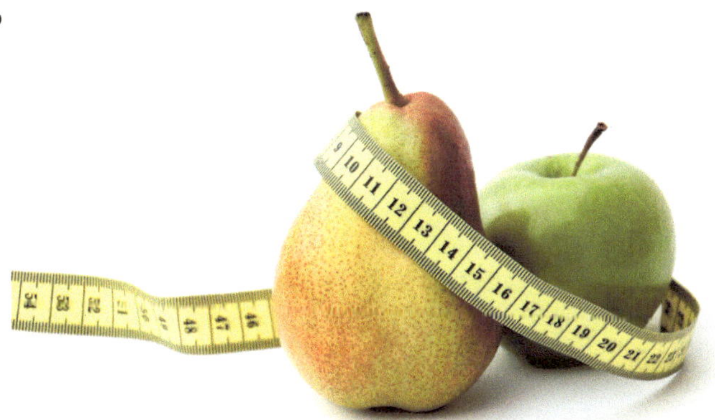

zum Beispiel Kortison- und Hormon-Präparate, sowie einige Medikamente zur Behandlung psychischer Erkrankungen. Der Einfluss auf das Gewicht ist abhängig von der Dosierung und der Länge der Einnahme der Präparate.

Lediglich bei 1 von 100 Betroffenen, die unter Fettleibigkeit leiden, besteht einer der im letzten Absatz aufgeführten Gründe. Und deren Einfluss auf die Gewichtszunahme ist häufig gering.

Sind es die Gene? Ein eindeutiges: Jein!

Zwar gibt es tatsächlich in unserem Erbgut Informationen, die für eine unterschiedliche Verwertung der Nahrung verantwortlich sind, aber in der Regel sind diese genetischen Unterschiede nur für einen sehr geringen Anteil der Gewichtszunahme verantwortlich. Sonst wäre auch nicht zu verstehen, weshalb das weltweite Problem der Fettleibigkeit sich erst in den letzten 50 Jahren so extrem ausgebreitet hat. Unsere Erbinformationen haben sich ja nicht vor 55 Jahren plötzlich verändert.

Auf der anderen Seite ist unser Körper seit Millionen von Jahren auf zwei wesentliche Anforderungen programmiert, die uns lange das Überleben sicherten:
1. Wenn Du etwas zu Essen findest, dann iss!
2. Bewege Dich so wenig wie möglich, um Energie zu sparen.

Der ständige Überfluss an Nahrung und die zunehmende Immobilität durch Motorisierung und Digitalisierung spielen diesen beiden Überlebensformeln zu. Viele Menschen haben große Probleme damit, dieser sogenannten *Genom-Falle* zu entkommen.

So oder so: Das Gewicht ist abhängig von der täglichen Energieaufnahme und dem Energieverbrauch. Auch wenn wir ruhen, verbraucht unser Körper ständig Energie. Jede Zelle ist eine kleine chemische Wunderfabrik, die unaufhörlich Substanzen produziert, die wir zum Leben brauchen. Dafür braucht sie wichtige Baustoffe, die wir mit der Nahrung aufnehmen und Energie in Form von Zucker oder Fetten. Auch für unsere Muskulatur, die wir für jede körperliche Bewegung, zum Atmen und für unsere Verdauung benötigen, müssen wir ausreichend Energie zur Verfügung stellen – vor allem Eiweiß.

Unser Gehirn ruht nie und verbraucht zusätzlich einen Großteil des mit der Nahrung aufgenommenen Zuckers, denn Zucker ist der einzige Energielieferant, den das Gehirn nutzen kann. Mit Fetten oder Eiweiß kann es nicht viel anfangen. Es schreit daher ständig nach Zucker, denn der ist überlebenswichtig für seine Zellen – und damit für den ganzen Menschen.

Wenn ein normgewichtiger Mensch sich wenig bewegt, benötigt sein Körper um die 2300 kcal täglich, um seinen Energiegrundumsatz zu decken. Wenn er sich viel bewegt und sein Gehirn besonders intensiv benutzt, braucht er auch besonders viel Energie. Gelegentlich bis zu 4000 kcal und mehr. Leistungssportler zum Teil weit über 6000 kcal pro Tag.

Und dennoch: Den höchsten Bedarf an Energie haben im Normalfall das Gehirn, das

Herz und die Nieren und nicht die Muskulatur, die wir für die Bewegungen benutzen.

Viele Nahrungsmittel, die wir täglich zu uns nehmen, besitzen zu viel Energie in Form von Zucker. Er ist vor allem in Fertigprodukten und Softdrinks, von denen Jugendliche in Europa durchschnittlich 1,8 l täglich konsumieren.

Aber häufig verbrauchen wir gar nicht so viel Energie, wie wir aufnehmen.

Die Überschussenergie, die wir dann täglich aufnehmen, wird als Fettdepots abgespeichert. Das war lange eine sinnvolle Überlebensstrategie der Natur und unser Körper macht das ganz toll, denn er weiß ja nicht, wann es das nächste Mal etwas zu essen gibt. Oder ob der nächste Winter besonders kalt wird.

Nun leiden wir aber in den betroffen Ländern – zum Glück – derzeit nicht unter Hungerperioden. Vielmehr wird uns ganzjährig gerade in städtischen Gebieten alle 20 m ein Nahrungsmittel angeboten. Und im Winter sitzen wir im Warmen, sodass keine Fettspeicher zum Heizen des Körpers abgebaut werden.

Im Gegenteil: Sie werden immer mehr und mehr und mehr … Und das ist das Problem!

Nach einer Datenerhebung des Bundesamtes für Statistik aus dem Jahre 2010 beträgt die durchschnittliche Gehstrecke, die ein Bundesbürger in Deutschland täglich zurücklegt gerade einmal 400 m – das ist einmal `rum um den Sportplatz! Sportliche Aktivitäten nehmen sogar mit zunehmendem Körpergewicht ab.

Aus diesem Dilemma herauszukommen ist sehr schwer, und viele Betroffene schaffen das nicht ohne professionelle Hilfe. Es ist in den letzten Jahrzehnten ein gesellschaftliches Problem entstanden, das uns alle etwas angeht.

1.2 Was kann man gegen krankhaftes Übergewicht tun?

Mit einem BMI über 35 kg/m2 liegt eine behandlungsbedürftige Erkrankung vor. Während Fettleibige vorwiegend einen Schwerpunkt auf die Reduzierung des eigenen Körpergewichtes legen, steht aus medizinischer Sicht die

erfolgreiche Behandlung und Vermeidung der Folgeerkrankungen im Blickpunkt.

Da die Energiebilanz bei der Entwicklung, dem Erhalt und der Therapie der Fettleibigkeit eine entscheidende Rolle spielt, sollte eine definitive Ernährungsumstellung sowie eine Steigerung der körperlichen Aktivitäten unbedingt angestrebt werden. Das geht nur einher mit einer entschiedenen Verhaltensänderung.

Damit sind die drei wichtigsten Säulen der Behandlung einer krankhaften Fettleibigkeit umrissen:
1. Verhaltensänderung
2. Definitive Umstellung der Ernährung
3. Nachhaltige Steigerung der körperlichen Bewegung

▪ Was für Ernährungsempfehlungen können wir Ihnen geben?

Die Umstellung der Ernährung von Menschen mit krankhaftem Übergewicht sollte nur unter professioneller Anleitung und regelmäßigen Kontrollen durchgeführt werden. Eine Fehl- und Mangelernährung kann bleibende Schäden verursachen!

In der Regel basieren viele Ernährungskonzepte auf folgenden Empfehlungen:

Vor und während der Nahrungsumstellung ist das regelmäßige Führen eines Ernährungstagebuches mit Nährstoffbilanzen (Eiweiß, Zucker und Fette) sinnvoll. Dies kann handschriftlich erfolgen oder mit Hilfe computergestützter Systeme. Entsprechende Apps gibt es mittlerweile für alle Smartphone-Betriebssysteme.

Zur nachhaltigen Gewichtsreduzierung sollte die tägliche Energieaufnahme um ca. 500 kcal reduziert werden. Eine zu rasche Gewichtsreduzierung kann ebenfalls zu Problemen führen!

Die Kost sollte ausgewogen und im wahrsten Sinne des Wortes bunt sein (Paprikas, Tomaten, Bananen, Bohnen, …) mit Steigerung des Eiweiß- und Ballaststoffanteils sowie deutlicher Reduzierung des Zuckeranteils und Normalisierung des Fettverzehres. Tägliche Eiweißshakes als Ernährungsergänzung (mit möglichst geringem Zuckeranteil!) wirken während der Abnehmphase dabei zudem sättigend. Ein besonderer Wert sollte auf die mehrmalige tägliche Einnahme von Obst und Gemüse gelegt werden – 5 times a day. Dies wirkt sich unter anderem günstig auf die Vitamin-, Ballaststoff- und Spurenelementbilanz aus. Ein Hungergefühl sollte auf jeden Fall vermieden werden. Die Reduzierung zuckerhaltiger Nahrung kann durch ballaststoffreiche, energiearme Kost (Cerealien, Obst und Gemüse) mit ausreichend Volumen ausgeglichen werden (■ Abb. 1.3).

Ebenso ist eine ausreichende Flüssigkeitsaufnahme wichtig. 2 bis 3 Liter pro Tag. Das Vermeiden von Trinken während, 30 Minuten vor und 30 Minuten nach den Mahlzeiten führt schneller zu einem Sättigungsgefühl.

■ Kommen wir zum Thema Bewegung und Sport

Nahezu alle nichtinfektiösen Erkrankungen können durch eine gesunde Ernährung in Kombination mit ausreichender Bewegung und Sport vermieden oder gelindert werden!

Das gilt auch für die krankhafte Fettleibigkeit und deren Folgeerkrankungen. Da bei adipösen Menschen ein chronischer Bewegungsmangel häufig sowohl Ursache als auch Folge der Fettleibigkeit ist, sollte eine Steigerung der Bewegung – ähnlich wie bei der Ernährungsumstellung – nur unter professioneller Anleitung erfolgen, um Überlastungen des untrainierten Herz- und Kreislaufsystems zu vermeiden. Zudem werden beim Gehen und Laufen die Gelenke der Beine mit dem Vielfachen des Körpergewichtes belastet, was unkontrolliert zu Frakturen und Verrenkungen mit bleibenden Schäden führen kann.

Eine Steigerung der Ausdauer (Walken, Joggen, Schwimmen, etc.) ist vor allem sinnvoll, um Herz- und Kreislauferkrankungen, Lungen- und diversen Krebserkrankungen vorzubeugen.

■ Abb. 1.3
Ernährungsempfehlung

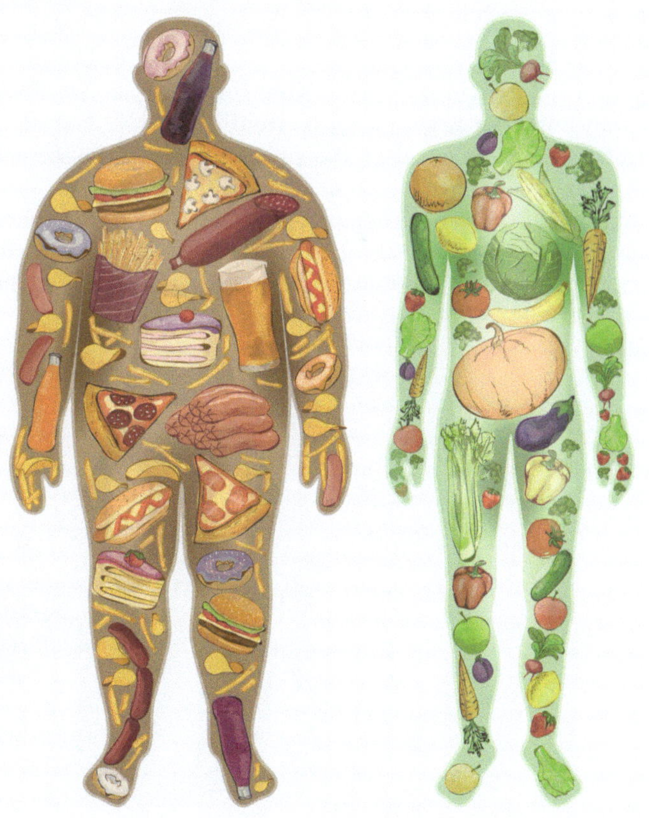

Da Ausdauersport relativ wenig Energie verbraucht aber den Appetit angeregt, ist eine nennenswerte Gewichtsreduktion nur durch Ausdauersport kaum möglich.

Kraftsportübungen sollten daher bei einem Trainingsprogramm nicht zu kurz kommen. Die hierdurch erhöhte Muskelmasse steigert den Energiegrundumsatz und stabilisiert die Wirbelsäule sowie die Gelenke. In der Regel reichen dafür 10 bis 20 Minuten täglich. Das beste Trainingsgerät hat jeder stets bei sich: Sein eigenes Körpergewicht (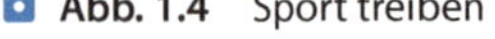 Abb. 1.4).

Ausreden gelten also nicht!

▪ Chirurgische Behandlung

Zahlreiche Studien und Verlaufsbeobachtungen der letzten Jahrzehnte haben gezeigt, dass eine lebenslange Lebensstilveränderung nur in absoluten Ausnahmefällen ohne professionelle Hilfe gelingt. Aber auch mit fachmännischer Unterstützung kommt es nach erfolgter Behandlung häufig zu einer erneuten Gewichtszunahme. Wenn das wiederholt vorkommt, spricht man von dem Jojo-Effekt.

Wenn die nichtoperativen Konzepte zur Behandlung der krankhaften Fettleibigkeit erfolglos bleiben und ausgereizt sind, ist es an der Zeit sogenannte metabolische Eingriffe zur Unterstützung der Therapie in Erwägung zu ziehen. Wie die Bezeichnung schon andeutet, handelt es sich um Operationen, die der Behandlung der Folgeerkrankungen der Fettleibigkeit (die metabolischen Störungen) dienen. Die zusätzliche Reduktion des Körpergewichtes ist Mittel zum Zweck.

Fußend auf zahlreichen Studienergebnissen besteht unter Experten eine weltweite Übereinkunft darüber, wann eine Operation angeboten werden sollte. Auch die aktuellen deutschen Leitlinien orientieren sich an diesem Schema.

Eine chirurgische Therapie der Fettleibigkeit kommt zur Anwendung, wenn alle nicht-operativen Behandlungsmöglichkeiten nicht zum Behandlungsziel geführt haben, und eine der folgenden Konstellationen vorliegt:

A. BMI zwischen 30 und 35 kg/m^2 bei Patienten, bei denen eine besondere Schwere von Begleit- und
B. Folgekrankheiten der Fettleibigkeit vorliegen,
C. BMI zwischen 35 und 40 kg/m^2 mit Folgeerkrankungen (z. B. Diabetes mellitus, Bluthochdruck)
D. BMI von 40 kg/m^2 oder höher.
E. Ab einem BMI von 50 kg/m^2 besteht ein absoluter Grund, ein operatives Verfahren in das Behandlungskonzept mit aufzunehmen.

Vor Durchführung eines metabolischen Eingriffes sollte jeder Patient an ein Vorbereitungsprogramm teilnehmen.

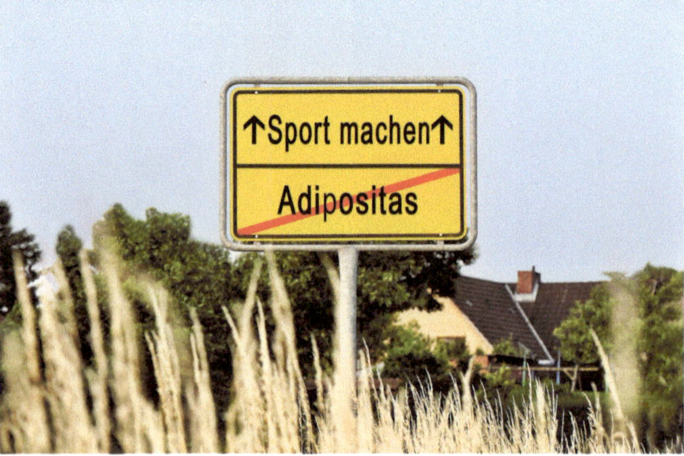

■ **Abb. 1.4** Sport treiben

1.3 Metabolische Eingriffe

Es gibt eine ganze Reihe unterschiedlicher Operationsverfahren zur Behandlung der Fettleibigkeit, die weltweit zum Einsatz kommen. Viele dieser Verfahren werden nur vereinzelt in einigen Zentren durchgeführt. Deren langfristiger Nutzen ist häufig nicht ausreichend belegt. Daher sollen hier nur die derzeit etabliertesten Verfahren vorgestellt werden.

Alle Eingriffe basieren auf zwei Effekten, die entweder alleine oder in Kombination zum Einsatz kommen:

4. Reduktion des Volumens der aufgenommenen Nahrung durch Verkleinerung des Magens.
5. Reduktion der Aufnahme von Nahrungsbestandteilen im Dünndarm durch Umgehungsläufe des Dünndarms.

Welches Operationsverfahren das richtige ist, muss individuell entschieden werden. Die Wahl des Operationsverfahrens richtet sich unter anderem nach dem Essverhalten, der Grunderkrankungen des Magen- Darmtraktes und nach den Berufs- und Lebensgewohnheiten der Patienten. In der (■ Abb. 1.5) ist die normale Anatomie des Magen-Darm-Trakts dargestellt.

1.3.1 Justierbares Magenband

Ein Kunststoffband wird um den oberen Teil des Magens platziert. Dieses Band ist über einen Schlauch mit einer Dose verbunden, die unter der Haut positioniert wird. Durch Punktion dieser Dose mit einer Spezialnadel lässt sich die Größe des Bandes verstellen. So muss in mehreren Sitzungen die persönliche Einstellung des Patienten, seine green-zone gefunden werden.

Die Anzahl der Implantationen von Magenbändern (■ Abb. 1.6) ist in Europa in den vergangenen Jahren stark zurückgegangen, während dieses Verfahren 2010 in den USA erst zugelassen wurde und dort einen regelrechten Boom erlebt.

Auch wenn es sich hierbei um ein rasches risikoarmes OP-Verfahren handelt, kommt es im weiteren Verlauf häufig zu vielen, meist kleineren Komplikationen. Vom Verrutschen des Bandes über Infektionen bis zum Einwachsen des Bandes in den Magen. Viele Magenbänder müssen daher im Laufe des Lebens wieder ausgebaut werden. Da das Problem der Fettleibigkeit dann weiter besteht, muss in der Regel dann ein anderes Verfahren durchgeführt werden.

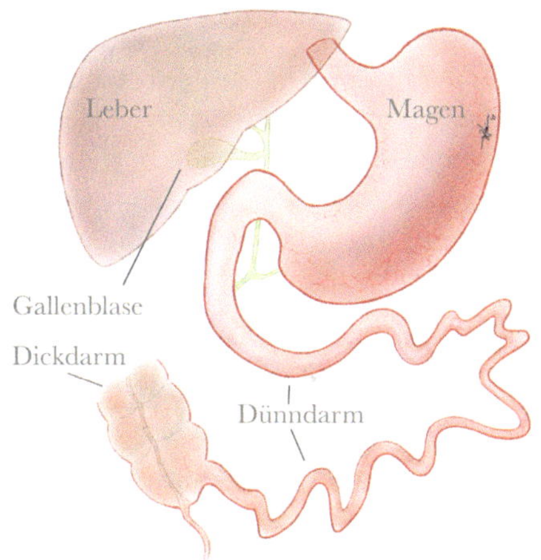

■ **Abb. 1.5**   Normale Anatomie

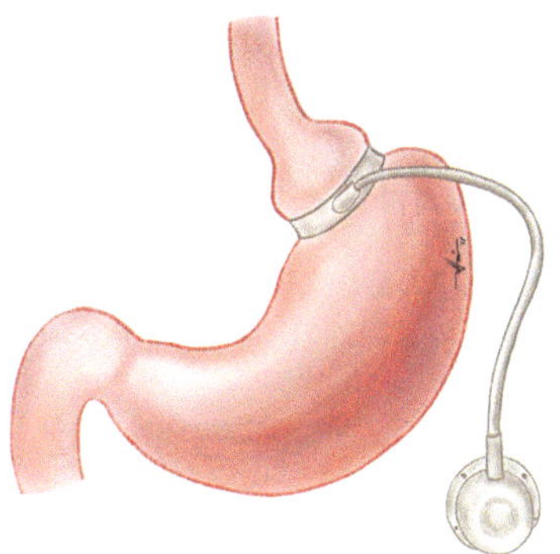

■ **Abb. 1.6**   justierbares Magenband mit Port-System

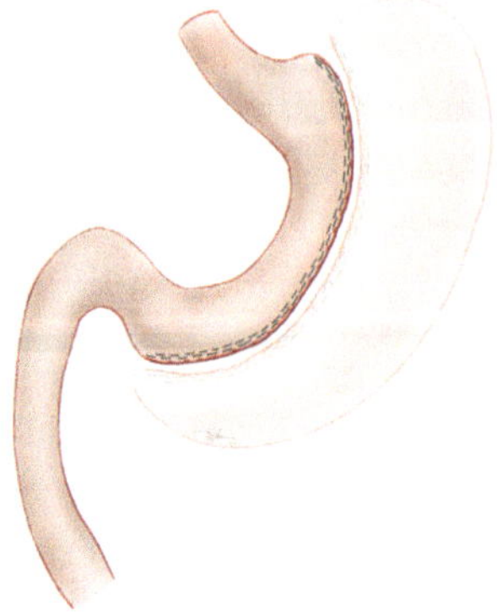

Abb. 1.7 Sleeve-Resektion

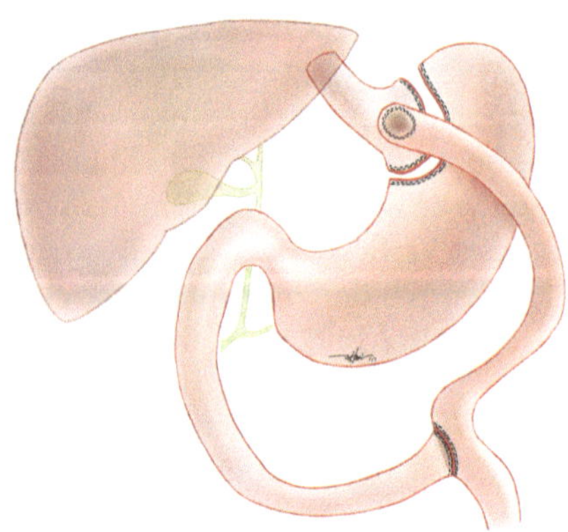

Abb. 1.8 Magen-Bypass

1.3.2 Magenschlauch – Sleeve-Resektion

Der Magen wird in seiner gesamten Länge abgetackert (Abb. 1.7), sodass nur ein schmaler Schlauch übrig bleibt. Im Gegensatz zu anderen metabolischen Verfahren muss ein Großteil des Magens – ca. 2/3 des Magens – entfernt werden. Während des Eingriffes wird eine relativ breite Magensonde im Magen platziert, damit der Magenschlauch nicht zu eng wird. Dieses Verfahren ist nur eingeschränkt geeignet für Patienten mit einer Refluxerkrankung (Sodbrennen).

Die Bildung eines Magenschlauches wird zunehmend seit ca. 10 Jahren zu Behandlung der krankhaften Adipositas angewendet. 2017 sind in Deutschland über 60 % der metabolischen Eingriffe Sleeve-Resektionen. Ursprünglich ist die Magenschlauchbildung eine Vorstufe zur Durchführung eines komplexeren Verfahrens gewesen. Es hat sich aber in den letzten Jahren zunehmend als eigenständiges Behandlungsverfahren etabliert.

1.3.3 Magen-Bypass

Der Magen wird im oberen Bereich abgetrennt, sodass für die Nahrungspassage nur ein kleiner Restmagen bleibt (Abb. 1.8). Zur Weiterleitung der Nahrung wird an einer bestimmten Stelle der Dünndarm durchtrennt und mit dem kleinen Magen verbunden. Der zuvor abgetrennte Dünndarm, der an dem großen Magenrest hängt, wird an tieferer Stelle wieder mit dem Dünndarm verbunden.

In der Regel wird durch dieses Verfahren eine Gewichtsreduktion von 50 % bis 70 % des Übergewichtes erreicht. Es vereinigt eine Magenverkleinerung mit einer Dünndarmumgehung (Bypass).

Die erste beschriebene Anlage eines Magen-Bypasses zur Behandlung der krankhaften Adipositas fand 1966 durch MD Mason in den USA statt. Seitdem hat sich dieses Verfahren vor allem in Nordamerika, aber in den vergangenen Jahren auch in vielen anderen Ländern etabliert.

Das Magen-Bypass-Verfahren stellt wegen des geringen Operationsrisikos und einer hohen Lebensqualität sowie seinem hervorragendem Einfluss auf die Folgeerkrankungen für viele Patienten den besten Kompromiss dar. Unter der regelmäßigen Einnahme von Vitaminen und Spurenelementen besteht nur ein geringes Risiko eine Mangelernährung zu entwickeln.

1.3.4 Mini-Bypass – Omega-Loop

Der Magen wird im oberen Bereich abgetrennt, sodass für die Nahrungspassage nur ein kleiner Restmagen bleibt (Abb. 1.9).

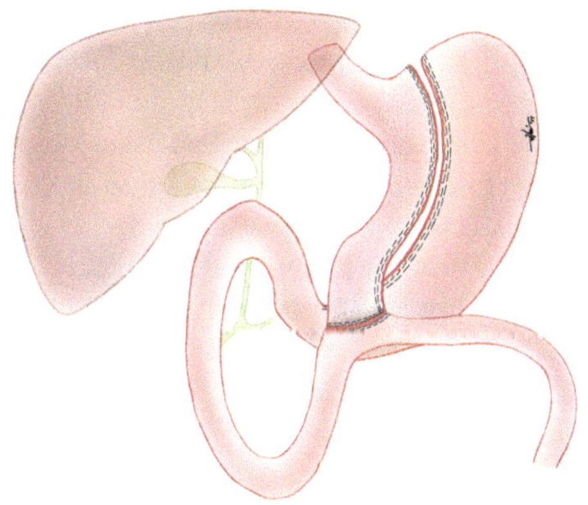

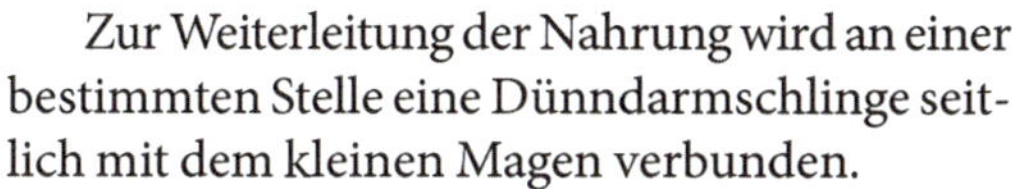
Abb. 1.9   Omega-Loop

Zur Weiterleitung der Nahrung wird an einer bestimmten Stelle eine Dünndarmschlinge seitlich mit dem kleinen Magen verbunden.

Es vereinigt eine Magenverkleinerung mit einer Dünndarmumgehung (Bypass). Einige Substanzen der Nahrung – vor allem Fette und Kohlenhydrate – werden nicht mehr in dem Maße vom Darm aufgenommen wie vor der Operation.

Der Omega-Loop ist ein relativ neues Operationsverfahren und wird mit steigenden Operationszahlen seit einigen Jahren angewendet. Da noch zu wenig Studien und Langzeiterfahrungen für dieses Verfahren existieren, ist seine Stellung im Reigen der Metabolischen Eingriffe 2017 noch nicht sicher definiert.

1.3.5 Duodenalswitch

Nach Anlage eines Schlauchmagens (Sleeve) wird der Zwölffingerdarm hinter dem Magenausgang durchtrennt. Für die ungehinderte Passage der Nahrung wird nach Durchtrennung des Dünndarmes eine Verbindung zwischen Magen und Dünndarm hergestellt (Abb. 1.10).

Das verbliebene lose Ende des Dünndarmes, der entscheidende Verdauungssäfte befördert, wird relativ kurz vor der Stelle, an der der Dünndarm in den Dickdarm mündet, mit demselben verbunden.

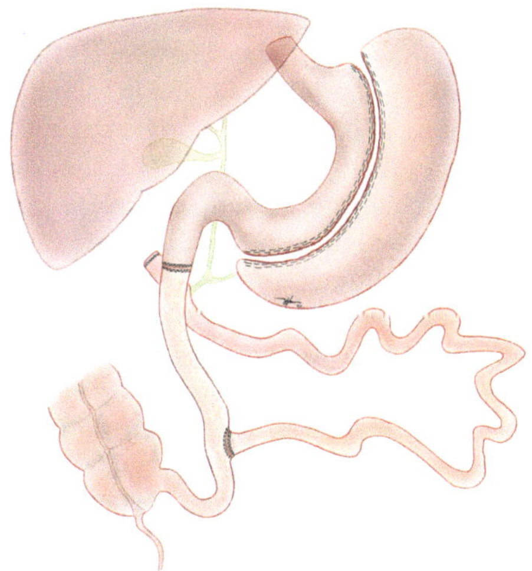
Abb. 1.10   Duodenalswitch

In der Regel wird durch dieses Verfahren eine Gewichtsreduktion von über 70 % des Übergewichtes erreicht.

Im Gegensatz zum Magen-Bypass bleibt der Magenpförtner erhalten, was die Gefahr einer Sturzentleerung der Nahrung verringert. Er wird gelegentlich als 2. operative Behandlungsstufe nach einer Sleeve-Resektion durchgeführt.

Mit über 70 % Reduktion des Übergewichtes und einer hervorragenden Kontrolle der Begleiterkrankungen haben Patienten mit einem Duodenalswitch langfristig diesbezüglich die besten Ergebnisse. Allerdings führt die relativ radikale Dünndarmumgehung häufiger als bei den anderen Verfahren zu einer Mangelernährung und gelegentlich zu übelriechenden Fettstühlen. Es gilt daher als Reserveverfahren für besonders schwere Krankheitsverläufe.

1.4 Adipositaszentren

Patienten mit einem krankhaften Übergewicht sind Hochrisikopatienten. Die anspruchsvolle Behandlung bedarf einer engen Zusammenarbeit vieler Fachdisziplinen, wie sie nur an spezialisierten Zentren zu gewährleisten ist.

Von der ersten Kontaktaufnahme bis zur Durchführung eines metabolischen Eingriffes vergehen in der Regel mehrere Monate, in denen zahlreiche diagnostische, therapeutische und organisatorische Maßnahmen erfolgen. Für die Planung und Durchführung eines solchen anspruchsvollen Konzeptes haben sich strukturierte Behandlungspfade sowie eine Institution, die die Führung der Patienten und die Organisation übernimmt, bewährt. Eine solche Institution zur Behandlung von Patienten mit Fettleibigkeit-bedingten Erkrankungen wird Adipositaszentrum genannt.

Adipositaszentren an großen städtischen Kliniken oder an Universitätskliniken halten in der Regel alle notwendigen Fachgruppen unter einem Dach vor. Hingegen müssen Adipositaszentren in kleineren, zum Teil ländlich gelegenen Krankenhäusern häufig auf externe Kooperationspartner zurückgreifen. In diesen Zentren mit einem großen Einzugsgebiet kann die Nachsorge auch heimatnah an externen Standorten organisiert werden. Beide Konzepte sind möglich und können vergleichbar gute Langzeitergebnisse vorweisen.

1.5 Nachsorge

Die Fettleibigkeit ist eine chronische, unheilbare Erkrankung, deren Behandlung – mit oder ohne Operation – einer lebenslangen Nachsorge

bedarf. Bei komplikationsfreien Verläufen sollten diese Fachkontrollen einmal jährlich erfolgen.

Die Nachsorge adipöser Patienten kann nur sinnvoll funktionieren, wenn sie folgende Punkte erfüllt:

- Status quo des Behandlungserfolges. Erhebung der Basisdaten – Gewicht und Bauchumfang, ggf. Bestimmung der Körperzusammensetzung. Diagnose von Spätkomplikationen und Einleitung einer Therapie.
- Ausschluss, Vermeidung und Behandlung einer Mangelernährung durch Mikronährstoffanalyse. Die weiter oben beschriebenen metabolischen Eingriffe nehmen – je nach Operations-Verfahren – einen erheblichen Einfluss auf die Aufnahme von Nahrungsbestandteilen, wodurch es zu Mangel an Vitaminen und lebenswichtigen Spurenelementen kommen kann. Deshalb müssen in der Regel täglich und für den Rest des Lebens Vitamine und Spurenelemente eingenommen werden.
- Analyse des Ernährungsstatus. Auch, wenn eine professionelle Ernährungsberatung über einen Zeitraum mehrerer Monate zur Therapie der Fettleibigkeit gehört, können sich im Laufe des Lebens erneut Ernährungsfehler einschleichen.

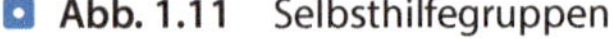 **Abb. 1.11** Selbsthilfegruppen

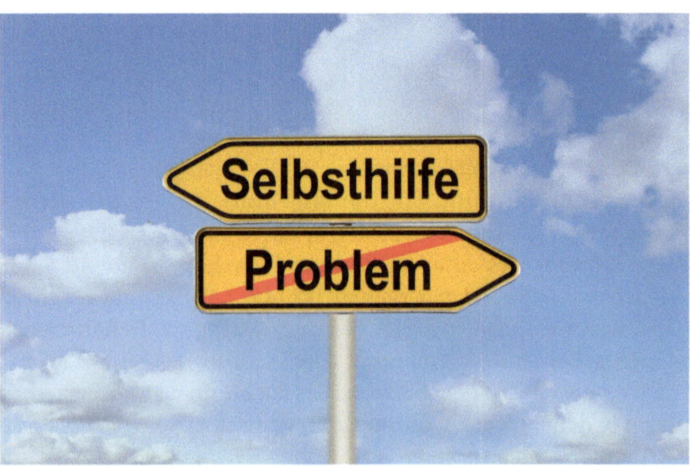

Je länger und regelmäßiger die Nachsorge wahrgenommen wird, desto besser sind die Langzeitergebnisse der Behandlung.

1.6 Nachsorge und Selbsthilfegruppen

Selbsthilfegruppen (SHG) stellen eine ideale Brücke zwischen den Patienten und den Fachinstitutionen eines Adipositaszentrums dar. Hier können sich Personen mit den gleichen Problemen zusammenfinden, austauschen und gegenseitig helfen. Aus diesen Gründen sollte jedes Adipositaszentrum bestrebt sein, die Gründung und den Erhalt mindestens einer Adipositas-SHG im Einzugsgebiet zu fördern. Bei jeder Unterstützung sollte jedoch darauf geachtet werden, dass die SHG ihre Unabhängigkeit und Selbstständigkeit gegenüber dem Adipositaszentrum behält (◘ Abb. 1.11).

Neue Teilnehmer können sich über Behandlungsmöglichkeiten sowie Auswirkungen eines bariatrischen Verfahrens informieren. Sie erfahren so über die professionelle Beratung hinaus, worauf sie sich einlassen und was sie erwartet.

Viele SHGs unterstützen ihre Mitglieder bei der Antragstellung zur Kostenübernahme und bescheinigen deren Teilnahme an den monatlichen Treffen.

Für das Adipositaszentrum besteht über die SHGs stets die Möglichkeit, seine Patienten über Neuerungen und Änderungen zu informieren. Außerdem verstärken gemeinsame Veranstaltungen und Vorträge der verschiedenen Fachabteilungen der Adipositas-Klinik die Bindung und schaffen Vertrauen.

Wiederherstellungs- operationen

Zaher Jandali, Klaus Müller und Lucian Jiga

© Springer-Verlag GmbH Deutschland, ein Teil von Springer Nature 2018
Z. Jandali, K. Müller, L. Jiga (Hrsg.), *Wiederherstellungsoperationen nach starker Gewichtsabnahme*,
https://doi.org/10.1007/978-3-662-57382-2_2

2.1 Folgen der Gewichtsabnahme

Nach Ihrer Gewichtsabnahme haben Sie sicherlich viele positive Veränderungen Ihrer Gesundheit feststellen können, wodurch Ihr Leben wesentlich unbeschwerter und leichter für Sie zu leben ist. Vielleicht hat sich Ihre Blutzuckererkrankung gebessert oder diese ist sogar überwunden, der einst vorhandene Bluthochdruck hat sich normalisiert, die Blutfettwerte sind in den Normalbereich gesunken und Sie merken auch, dass Sie körperlichen Belastungen viele besser gewachsen sind. Früher waren Sie schon nach einem kleinen Treppenaufstieg aus der Puste? Jetzt geht das alles schon viel, viel besser. Das sind alles sehr positive Veränderungen, die Sie bemerkt haben und diese sind auch ein Zeichen dafür, dass Ihre Gesundheit nun viel besser als früher aufgestellt ist. Aber hätten Sie vor der Gewichtsabnahme gedacht, dass sich Ihre Körperform genauso verhält wie Sie es tatsächlich getan hat? Sicherlich hatten Sie selbst das nicht absehen können, aber genauso wie Sie verlieren im Vorwege viele Ärzte die äußerlichen körperlichen Veränderungen aus dem Blickfeld und konzentrieren sich auf die zunächst in erster Linie vermeintlich wichtigeren, gesundheitlichen Veränderungen nach der Magenbypassoperation oder konsequenten Diät. Sicher dürfen wir dabei nicht alle Ärzte über einen Kamm scheren, denn zumindest in Adipositaszentren wissen die Behandler von Anfang an, was auf Sie zukommt und bereiten Sie auch darauf vor.

Wurde das Thema „Wie verändert sich der Körper durch die Gewichtsabnahme?" bei Ihnen nicht vor der Gewichtsabnahme angesprochen? Dann ist das für Sie wie für viele andere sehr schade, denn Sie hätten sich mit der Thematik schon lange gedanklich auseinandersetzen können. Sie hätten Selbsthilfegruppen besuchen und Information einholen können. Es gibt tatsächlich Betroffene, aber zum Glück nicht mehr viele, die nicht einmal wissen, dass ein Plastischer Chirurg existiert und bei den Hautüberschüssen, die verblieben sind, auch nachhaltig helfen kann.

Aber auch für Sie war sehr wahrscheinlich in erster Linie der Gewichtsverlust entscheidend. Sie hatten sicherlich wie die meisten Betroffenen überwältigende Glücksgefühle, nachdem Sie das ganze belastende Übergewicht verloren hatten. Erst nach einer gewissen Zeit realisieren die Betroffenen, wie sich Ihr Körper verhalten hat; die Haut hängt, die Weichteile sind überschüssig und es kommt zu Bewegungseinschränkungen und Wundscheuern.

Dazu kommt noch, dass die Körperkontur alles andere als befriedigend ist. Oft weichen die ersten Glücksgefühle den neuen Sorgen und der Unzufriedenheit über die neue Körpersituation. Vielleicht ist es genau dieser Grund, warum Sie sich nun dieses Buch als Berater zur Seite gelegt haben. Es besteht für die meisten Betroffenen ein reelles, groteskes Ungleichgewicht zwischen dem, was die Wage anzeigt und dem, was der Spiegel zeigt. Dieses Gleichgewicht wieder in Einklang zu bringen, ist unser Anliegen, und dabei möchten wir Ihnen mit diesem Buch helfen.

Fakt ist, Sie stehen nun vor einer neuen Aufgabe, da Sie jetzt erst wirklich mit eigenen Augen sehen, wie sich Ihr Körper verändert hat und welche Konsequenzen das für Sie im Alltag rein funktionell, aber auch ästhetisch bedeutet. Dieser Verarbeitungsprozess, sich mit seinem veränderten Äußeren wiederzuerkennen, braucht etwas Zeit. Diese Zeit sollten Sie sich auch nehmen und genau in sich hineinhorchen, was ihr Körper sagt und Ihr Geist darauf antwortet. Sie müssen selbst herausfinden was Sie nun an dem neuen, äußerlichen „Ich" stört und das auch versuchen in Worten zu formulieren; spätestens, wenn Sie beim Plastischen Chirurgen sind, muss dieser genau verstehen was Sie sich wünschen und wo die Reise gemeinsam mit Ihnen hingehen soll. Schlussendlich müssen Sie am Ende der Behandlung auch mit den weiteren Veränderungen und Ergebnissen leben (Abb. 2.1).

Sie suchen nun Antworten auf die vielen Fragen, die Sie sich stellen? Vielleicht war das Internet wie für viele andere auch für Sie die erste Anlaufstelle, um Antworten auf Ihre Fragen zu finden. Begriffe wie „Wiederherstellungsoperation", „WHO" oder „Körperwiederherstellung" oder „Straffungsoperation" sind dabei

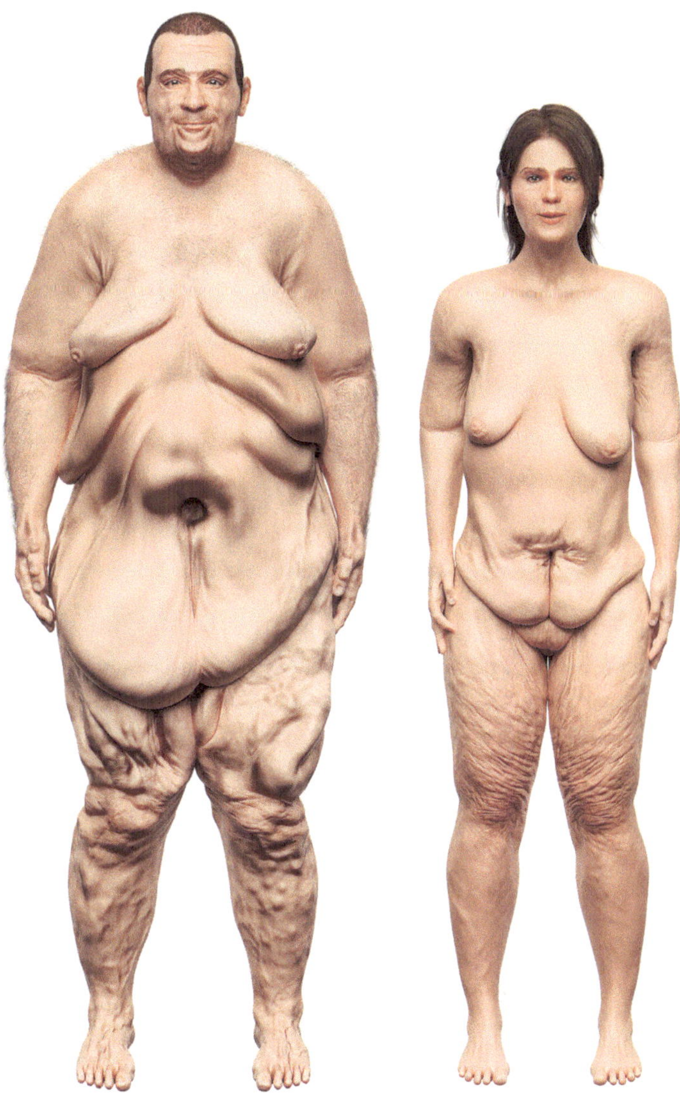

Abb. 2.1 Folgen der Gewichtsabnahme. (Mit freundlicher Genehmigung von Sven Stober)

die tragenden Schlagworte, die auch schnell zu Ergebnissen und Verweise auf Adipositasforen und Selbsthilfegruppen aber auch Ärzte führen. Dabei sind die Selbsthilfegruppen das sinnvollste Instrument, um erste Informationen zu erhalten, da Sie sich direkt mit Betroffenen über die eigenen Erfahrungen austauschen können. Oftmals sind die Selbsthilfegruppen an Krankenhäuser angebunden, sind aber dennoch unabhängig von diesen.

> **Merke**
> Erste Informationen über Wiederherstellungsoperationen und wer in Ihrer Nähe ein guter Ansprechpartner für Operationen ist, erhalten Sie in einer Selbsthilfegruppe. Kontakt zu einer Selbsthilfegruppe finden Sie am einfachsten über das nächste Adipositaszentrum oder im Internet.

Leider sehen wir immer wieder Betroffene, die schier verzweifelt nach einer Ablehnung eines Kostenübernahmeantrages durch die Krankenkasse zu uns in die Sprechstunde kommen und sagen: "Hätte ich gewusst, wie sehr meine Haut nach der Gewichtsabnahme hängt und die Krankenkasse die Kosten für eine Wiederherstellungsoperation nicht übernimmt, so hätte ich mich auf eine Gewichtsabnahme nie eingelassen". Eine solche Aussage ist leider keine Seltenheit.

Es kann nicht Sinn des Ganzen Abnehmens sein, wenn Sie am Ende noch verzweifelter oder zumindest genauso verzweifelt sind wie vorher, und sich das Problem schlussendlich nur verlagert hat.

Neben der Bekämpfung der Fettleibigkeit muss es unserer aller Ziel sein, Ihnen eine Möglichkeit zu bieten, sich uneingeschränkt und schmerzfrei im Alltag bewegen zu können. Nicht nur das, es muss Ihnen auch ermöglicht werden, sich wieder in das gesamte soziale Leben zu integrieren; dazu zählt auch, wieder unbeschwert Sport zu treiben, schwimmen zu gehen, sich an den Strand zu trauen und bei schönem Wetter auch schöne Kleidung zu tragen. Kurzum, es sollte ermöglicht werden, dass Sie einigermaßen mit sich selbst zufrieden sind.

Wir möchten Sie dabei unterstützen und gemeinsam mit Ihnen die Folgen hier aufarbeiten und Ihnen aufzeigen, was wir dazu beitragen können, damit Seele und Körper auch bei Ihnen einen Einklang finden.

Zurückblickend wünschen wir uns jedoch, dass sich noch mehr Betroffene mit dem Thema „Körperbild" und die Veränderung des Körperbildes bereits vor der Gewichtsabnahme beschäftigen. Vielleicht würde dem einen oder anderen dann ein „Aha" nach dem Abnehmen erspart.

2.2 Anatomie und Elastizität der Haut- und Unterhautregion

Wenn wir über Straffungsoperationen in diesem Buch sprechen, dann sprechen wir über eine Entfernung von überschüssiger Haut und Fettgewebe. Dabei spielen sich körperformende Operationen maßgeblich an der Haut ab. Daher möchten wir kurz auf die Anatomie der Haut- und Unterhautregion eingehen.

Sie kennen das: Jeder unterliegt gewissen Gewichtsschwankungen; das ist ganz natürlich und die Haut passt sich diesen in der Regel aufgrund der Eigenelastizität an diese Schwankungen an. Kommt es jedoch zu größeren Gewichtschwankungen wie bei und nach Schwangerschaften oder bei stark übergewichtigen Personen, die viel und in kurzer Zeit viel abnehmen, so kann sich die Haut aufgrund einer limitierten Eigenelastizität nicht soweit zurückbilden wie es nötig und gewünscht wäre, um ein zufriedenstellendes ästhetisches Ergebnis zu erzielen. Es resultieren oftmals Falten, hängende und sich überlappende Hautareale.

Die bereits angesprochenen Dehnungsstreifen (Striae) können heutzutage ohne eine Operation – und damit eine chirurgische Entfernung dieser Streifen gemeint – nicht nachhaltig behandelt werden. Ist aber auch logisch, wenn man sich vor Augen hält, was Dehnungsstreifen eigentlich sind und wie diese entstehen.

Bevor wir in weitere Details einsteigen, sollten wir zum Verständnis auf den Aufbau der Haut und Unterhaut eingehen. Die Haut ist das größte menschliche Organ und hat neben der Barrierefunktion gegen Umwelteinflüsse viele weitere Funktionen wie zum Beispiel Temperatur- und Wasserhaushaltregulierung (◘ Abb. 2.2). Die Haut besteht aus verschiedenen unterschiedlichen Schichten, grob unterteilt in Oberhaut (Epidermis) und Lederhaut (Dermis oder Corium).

Vereinfacht kann man sich den Aufbau der Haut so vorstellen, dass viele Hautzellen, die einzeln wie ein Backstein aussehen, wie in einer Backsteinfassade nebeneinander und aufeinander liegen. Dabei wachsen die Zellen aus der Tiefe zur Oberfläche hin, durchlaufen einen Reifeprozess und werden an der Oberfläche als Hautschuppen abgestoßen.

> **Merke**
> Je nachdem, wie die Dicke der tieferen der beiden Hautschichten (der „Dermis") ist, desto besser lässt sich die Wunde vernähen

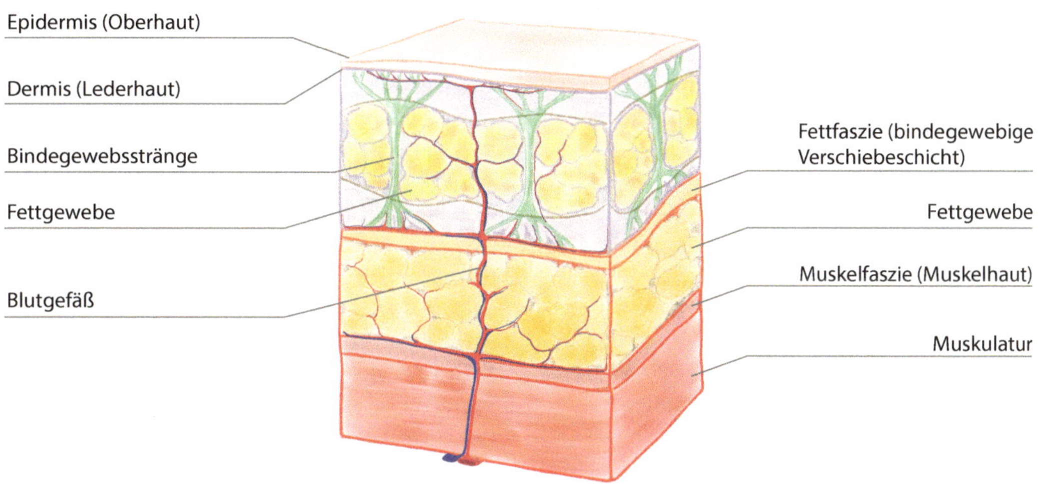

Abb. 2.2 Aufbau der Haut

und Spannung von der oberen Hautschicht („Epidermis") fernhalten. Dadurch können dann schöne und unauffällige Narben erreicht werden. Im Umkehrschluss werden Narben oft verbreitert und nicht so schön, wenn die Dermis dünn ist. Beispielsweise ist am Unterbauch die Dermisdicke eher als durchschnittlich gut zu bezeichnen, am Rücken eher als dick und an den Oberarmen als sehr dünn. Aber nicht nur die Dermisdicke ist ausschlaggebend dafür, wie schön eine Narbe wird, aber dennoch ein sehr wichtiger Faktor.

Näheres kann im ▶ Abschn. 4.3 „Wundnaht und Narbenpflege" nachgelesen werden.

Unter der Haut liegt das Unterhautfettgewebe, darunter liegt eine dünne Grenzschicht zwischen Fett und Muskulatur, darunter dann die Muskulatur mit Knochen, Sehnen und weiteren Strukturen.

Das Unterhautfettgewebe ist dabei je nach Areal unterschiedlich dick und wird durch eine bindegewebige Verschiebeschicht (Faszie) unterteilt. Man muss sich diese Verschiebeschicht wie ein gespanntes Netzt inmitten der Fettschicht vorstellen, die das Fettgewebe in zwei Anteile, einem oberflächlichen und einem tiefen Anteil trennt. Diese Faszie wird nach dem Erstbeschreiber einem Hr. Scarpa auch Scarpa Faszie genannt. Diese Faszienschichten im Fettgewebe sind für uns Plastische Chirurgen sehr nützlich, denn diese können wir während einer Straffung sehr gut einsetzen, um Spannungen zu verteilen und Straffung zu erzeugen. Die tiefe Fettschicht unter den Faszien kann oft problemlos entfernt werden, hierdurch kann die Fettschichtdicke direkt verringert werden. Dabei meint „direkt" bei einer Operation mit einem Schnitt z. B. Bauchdeckenstraffung. Eine „indirekte" Fettgewebsausdünnung wäre eine Fettabsaugung.

Wird eine Straffung durchgeführt, so werden die Faszien am Ende der Operation wiederhergestellt, womit ein erneutes Vernähen gemeint ist. Hierdurch wird das umliegende Gewebe mitgestrafft, die sog. „indirekte Straffung" erfolgt und die Spannung, die sich nach dem Wundverschluss auf die Narbe überträgt, wird durch die Fasziennaht deutlich gemindert. Da

Zugkräfte auf die Narbe die häufigste Ursache für verbreitete Narben und Wundheilungsstörungen sind, kann durch die Naht der Fettfaszie auch ein schöneres Narbenbild erreicht und das Risiko für Wundheilungsstörungen vermindert werden.

> **Merke**
> Straffungsoperationen finden an der „Karosserie" des Körpers, zwischen Haut und Muskelfaszie, statt. Dabei wird weder die Muskulatur noch ein Organ oder der Bauchraum eröffnet.

Gehen wir nun kurz ins Detail: Grundlage der Hautelastizität sind die Kollagenfasern und Elastin; diese werden auch als Faserprotein bezeichnet und befinden sich in der Lederhaut (tiefe Hautschicht), verlaufen parallel zur Körperoberfläche und bilden gemeinsam eine Matrix (Netzwerkverbund). Durch den Verbund von Elastin und Kollagen kommt es zur Elastizität und Reißfestigkeit des Gewebes. Diese Elastizität und Reißfestigkeit ist jedoch endlich und somit begrenzt. Kommt es zu einer Überdehnung und einer Zerstörung dieser Matrix, entstehen die uns allen bekannten Dehnungsstreifen. Im Fachjargon werden diese auch als „Striae distensae" bezeichnet. Äußerlich erscheinen diese Überdehnungsareale als blaurötliche Streifen. Die Färbung ist Folge einer sich vor Ort abspielenden Entzündungsreaktion durch das Zerreisen. Die Haut an der Zerreißungsstelle wird dünner als in anderen Bereichen, wodurch dann zudem die kleinen Hautgefäße durchschimmern und auch für eine Farbveränderung in dieser Region verantwortlich sind. Zum Teil verblassen diese Streifen mit der Zeit, aber die überstrapazierte Haut hat die Fähigkeit sich zurückzubilden verloren. Nach Veranschaulichung dieses Mechanismus des Zerreißens wird auch nachvollziehbar, dass eine Creme oder Lotion nicht wirklich helfen kann, den Komplex zu reparieren.

Anders ist es im natürlichen Alterungsprozess der Haut; die in der Lederhaut ständig alternden Kollagenfasern werden kontinuierlich durch neue ersetzt. Mit zunehmendem Alter jedoch versiegt dieser Prozess und die noch vorhandenen Kollagenfasern werden porös und dünnen aus. Es entstehen die bekannten Altersfalten.

Neben der fehlenden Schrumpfungskraft der Haut kommt das Gewebeeigengewicht mit der entsprechenden Schwerkraftwirkung hinzu. Über den Zeitraum der Gewichtszunahme und -abnahme sacken Haut- und Weichteile durch die Schwerkraft kontinuierlich fußwärts ab. Werden beide Zustände zusammengefasst, so resultiert ein abgesackter, faltiger Hautüberschuss.

Sie fragen sich berechtigt, ob es nicht Maßnahmen gibt, um den gewünschten Hautschrumpfungsprozess durch äußere Faktoren positiv zu beeinflussen. Hier spielt Bewegung und Ernährung eine zentrale Rolle. Sport fördert die Gewebedurchblutung und unterschützt den natürlichen Stoffwechselhaushalt nachgiebig. Ebenso ist eine ausgewogene und vitaminreiche Ernährung ein essenzieller Grundbaustein für die Regeneration der Haut. Sie sollten unbedingt Rauchen vermeiden, denn dieses lässt die Haut schneller altern und reduziert den Stoffwechsel der Haut. Ebenso ist eine übermäßige Sonneneinstrahlung für Ihre Haut schädlich.

> **Merke**
> Die Elastizität der Haut ist endlich. Nach Erreichen der Elastizitätsgrenze kommt es zur Ausbildung von Dehnungsstreifen, Falten und hängender Haut. Dabei reagiert jede Körperregion anders. Haut am Bauch und den Oberschenkeln neigt eher dazu, zu hängen als beispielsweise an den Oberarmen; dieses liegt an der unterschiedlichen Architektur der Haut.

2.3 Voraussetzung für eine Wiederherstellungsoperation

Nach der Gewichtsabnahme oder bereits schon davor kommt oft die Frage auf: „Wann ist der richtige Zeitpunkt für eine Vorstellung beim

Plastischen Chirurgen, damit ich so schnell wie möglich die Straffungsoperation durchlaufen kann?" und „Wann ist der richtige bzw. früheste Zeitpunkt, an dem eine Wiederherstellungsoperation nach Gewichtsreduktion möglich und sinnvoll ist?".

Einfach und Pauschal, das sei schon mal vorweggesagt, kann man dieses Fragen nicht beantworten, zu viele Faktoren beeinflussen eine einfache Antwort.

Rein informativ können Sie sich zu jedem Zeitpunkt bei einem Plastischen Chirurgen vorstellen und wir empfehlen Ihnen, sobald Sie sich mit dem Gedanken ernsthaft beschäftigen, sich nicht unnötige Gedanken und Szenarien auszudenken oder aus dem Internet falsche Informationen zu holen. Wobei auch hier Interessantes und Richtiges erfahren werden kann. Bei einer Vorstellung zu einem Zeitpunkt vor der Gewichtsabnahme oder erst nach einem geringen Gewichtsverlust kann jedoch noch überhaupt nicht konkret auf die Möglichkeiten und Empfehlung, welche Operation bei Ihnen sinnvoll ist, eingegangen werden. Es können allgemeine Informationen und Möglichkeiten zu den wahrscheinlich in Frage kommenden Operationen ausgesagt und diskutiert werden. Es ist häufig in diesen Momenten einfach noch viel zu früh konkret zu werden, denn wie gesagt verhält sich jeder Körper anders bei einer Gewichtsabnahme und das können wir nicht abschätzen. Wir kennen Betroffene aus unserer täglichen Praxis, deren Haut sich nach einer Gewichtsabnahme von 80 kg viel besser im Endergebnis zurückgebildet hat als bei anderen Betroffenen die „nur" 30 kg an Gewicht verloren haben. Dabei spielt die Eigenelastizität der Haut, die durch Veranlagung maßgeblich beeinflusst wird, die ausschlaggebendste Rolle. Aber auch die Lebensweise (z.B. Ernährung und Sport), oder wie schnell das Gewicht verloren wurde, sind weitere entscheidende Faktoren.

Wir empfehlen eine Vorstellung beim Plastischen Chirurgen, wenn Ihr individuelles Zielgewicht erreicht ist und Sie dieses Gewicht auch über einen Zeitraum von ungefähr 6 Monaten ohne wesentliche Schwankungen gleichmäßig gehalten haben. Der ganze weitere Ablauf

mit Krankenkassenantrag und Vorstellung bei dem zuständigen Plastischen Chirurgen wird dann nochmal Zeit in Kauf nehmen, sodass meistens der Operationszeitpunkt etwa ein Jahr nach dem bariatrischen Eingriff liegt und sich Körper ein Endgewicht erreicht hat. Aber das ist nicht immer so; einige nehmen über 2–3 Jahre langsam und kontinuierlich ab; das ist aus Plastisch Chirurgischer Erfahrung aber eher sehr selten, dennoch muss eine Gewichthaltephase eingehalten werden, da es manchmal nach der Gewichtsabnahme zunächst zu einer Gewichtszunahme kommt, bis sich das endgültige Gewicht einpendelt.

Ab dem Zeitpunkt des Erreichens des Zielgewichtes können wir das Ausmaß von Haut-Weichteilüberschüssen sinnvoll abschätzen und nach Darlegung Ihrer Problemzonen einen Therapie- bzw. Behandlungsplan, ganz individuell für Sie, mit den entsprechenden Operationsempfehlungen ausarbeiten.

Hier stellt sich jedoch die berechtigte Frage: Was ist mein eigenes und individuelles Zielgewicht? Und eins ist dabei sicher: Das Zielgewicht ist nicht immer das oft und viel diskutierte Idealgewicht, von dem immer alle sprechen! Unter dem Zielgewicht versteht man nicht unbedingt den Bereich des BMI (Body-Maß-Index) Normbereiches von 18,5–25 kg/m^2 sondern ist ein Ihrem eigenen Körperbau, Körperform, Ausgangsgewicht und dem Allgemeinzustand angepasstes Gewicht.

Also ist Ihr Zielgewicht aus Plastisch Chirurgischer Sicht ein Ihr individuelles, ganz eigenes Zielgewicht, das Sie auch nicht mit dem Körpergewicht Ihrer besten Freundin oder Freund einfach vergleichen können. Vergessen Sie nicht, Sie hatten eine Krankheit mit dem Namen Fettleibigkeit „Adipositas", die Ihren Körper verändert hat; daher ist es auch logisch, dass Ihr Körper nach der Krankheit nicht mit einem immer gesund gewesenen Körper verglichen werden kann.

Wie im ▶ Kap. 1 „Krankhafte Fettleibigkeit" besprochen, ist das individuelle Zielgewicht in den meisten Fällen von den behandelnden Ärzten im Adipositaszentrum vor Beginn der Gewichtsreduktion mit Ihnen diskutiert und zum Ziel gesetzt worden. Seien Sie nicht enttäuscht, wenn Sie immer noch einige Kilo zu viel auf der Waage haben; aber das Zielgewicht wird nicht immer erreicht, und die Gewichtsabnahme kann dennoch für alle zufriedenstellend sein.

Auch für die Wiederherstellungsoperationen sind ein paar wenige Kilo über dem Zielgewicht kein großes Problem, aber wenn das Zielgewicht weit verfehlt wurde, so werden auch die Plastischen Chirurgen empfehlen, dass Sie sich vor der Einleitung von Maßnahmen erneut bei Ihrem Adipositaszentrum vorstellen sollten. Es kann sein, dass noch nicht alle chirurgischen oder auch nicht-chirurgischen Maßnahmen ausgeschöpft sind und es noch Möglichkeiten gibt, wie zum Beispiel eine weitere Ernährungsanpassung oder der sog „Switch" oder Umstieg auf ein anderes Verfahren sinnvoll ist.

Haben Sie Ihr Zielgewicht nicht erreicht und mit ihrem Arzt gemeinsam beschlossen, dass keine weitere Gewichtsabnahme mehr möglich ist, Sie aber dennoch eine körperformende Operation wünschen und nun denken „Das geht bei mir sowieso nicht.". Keine Sorge! Sie können sich trotzdem beim Plastischen Chirurgen vorstellen, auch für Sie haben wir Möglichkeiten, Ihnen helfen zu können.

Oftmals sind die dann von uns vorgeschlagenen Optionen und Operationen nicht die gleichen Operationen wie bei jemandem, der sein Ziel- oder auch ein Idealgewicht erreicht hat. Aber es sind dennoch viele körperformende Maßnahmen zur Köperformverbesserung möglich, z. B. können Restfettdepots im Vorwege abgesaugt werden, um andere straffende Operationen anschließend durchführen zu können.

Ein Beispiel dafür sei, dass bei einer noch vorhandenen ausgeprägten Fettschürze, bei der noch einfach sehr viel Fettgewebe und wenig erschlaffte Haut vorliegt, keine vollumfängliche Bauchdeckenstraffung wie bei anderen durchgeführt werden sollte. Die Risiken für eine Komplikation wären sehr hoch und nicht zu vertreten. Hier könnte vielleicht eine reine Fettschürzenentfernung durchgeführt werden, ohne die Bauchdecke zu straffen. Aber diese Fälle sind wirklich selten.

Was ist noch wichtig, wenn Sie sich einer Wiederherstellungsoperation unterziehen möchten? Wichtig ist es alles daran zu legen, möglichst besten Ausgangsbedingungen für eine unkomplizierte Operation zu schaffen. Dabei ist es am wichtigsten, dass alle Nebenerkrankungen, die Sie haben oder hatten, möglichst optimal eingestellt sind. Fragen Sie dazu Ihren behandelnden Arzt, wie er den Zustand Ihrer Nebenerkrankungen einschätzt und nach ob Möglichkeiten bestehen, eine weitere Optimierung durchzuführen, sofern noch nicht alles im Lot ist. Zu den ganz wichtigen Krankheiten, die gut eingestellt sein sollen, zählen unter anderen die Blutzuckerkrankheit (Diabetes) und der Bluthochdruck. Durch eine optimale Ausgangslage Ihrer noch bestehenden Nebenerkrankungen senken Sie Ihr Komplikationsrisiko wesentlich; daher empfehlen wir Ihnen hier besonderes Augenmerk darauf zu richten. Treiben Sie regelmäßiger Sport und aktivieren Sie Ihren Körperstoffwechsel durch körperliche Betätigung. Dadurch können Sie Ihr Herz- und Kreislaufsystem nachhaltig stärken, genauso verhält es sich mit Ihrem Muskelhaushalt. Ein gesunder Muskelhaushalt ist für die Phase nach der Operation äußerst wichtig und hilfreich. Hierdurch wird die Operation vom Körper besser verarbeitet und die Erholungsphase nach der Operation verkürzt sich deutlich. Hinzu kommt, dass die Gesamtgewebedurchblutung bei körperlich fitten Menschen wesentlich besser ist als bei unsportlichen. Das Risiko für Wundinfektionen und Gewebeminderdurchblutung können Sie durch Ihre eigene Initiative somit deutlich senken. Leider denken viele, die unmittelbar vor einer Operation stehen: „Sport? Das ist für mich jetzt zu spät". Lassen Sie sich gesagt sein, dafür ist es nie zu spät und acht oder sechs Wochen vor einer Operation mit Sport zwei bis dreimal pro Woche zu beginnen, ist absolut nicht zu spät, sondern wird sich positiv auf Ihre Behandlung und auch auf Ihre Psyche auswirken.

Eine ausgewogene und gesunde Ernährung mit ausreichender Versorgung an Eiweißen, ungesättigten Fetten und wichtigen Spurenelementen sowie Vitaminen sind für eine ausgeglichene Stoffwechsellage unabdingbar. Fragen Sie Ihren Ernährungsberater oder Facharzt im Adipositaszentrum diesbezüglich. Er kann Ihnen weitere Details hierzu erzählen, aber auch praktische Tipps geben.

Besonders wichtig für eine Operation ist der Eisenhaushalt. Lassen Sie Ihren Eisenhaushalt rechtzeitig kontrollieren, denn sollte dieser nicht ausgewogen sein, braucht es etwas Zeit die Eisenvorräte wieder zu füllen. Wenn notwendig und anders nicht möglich, sollte der Eisenhaushalt vom Arzt ausgeglichen werden. Wir möchten hier einmal kurz die Wichtigkeit des Eisens für den Stoffwechsel erklären: Der Körper hat einen ihm zur Verfügung stehenden Eisenspiegel im Blut, zusätzlich einen Eisenspeicher. Als ein wichtiger Baustein für den Aufbau und Unterhalt von roten Blutkörperchen findet immer ein Verbrauch und Auffüllen des Eisenhaushaltes statt. Kommt es nun zu einer Operation und einem natürlichen Blutverlust während dieser, so kommt es automatisch zu einem dazu erhöhten Verbrauch an Eisen, um neue Blutkörperchen zu produzieren; so kann es zu einem relevanten Versorgungsengpass von roten Blutkörperchen und dadurch zu einer operationsbedingten Blutarmut kommen, die nicht ausgeglichen werden kann. Symptome wie Schwindel, Übelkeit, Belastungsschwäche, aber auch Wundheilungsstörungen können aus dieser Situation resultieren. Sollte eine Blutarmutssituation eintreten, kann es sein, dass Bluttransfusionen mit ihren Risiken wie die Übertragung von Infektionskrankheiten, die zwar gering aber dennoch real sind, notwendig sind. Dass wir wirklich eine Bluttransfusion durchführen müssen, erleben wir – und wir beschäftigen uns täglich mit der Chirurgie nach Gewichtsabnahme – nur noch sehr selten.

Zum Zeitpunkt der Operation sollten Sie gesund sein. Sie sollten weder an einer Erkältung, Durchfall oder anderen Erkrankungen leiden. Sollten Sie vor einer Operation erkranken, seien Sie fair zu sich und den Behandlern und teilen dieses rechtzeitig mit. Sonst begeben Sie sich in ein unkalkulierbares Risiko, unter dem maßgeblich Sie leiden. Auch sollten Sie nicht an einer lokalen Infektion leiden; diese tritt leider schon öfter auf, besonders bei chronisch aneinander reibenden Hautweichteilen ober bei Betroffenen, die an einer Akne inversa leiden. Sollte kurz vor oder am Tag der Operation ein solcher „infizierter Pickel", eine offene Wunde oder nässende Rötung vorhanden sein, sprechen Sie dieses mit Ihrem behandelnden Arzt ab, und wenn die Operation deshalb verschoben werden muss, das machen die Ärzte nie um Sie zu ärgern, sondern nur um Ihrer Gesundheit willen. Eine offene Wunde oder ein akuter Abszess erhöhen leider das Risiko für eine Wundinfektion, welches eigentlich nicht eingegangen werden muss, da es sich nicht um eine Notfalloperation handelt.

Rauchen sollte vor einer Operation unbedingt eingestellt werden. Raucher haben wesentlich höhere Risiken für die Operation an sich, aber auch für den Verlauf nach der Operation. Es ist bewiesen, dass Raucher höhere Dosen von Betäubungsmitteln und Schmerzmitteln benötigen. Verglichen mit Nichtrauchern haben Raucher ein etwa sechs Mal höheres Risiko für Komplikationen des Lungenkreislaufes nach der Operation. Beispiele hierfür wären eine Lungenembolie oder Lungenentzündung. Nach der Operation haben Raucher ein zirka drei- bis sechsmal erhöhtes Risiko für Wundheilungsstörungen und Wundinfektionen. Das Thromboserisiko ist wesentlich höher und Raucher leiden häufiger unter Erkrankungen, die durch den Tabakkonsum ausgelöst werden. Beispiele für diese Erkrankungen sind Herz-Kreislauferkrankungen, Atemwegserkrankungen (z.B. chronisch obstruktive Lungenerkrankung, Asthma), Diabetes und viele weitere mehr. All diese wirken sich auf den Verlauf nach einer Straffungsoperation aus.

Besonders wichtig für Straffungsoperationen ist der Aspekt „Gewebedurchblutung". Während der Operationen werden große Wundflächen geschaffen und Gewebeanteile mobilisiert, damit diese dann nach Entfernung des Gewebeüberschusses unter einer gewissen Spannung miteinander vernäht werden. Und gerade hier, bei den kleinsten Blutgefäßen, den kleinen Kapillargefäßen, greift das Rauchen an und vermindert die Gewebedurchblutung und kann dadurch einen Gewebeuntergang begünstigen. Das bedeutet, dass Gewebe schwarz wird und abstirbt und eventuell eine Folgeoperation erfolgen muss.

Ein Rauchstopp, je früher desto besser, wirkt sich immer positiv auf die Operation samt der Erholungspause und auch auf den Operationserfolg aus (Abb. 2.3).

Das Immunsystem regeneriert bereits innerhalb von 4–6 Wochen. Bronchialsekret und Lunge erholen sich nach 6–8 Wochen. Wundheilungsstörungen treten ab einem Rauchstopp von 4–6 Wochen vor der Operation seltener auf. Wenn Sie es nicht schaffen mit dem Rauchen aufzuhören, dann sollten Sie zumindest radikal reduzieren. Auch wenn der Effekt dem Rauchstopp nicht gleichkommt und auch nicht so effektiv ist, so ist dadurch zumindest eine kleine Risikominderung für eine Operation zu erreichen.

Kurz (1–2 Tage) vor der Operation einfach auf den Glimmstängel zu verzichten, bringt dahingegen leider nicht wirklich viel, ist aber auch besser als weiter zu rauchen, denn die Sauerstoffversorgung im Gewebe ist im Vergleich messbar besser.

> **Merke**
> Treiben Sie Sport und kontrollieren Sie Ihren Eisenhaushalt! Ein Rauchstopp sollte unbedingt versucht werden, am besten mindestens 8 Wochen vor der Operation.

2.4 Warum zum Facharzt für Plastische und Ästhetische Chirurgie?

Viele Ärzte aus unterschiedlichen Fachbereichen beschäftigen sich mit der Thematik der „Straffungsoperationen nach drastischer Gewichtsabnahme". Wir haben schon Bauchdeckenstraffungen von Allgemeinchirurgen, Gynäkologen und Mund-Kiefer-Gesichtschirurgen gesehen. Unter diesen gibt es wie in jeder Fachrichtung "gute" und "bessere" Ärzte, das ist gar keine Frage. Die Frage, die sich aber stellt ist: Gibt es einen Fachbereich, in dem die Ärzte wahrscheinlicher als andere mit dieser Thematik bereits während der Ausbildung konfrontiert werden und sich im besten Falle kontinuierlich mit den einfachen, aber auch komplizierten Fällen beschäftigen? Ja, die gibt es. Mit sehr hoher Wahrscheinlichkeit kann man sagen, dass sich die Ärzte aus dem Fachbereich mit der Facharztbezeichnung "Facharzt für Plastische und Ästhetische Chirurgie" genau mit dieser Thematik sehr gut auskennen.

Ganz im Gegensatz dazu stehen die Ärzte die sich einfach „Schönheitschirurgen" nennen. Hier trennt sich oft die Spreu vom Weizen, denn der Begriff „Schönheitschirurg" ist ein nicht geschützter Begriff, den sich jeder Arzt als Titel zulegen kann, sogar wenn er gar keine Facharztausbildung oder eine Ausbildung zum Internisten absolviert hat und noch nie ein Skalpell in der Hand gehalten hat. Das ist eine kleine Lücke im System, denn viele lassen sich oft von der

 Abb. 2.3 Rauchstopp (Mit freundlicher Genehmigung von Fatma Jandali)

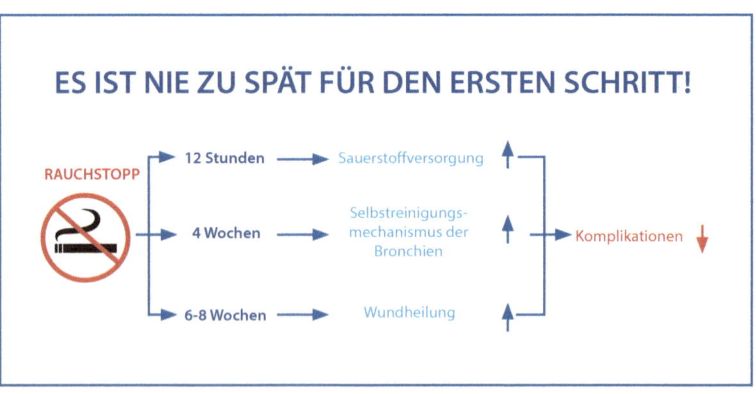

schönen Praxis, den herzlichen Worten und der netten Art blenden. Aber ehrlich, was bringt Ihnen ein Arzt der zwar nett ist, eine schöne Praxis hat aber nicht wirklich mit komplizierten Fällen zurechtkommt?·

In Deutschland – und da sollten wir alle auch etwas stolz auf unser System sein – gibt es eine sog. Facharztbezeichnung. Diese Facharztbezeichnung, ein geschützter Titel, kann von Ärzten erworben werden die eine Ausbildung durchlaufen, die Mindestanforderungen für eine Prüfung erfüllt und eine sog. Facharztprüfung erfolgreich abgelegt haben. Diese Ausbildung mit Prüfung am Ende soll den Patienten eine gewisse Sicherheit von der Kompetenz des Arztes geben.

Für die Facharztbezeichnung „Plastische und Ästhetische Chirurgie" sind das mindestens 6 Jahre Ausbildung, die durchlaufen werden müssen. In dieser Zeit müssen Fertigkeiten, darunter auch bestimmte Operationen erlernt und ausgeübt werden. Dabei ist die Facharztausbildung zum Plastischen und Ästhetischen Chirurgen die einzige Facharztausbildung, in der Straffungsoperationen und Fettabsaugungen in einer hohen Zahl gefordert werden. Ansonsten ist eine Prüfungszulassung nicht möglich. Zudem muss der Ausbilder dem auszubildenden Arzt eine sog. Facharztreife für das Fach ausstellen und bürgt somit auch mit seinem Namen für eine Kompetenz, die vermittelt wurde.

Neben der Durchführung von Straffungsoperationen findet auch eine Ausbildung bezüglich der Behandlung von Komplikationen wie z.B. Korrekturoperationen oder der Behandlung von Wundheilungsstörungen statt. Die Behandlung von Komplikationen ist ein weiterer entscheidenderer Unterschied zu anderen Fachbereichen und sollte auch in die Entscheidungsfindung unbedingt mit einbezogen werden. Mit der Wahl eines erfahrenen Plastischen Chirurgen ist der Grundstein für eine erfolgreiche Operation gelegt, aber eine Komplikationsfreiheit kann kein Arzt garantieren und kann bei jedem Operateur, auch einem Plastischen Chirurgen passieren. Auch wir selbst haben bereits viele Komplikationen mit Patienten durchlebt; dennoch sind hoffentlich alle am Ende zufrieden aus der Behandlung gegangen, denn wir maßen uns an als Plastische Chirurgen zu wissen, wie wir mit den Komplikationen umgehen und auch ungünstige Operationsergebnisse, die jeder Operateur erlebt hat, korrigieren oder zumindest in einen akzeptablen Status bringen können. Stellen Sie sich bei einem Arzt vor der Ihnen sagt keine Komplikationen zu haben, dann sollten Sie sich einen anderen suchen oder zumindest sehr hellhörig werden. Es ist wichtig mit Erfolgen, aber auch mit Misserfolgen offen und ehrlich umzugehen.

Sie suchen einen Arzt für Ihre Behandlung? Wir empfehlen Ihnen auf der offiziellen Website des Dachverbandes der Fachärzte für Plastische und Ästhetische Chirurgie nach einem Kollegen zu suchen. Der Dachverband heißt: Deutsche Gesellschaft für Plastische, Rekonstruktive und Ästhetische Chirurgie (DGPRÄC). Sie finden den Dachverband unter www.dgpraec.de.

Haben Sie einen geeigneten Arzt gefunden, fragen Sie bei Terminvereinbarung, ob der Arzt eine Kassenzulassung hat oder nicht. Handelt es sich bei Ihrem Anliegen um eine medizinisch begründete Behandlung, das bedeutet Sie haben Beschwerden wie Bewegungseinschränkung, Schwitzen mit Wundscheuern und Infektionen oder Ähnliches und sich eine Kostenübernahme durch die Krankenkasse wünschen, dann sollten Sie sich bei einem Arzt mit Kassenzulassung vorstellen, ansonsten müssten Sie die Kosten einer Beratung und Behandlung selbst übernehmen. In den Fällen mit einer medizinischen Begründung für die Behandlung ist die Krankenkasse verpflichtet, die Kosten in vollem Umfang zu übernehmen. Wie Sie sich denken können, übernehmen die Krankenkassen die Kosten für eine Behandlung aber nicht gerne und streiten darum, ob tatsächlich eine medizinische Begründung vorliegt bzw. vorlag oder nicht. Machen Sie sich jetzt keine unnötigen Sorgen, wir helfen Ihnen mit Ihrem Anliegen und erläutern Ihnen in diesem Buch, welche Wege wie zu gehen sind, damit eine Kostenübernahme bestenfalls erfolgt. Mehr darüber in dem entsprechenden Kapitel dieses Buches.

Es wichtig, dass Sie sich bei dem behandelnden Arzt wohl fühlen und dem Arzt Vertrauen schenken. Sollte das nach einem persönlichen Gespräch nicht der Fall sein, dann sollte man sich eine Zweitmeinung bei einem Kollegen einholen. Ohnehin ist das Einholen einer Zweitmeinung eine sehr sinnvolle Sache, wenn noch offene Fragen oder Unsicherheiten bestehen. Durch eine Vorstellung bei einem Kollegen kann das aufgebaute Vertrauen gestärkt oder es können ggf. noch neue Aspekte bezüglich einer Behandlung mit einbezogen werden.

> **Merke**
> Alle Plastischen Chirurgen, die dem deutschen Dachverband der Deutschen Gesellschaft für Plastische, Rekonstruktive und Ästhetische Chirurgie (DGPRÄC) angehören, sind auf der Internetseite www.dgpraec.de zu finden. Hier können Sie bequem über eine Suchmaske mit Hilfe Ihrer Postleitzahl Kontaktdaten vom nächst gelegenen Plastischen Chirurgen erhalten.

2.5 Vorstellung beim Plastischen Chirurgen inkl. Checkliste

Sie warten sicherlich gespannt auf den ersten Vorstellungstermin beim Plastischen Chirurgen und hoffen durch den Besuch, dann den Prozess der zu den Wiederherstellungsoperationen führt, einzuleiten zu können. Es stimmt, die Vorstellung beim Plastischen Chirurgen ist für viele ein entscheidender Schritt, aber damit der Besuch für Sie besonders informativ und produktiv wird, wurde genau dieses Buch geschrieben. Wir empfehlen einen wesentlichen Teil der Fragen aus der unten aufgeführten Checkliste dem Arzt zu stellen, wenn die Antworten nicht schon im Gespräch geklärt wurden.

Im vorherigen Abschnitt haben wir bereits über die Qualifikation der Ärzte für Ihren Besuch gesprochen und Ihnen empfohlen, sich bei einem Facharzt für Plastische und Ästhetische Chirurgie vorzustellen.

Jetzt wollen wir noch einen Schritt weitergehen. Obwohl sich wahrscheinlich fast alle Plastischen Chirurgen mit den

Wiederherstellungsoperationen nach Gewichtsverlust beschäftigen, so gibt es wie in jeder gemischten Gruppe doch Spezialisten für das eine oder andere. Es gibt 2–3 einfache Möglichkeiten herauszufinden, ob sich ein Arzt mit Wiederherstellungsoperationen nach Gewichtsverlust auskennt. Am einfachsten ist es, wenn Sie aus Ihrer Selbsthilfegruppe oder von anderen Betroffenen wissen, dass viele Patienten nach Gewichtsverlust bei dem einen bestimmten Arzt behandelt werden, dann ist das schon meist ein sehr gutes Zeichen. Die Behandelten sollten natürlich auch zufrieden mit Beratung, Operation, Nachsorge und dem Gesamtergebnis sein. Oder Sie fragen Ihren behandeln Arzt im Adipositaszentrum, ob er Ihnen einen oder besser zwei Plastische Chirurgen in der Umgebung nennen kann, die sich mit dieser Thematik beschäftigen. Oder Sie klären diesen Punkt bei der Terminvereinbarung am Telefon oder über das Internet und fragen ganz schlicht "Sind Sie auf Wiederherstellungsoperationen nach Gewichtsabnahme spezialisiert?". Trifft das zu, dann sind Sie richtig, trifft das nicht zu, dann sollten Sie sich vertrauensvoll an einen anderen Kollegen wenden.

> **Merke**
> Stellen Sie sich bei einem Spezialisten vor. Fragen in der Selbsthilfegruppe oder bei Ihren behandelnden Ärzte nach.

Wissen Sie schon, welche Operation für Sie die richtige ist? Haben Sie schon eine ganz konkrete Vorstellung, welche Operation Sie zur Behandlung Ihrer Problemzonen benötigen? Das ist oft so, dass Betroffene die sich bei uns vorstellen, schon ziemlich genau wissen was Sie wollen. Die entsprechenden Informationen wurden meistens über das Internet eingeholt. Wenn die gewünschte Operation auch medizinisch und aus plastisch-chirurgischer Sicht die richtige ist, dann ist es meist sehr unkompliziert, die weiteren Schritte einzuleiten. Manchmal ist es aber so, dass die gewünschte Operation nicht die richtige für Sie ist; dann gilt es hier viel Aufklärungsarbeit mit langwierigen Diskussionen zu leisten.

Fragen wie „Weshalb?", „Warum?" werden evtl. gestellt oder Aussagen wie „Bei meiner Freundin war das aber anders" kommen vor. Nicht, weil bei einer Bekannten oder einem Bekannten, der evtl. genauso wie Sie z. B. 70 kg abgenommen hat, ein Bodylift das Richtige war, ist es noch lange nicht das Richtige für Sie. Es ist auch nicht möglich, eine Operation nach Menge der Gewichtsabnahme festzusetzen – also alle Gewichtsabnahmen über 30 kg sind für ein Bodylift geeignet – das geht leider nicht.

Ein typisches Vorstellungsgespräch beim Plastischen Chirurgen fängt mit einer freundlichen und offenen Begrüßung an. Sie brauchen nicht aufgeregt zu sein, auch wenn Sie schon lange auf diesen Moment warten, es wird ein lockeres offenes Gespräch, der Arzt wird sich für Sie ausreichend Zeit nehmen. Der Arzt stellt sich kurz vor und fragt dann nach dem Beweggrund, warum Sie seine Hilfe aufsuchen.

Die klassische Frage wäre: „Was führt Sie zu uns?" oder „Was kann ich für Sie tun?". Schon ist man mitten im Gespräch. Sie sollten hier eine kurze Zusammenfassung Ihrer Adipositasgeschichte mitteilen, vielleicht haben Sie die Angaben auch auf einem kleinen Zettel sortiert niedergeschrieben. Wichtige Eckpunkte sind, seit wann Sie übergewichtig sind und wie die Gewichtszunahme stattgefunden hat. Gab es Diätversuche und war die schlussendlich erfolgte Gewichtsreduktion Folge einer Diät oder einer bariatrischen Maßnahme (Magen-Darm-Operation)? Wenn eine bariatrische Maßnahme erfolgt ist, so stellt sich die Frage: Wann wurde diese durchgeführt und welche Maßnahme wurde ergriffen? Wie, damit ist der zeitliche Verlauf gemeint, erfolgte anschließend der Gewichtsverlust? Wie hoch war das maximale Ausgangsgewicht vor der Abnahme, wie ist das aktuelle Körpergewicht und seit welchem Zeitraum wird das aktuelle Körpergewicht konstant ohne wesentliche Schwankungen gehalten?

Nachdem die Adipositasvorgeschichte mitgeteilt wurde, sollte auf Vorerkrankungen und aktuelle Erkrankungen eingegangen werden. Welche Erkrankungen bestanden vor der Gewichtsabnahme und welche Erkrankungen bestehen aktuell? Gab es bereits weitere Operationen in der Krankengeschichte? Abschließend sollte kurz auf Medikamente, die Sie aktuell einnehmen und Allergeien, die eventuell bestehen, eingegangen werden.

Treiben Sie regelmäßig Sport? Rauchen Sie und wenn ja, seit wie vielen Jahren und wie viele Zigaretten pro Tag? Anschließend sollte eine kurze Familienvorgeschichte erfolgen z.B.: Leben Sie alleine, haben Sie Kinder? Welchen Beruf üben Sie aus? Gibt es Erbkrankheiten in der Familie?

Jetzt aber ist es Zeit, auf den tatsächlichen Grund Ihres Besuches einzugehen. Sie sollten kurz darstellen, was Sie nach der Gewichtsabnahme an Ihrem Körper stört. Zum einen, was Sie rein physisch (körperlich) stört und natürlich auch, was Sie aus Ihrer rein ästhetischen (äußerlich) Sicht stört. Weiterhin sollten Sie Ihre Beschwerden gut und nachvollziehbar erläutern. Machen Sie sich hierzu im Vorweg Gedanken, denn aus diesen Informationen erstellt der Arzt anschließend eine Bescheinigung zur Vorlage bei der Krankenkasse, um die Kostenübernahme für Ihre Behandlung zu beantragen.

Es ist wichtig, dass Sie in diesem Moment eine ehrliche und umfassende Darstellung der körperlichen Beschwerden anfügen.

Wir hören sehr oft gleichartige Beschwerden, was uns zeigt, dass tatsächlich häufig dieselben Probleme vorliegen. Wie im ▶ Abschn. 2.7 „Medizinische Indikation" aufgezählt, sind diese oft ein Schwitzen im Bereich der Hautauflageflächen wie z.B. im Bereich der Unterbauchfalte (zwischen dem Unterbauch und dem Schambereich) oder der Unterbrustfalte (die Unterbrustfalte liegt zwischen Brustunterrand und der Haut). Der Bauchnabel ist in den meisten Fällen von Haut bedeckt, dadurch kann sich sehr leicht eine feuchte Kammer bilden, da eine natürliche Luftzirkulation nicht möglich ist. Dadurch kommt es, und verstärkt durch chronisches Schwitzen, besonders in den warmen Sommermonaten, zu einer Bildung von unangenehmem Körpergeruch. Diesem Phänomen kann auch eine penible, akkurate Körperhygiene oft nicht abhelfen. Es schließt sich in der Vielzahl der Fälle eine mit Reizung der Haut eine

Rötung und ggf. sogar ein Wundscheuern und Infektion an. Dies sind chronischen Wunden, die oftmals auch schmerzhaft sind. Kennen Sie das? Dann dokumentieren Sie das genau, am besten mit einem kleinen Tagebuch, oder nennen wir es „Beschwerdebuch", machen Sie Fotos und suchen Sie auch Ärzte auf, wenn die Wunden und das Problem es erfordern. Lassen Sie die Behandlung verschriftlichen, denn jeder Nachweis zählt für die Beantragung der Kostenübernahme.

Oft sind der Hausarzt und der Hautarzt (Dermatologe) die ersten Ansprechpartner bei diesen Problemen.

Ist es bei Ihnen auch so, dass das Schwitzen und die wunden Stellen nicht das einzige ist was Ihnen Beschwerden macht? Fühlen und spüren Sie auch eine Behinderung des natürlichen Bewegungsablaufes durch die Gewebeüberschüsse? Hängende Oberarmweichteile hemmen die freie Armbeweglichkeit, oft stößt man sich mit den Gewebeüberschüssen an Stuhllehnen oder ähnlichen an und beklagt schmerzhafte Blutergüsse. Durch die Trägheit der Weichteile kommt es zu allem Überfluss noch zu einer Einschränkung einer sportlichen Aktivität. Aber all das ist Thema in unserem Kapitel über medizinische Begründungen bzw. medizinische Indikationen für eine Operation.

Nach dem Gespräch folgt eine Untersuchung, damit sich nun der Ihnen gegenübersitzende Arzt auch ein tatsächliches Bild von den Problemzonen machen kann. Hier fügt sich dann Ihre subjektive Wahrnehmung zu unserer objektiven. Oft stimmt, das was Sie schilden mit dem überein was wir auch sehen, aber manchmal ist das auch nicht so. Kann eine medizinische Begründung nicht abgeleitet werden, kann man zwar die Kostenübernahme bei der Krankenkasse beantragen, aber wenn Ihnen keine medizinische Begründung attestiert wird, kommt eine Ablehnung von der Krankenkasse sehr sicher und die Kosten müssen von Ihnen selbst übernommen werden.

Während der Untersuchung verschaffen wir uns einen Gesamtüberblick und untersuchen natürlich auch die einzelnen Körperareale. Dabei werden Brustwand und Brust fast immer mit einem Maßband vermessen, andere Regionen werden nur selten vermessen.

Nach Zusammenfassung Ihrer Krankengeschichte, der Beschwerden und dem Untersuchungsbefund wird ein individueller Therapieplan erstellt. Wie dieser Plan aussehen kann und wie es weitergeht, lesen Sie in den folgenden Kapiteln.

Ebenso sollten die Operationen, die in Frage kommen, erläutert und der weitere Ablauf geklärt werden. Lassen Sie sich Vorher/Nachher Bilder zeigen die Ihrem Körper ähneln, damit Sie eine realistische Vorstellung von den möglichen Ergebnissen bekommen. Vergleichen Sie sich nicht mit Vorher/Nachher Bildern von Betroffenen, die eine wesentlich andere Gesamtkörperform haben als Sie.

Und noch eins zum Ende. Manchmal haben wir das Gefühl, dass der Freund und oder Ehepartner mehr das Gespräch führt als Sie selbst; wundern Sie sich also nicht, wenn der Plastische Chirurg im Laufe des Gespräches immer wieder Sie direkt anspricht und den Aussagen Ihres Partners anscheinend wenig Aufmerksamkeit schenkt. Er will damit nur sicherstellen, dass Sie selbst von der Operation überzeugt sind und nicht von anderen dazu angetrieben werden.

Checkliste für die Vorstellung beim Plastischen Chirurgen:

Auswahl des richtigen Arztes:

- Suchen Sie auf der Website www.dgpraec.de.
- Erfragen Sie vorab, ob der behandelnde Arzt ein Plastischer Chirurg ist.
- Fragen Sie am Telefon, ob der Plastische Chirurg auch Straffungsoperationen nach Gewichtsabnahme durchführt.

Wenn Sie eine Straffung des Bauches oder gesamten Rumpfes wünschen, sollten Sie fragen ob der Chirurg auch zirkuläre Bodyliftoperationen durchführt. Ein Arzt, der keine zirkulären Bodylifts durchführt, wird Ihnen auch keine empfehlen.

Vor dem Termin
- Sortieren Sie Ihre Krankenunterlagen und die zeitliche Abfolge Ihrer Krankengeschichte, machen Sie sich Notizen.

- Überlegen Sie sich, was Sie stört und welche Problemzonen vorliegen.
- Haben Sie wunde Hautareale, Rötungen oder Infektionen? Dann lassen Sie diese vom Hautarzt oder Ihrem Hausarzt schon vorher mitbehandeln.

Im Termin
Allgemeine Fragen, die gestellt werden:
- Seit wann waren Sie übergewichtig?
- Wie war die Gewichtszunahme?
- Gescheiterte Diätversuche?
- Bariatrische Chirurgie?
- Wann, Was, Wo?
- Gewichtsreduktion und seit wann wird das aktuelle Körpergewicht gehalten?
- Vorerkrankungen vor und nach der Gewichtsreduktion?
- Medikamente?
- Allergien?
- Treiben Sie Sport?
- Rauchen Sie?
- Familienanamnese (Erbkrankheiten, Beruf, Kinder)?

Krankheitsbezogene Fragen, die gestellt werden:
- Was stört Sie selbst?
- Welche Körperregionen sind betroffen?
- Gibt es medizinische Gründe für die Behandlung oder stehen nur ästhetische (äußerliche) Aspekte im Vordergrund?
- Was wünschen Sie sich?

Fragen zur Operation
- Welche Operationen werden empfohlen?
- Fragen Sie, wie Operationen ablaufen.
- Wie lang ist der zu erwartende Krankenhausaufenthalt?
- Wie lange werden Sie Ihrer Arbeit nicht nachgehen können?
- Wie ist es mit der Kompressionsbekleidung geregelt und wie mit einer Zweitversorgung?
- Fragen Sie nach Komplikationen und wie diese behandelt werden.
- Gibt es eine Intensivstation im Krankenhaus?

- Wo und wie erfolgt die Nachbehandlung der Operationen?
- Kommen Kosten auf Sie zu?

Wenn es sich um eine medizinisch begründet Operation handelt, dann sollte das Erstellen einer Bescheinigung zur Vorlage bei der Krankenkasse nichts kosten.
- Welche Kosten kommen auf Sie zu, wenn der Eingriff nicht zu Lasten der Krankenkasse durchgeführt werden kann, ist die Mehrwertsteuer in diesem Preis mit inbegriffen?
- Wenn die Operation durch die Krankenkasse durchgeführt wird, gibt es zusätzliche Maßnahmen, die von der Krankenkasse nicht abgedeckt werden, die aber das Endergebnis deutlich verbessern würden, z. B. eine der Region angrenzende Fettabsaugung oder ein Schamhügellifting?

Nach dem Termin
- Bekräftigen Sie die medizinische Notwendigkeit Ihrer Straffungsoperation durch Einholung von Bescheinigungen der mitbehandelnden Haut- und Hausärzte.
- Schicken Sie die Bescheinigung des Plastischen Chirurgen mitsamt Ihres eigenen Antrages und der Bescheinigung der mitbehandelnden Ärzte zu Ihrer zuständigen Krankenkasse.

2.6 Möglichkeiten und Grenzen der Plastischen Chirurgie

Die nun anstehenden körperformwiederherstellenden Schritte und Operationen werden nochmals an Ihren Kräften zehren, aber es wird sich für Sie lohnen. Ein neues Lebensgefühl und eine neue Eigenwahrnehmung warten auf Sie.

„Ich hätte nie gedacht, dass ich mich so verändern würde, nicht nur nach außen hin, sondern mein ganzes Selbstbewusstsein und mein Auftreten gegenüber anderen" oder „Es war ein langer Weg, aber ich habe es in keiner Sekunde bereut" oder „Ich bin ein ganz neuer

Mensch geworden" sind typische Aussagen von Patienten, die sich bereits Wiederherstellungsoperationen unterzogen haben.

So unterschiedlich wie die Geschichten des Gewichtsverlustes und die Wege zu uns Plastischen Chirurgen sind, so unterschiedlich sind auch die Erwartungen an die Wiederherstellungsoperationen der Betroffenen vor einem Besuch beim Plastischen Chirurgen. Die meisten Betroffenen haben aus unserer Sicht eine realistische Erwartung und Vorstellung von den Ergebnissen, die durch operative Wiederherstellungsmaßnahmen erreicht werden können. Ein Kleinteil der Patienten hat eine zu hohe Erwartungshaltung zu dem, was zu erzielen möglich ist und ein noch kleinerer Anteil hat eine krankhafte Wahrnehmung vom eigenem Körperbild und dem, was durch chirurgische Maßnahmen erreicht werden könnte. Zu welcher Gruppe Sie nun zählen, lässt sich schlussendlich nur bei einer eingehenden Beratung sagen, aber in den meisten Fällen haben Sie wie die meisten anderen auch, ganz natürliche Vorstellungen von dem, was erreicht werden kann. Die Plastische Chirurgie bietet ein sehr breites Spektrum an körperformverbessernden Operationen. Hautüberschüsse können gestrafft (entfernt), Fettpolster abgesaugt und Volumina umverteilt werden. Seien Sie aber nicht enttäuscht, wenn Ihnen ein Teil Ihrer Illusionen geraubt wird, wenn Sie mit den tatsächlichen Möglichkeiten konfrontiert werden – die wie gesagt durchaus sehr vielfältig sind und durch die sehr viel erreicht werden können.

Auch können wir nicht ohne Narben größere Hautareale straffen, denn häufig sind die Längen der Narben im ersten Moment doch erschreckend für viele. Die Narben sind oft unscheinbar und können so positioniert werden, dass diese nicht sehr auffallen, aber dennoch – Narben bleiben Narben und können auch optisch störend sein. Verbreiterte Narben sind eine der häufigsten Komplikationen nach körperformwiederherstellenden Operationen. Der Preis der Narben ist aber zu zahlen, wenn Sie eine Straffung wünschen. Zaubern können auch wir nicht.

Beachten Sie: Nicht alles was möglich ist, muss auch sein und nicht immer kann alles, was gewollt ist oder sein müsste, auch durchgeführt werden. Das Wichtigste ist, dass Sie die angestrebten Veränderungen von sich aus möchten und nicht Dritte, seien es Angehörige oder Ärzte, die Patienten zu diesen Maßnahmen antreiben. Es gilt, einen harmonischen Mittelweg zwischen Ihren Wünschen, notwendigen Maßnahmen, Möglichkeiten und Risiken gemeinsam mit Ihnen zu gehen.

Im vorigen Abschnitt haben wir mit Ihnen darüber gesprochen, dass der behandelnde Arzt Ihnen Vorher/Nachher Bilder von den Operationen zeigen sollte, die Ihnen durch den jeweiligen Arzt empfohlen wurden. Auch sagten wir, dass darauf geachtet werden sollte, dass die Beispielbilder von Betroffenen sein sollten, die eine ähnliche Ausgangssituation haben wie Sie.

In diesem Buch zeigen wir Ihnen nur animierte Bilder, die mit Hilfe eines Computers konstruiert wurden. Hier möchten wir Hr. Sven Stober nochmals für die Arbeit und Zurverfügungstellung der Bilder danken.

Auch schon an dieser Stelle sei auf einen nicht immer komplikationslosen und einfachen Weg durch die verschiedenen Eingriffe hingewiesen; die einzelnen Risiken der jeweiligen Eingriffe werden in den entsprechenden Kapiteln angesprochen.

2.7   Medizinische Indikation

Sicherlich haben Sie den Begriff „medizinische Indikation" schon gelesen und wenn dem nicht so sei, wird er Ihnen sicherlich im Zuge der Antragsstellung noch begegnen. Indikation an sich bedeutet übersetzt „Heilanzeige". Das bedeutet schlichtweg, welche Maßnahme, z. B. eine Operation oder ein Medikament, zur Therapie einer Erkrankung die richtige ist. Das Wort „medizinisch" bedeutet dabei, dass es um die Behandlung einer tatsächlichen Erkrankung geht. Nach einer Gewichtsabnahme wäre z. B. ein ständiges Wundscheuern der Haut durch die nach der Gewichtsabnahme entstandenen Überschüsse ein Grund und somit eine medizinische Indikation für eine Bauchdeckenstraffung.

Die Behandlung von Gesichtsfalten mit Botox® (Botulinumtoxin A)oder einer Gesichtsstraffung (Facelift) wäre eine kosmetische (=ästhetische) Indikation, da es hier keine körperlichen oder gesundheitlichen Beeinträchtigungen gibt, also eine Behandlung eines Zustandes der per Definition keine Erkrankung darstellt. Diese Behandlungen werden auch als IGEL (individuelle Gesundheitsleitungen) bezeichnet.

Eine medizinische Indikation liegt bei einer Erkrankung oder Entstellung im Sinne des fünften Sozialgesetzbuches vor. Hierdurch leitet sich dann eine Kostenübernahme der Behandlungskosten durch die Krankenkasse für die Betroffenen ab. Das heißt, bei medizinischer Indikation muss die Krankenkasse die Behandlungskosten tragen.

Eigentlich müsste die Krankenkasse, sofern der Arzt eine krankhafte Veränderung begründet sieht, die Kosten für eine Behandlung per se übernehmen; vor einer Augen-, Darm-, oder Fußoperation wird die Krankenkasse auch nicht gefragt, da hier nie jemand auf die Idee kommt, dass es sich um „Wunschoperationen" handelt, die der Betroffene wünscht. Aber bei den Wiederherstellungs-, bzw. Straffungsoperationen ist das anders. Hier sind die Krankenkassen oft anderer Ansicht als die Plastischen Chirurgen. Die Krankenkassen lehnen die Kostenübernahme sehr häufig im Nachhinein ab. Die Krankenkasse argumentiert, dass kein krankhafter Zustand vorlag und es sich um planbare, nicht akute Operationen handle. Daher hätte vorab die Krankenkasse gefragt werden müssen, ob auch nach deren Ansicht eine medizinische Indikation vorliegt und die Operation zu Lasten der Krankenkasse abgerechnet werden kann. Dieses geschieht daher normalerweise im Sinne einer sogenannten Einzelfallentscheidung im Vorwege. Da bei den Krankenversicherungen die meisten Mitarbeiter reine Sachbearbeiter sind und diese keine Kompetenz haben medizinische Sachverhalte zu beurteilen, behilft sich die Krankenkasse mit dem Medizinischen Dienst der Krankenkasse.

Somit entscheidet die Krankenversicherung in der Regel erst nach Einholung einer gutachterlichen Äußerung des Medizinischen Dienstes der Krankenkasse (MDK). Der MDK entscheidet entweder nach Aktenlage, was bei diesen Operationen sehr schwierig ist, oder er führt eine Begutachtung durch.

Wann haben Sie einen Anspruch auf eine Kostenübernahme? Im Satz 1, §7 des 5. Sozialgesetzbuches heißt es "Versicherte haben Anspruch auf Krankenbehandlung, wenn sie notwendig ist, um eine Krankheit zu erkennen, zu heilen, ihre Verschlimmerung zu verhüten oder Krankheitsbeschwerden zu lindern".

Bei psychischen Problemen sei, laut Rechtsprechung, vorrangig eine Behandlung mit Mitteln der Psychotherapie oder Psychiatrie angezeigt. Daher sollten Sie in keinem Fall eine Kostenübernahme aufgrund einer psychischen Belastung beantragen, eine Ablehnung wäre vorprogrammiert.

In der Realität sind medizinische Indikationen weit weniger fassbar als es der Gesetzestext vermuten lässt. Die Beurteilungen durch den medizinischen Dienst der Krankenkassen sind so unterschiedlich, dass wir nicht einmal mehr eine Prognose abgeben können, ob eine Kostenübernahme erfolgen wird. Das hat am häufigsten mit der vorhandenen oder fehlenden Qualifikation der Ärzte des Medizinischen Dienstes in diesem speziellen Fachbereich zu tun. Wie qualifiziert ist ein Unfallchirurg, Internist oder Gynäkologe ausgebildet um zu entscheiden, ob ein Bodylift einer Bauchdecke oder umgekehrt vorzuziehen ist? Wir haben in unserem klinischen Alltag schon extrem fragwürdige und extrem verwunderliche Entscheidungen der medizinischen Dienste gelesen. Hinzu kommt, dass die Krankenkasse nicht immer der Empfehlung des Medizinischen Dienstes der Krankenkasse folgt, was sie per se auch nicht muss.

Was sind aus ärztlicher Sicht medizinische Indikationen für eine Wiederherstellungsoperation? Alle krankhaften Veränderungen und eine Entstellung werden als medizinische Indikation gesehen.

Krankhafte Veränderungen des Körpers sind folgende: Hautirritationen sind die am häufigsten geäußerten und gesehenen Beschwerden. Durch aufeinanderliegende Hautflächen staut sich Wärme auf und bei fehlender Luftzirkulation kommt es zur Ausbildung einer feuchten Kammer, wodurch die natürliche Hautbarriere gestört wird. Dieses begünstigt die Ausbildung von chronischen offenen Wunden mit Pilz- und bakteriellen Infektionen. Diese finden sich meist im Bereich der Achselhöhle, der Brustumschlagsfalte, dem Bauchnabeleingang, der Bauchumschlagsfalte und den Oberschenkelinnenseiten. Das chronische aneinander Scheuern dieser Areale kann zu richtigen Wunden und Schmerzen führen

und für die Einnahme von Schmerzmedikamenten verantwortlich sein.

Durch eine übergroße Brust, auch oft noch nach dem Gewichtsverlust gesehen, kann es zu chronischen Rückenschmerzen kommen; diese sind meist im Bereich der Halswirbel- und Brustwirbelsäule lokalisiert. Muskelhartspan und Verspannungen im Schulter–Nackenbereich mit schmerzhaften BH-Träger Schnürfurchen werden beobachtet und sind typische Folgen.

Durch die überschüssigen „Hautlappen", besonders an den Oberarmen, den Oberschenkeln aber auch am Bauch, kommt es zu einer Einschränkung des natürlichen Bewegungsablaufs im Alltag aber besonders beim Sport. Die Überschüsse hinken durch ihre Eigenträgheit der Arm- und Beinbewegung hinterher. Dabei reichen Einschränkungen von "etwas" störend, was sicherlich nicht als Begründung für eine medizinische Indikation angewendet werden kann, bis hin zu "Ich kann mich kaum bewegen" oder "Sport ist so per se nicht möglich" (◘ Abb. 2.4).

Eine vorhandene Rektusdiastase durch ein Auseinanderweichen der geraden Bauchmuskulatur kann Beschwerden im Sinne eines Instabilitätsgefühls der vorderen Bauchwand sowie Schmerzen und chronischen Rückenschmerzen führen. Zudem kann es vorkommen, dass ein ausreichender Druck z. B. beim Toilettengang nicht mehr aufgebaut werden kann.

Das chronische Schwitzen und der damit verbundene unangenehme Körpergeruch führen zu einem sozialen Zurückziehen und dem Gefühl einer Stigmatisierung.

Niemand von den Betroffenen zieht sich gerne vor anderen aus und „präsentiert" seine Hautüberschüsse. Dieses zieht einen Ausschluss vieler Aktivitäten nach sich z. B. Schwimmen, Strand oder auch nur kurze modische Kleidung zu tragen. Ebenso leidet bei vielen die Partnerschaft und das nicht in geringem Umfang. Wir sprechen von einer sozialen Isolation, psychischer Belastung, und Rückzug aus der sozialen Umgebung mit Isolation.

Operationen, bei denen es keine medizinische Begründung gibt, werden nicht von der

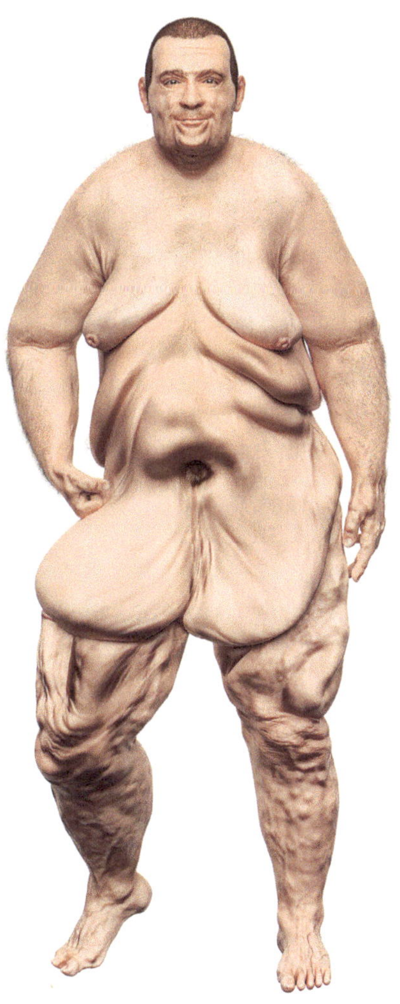

Krankenkasse getragen. Für die Kosten muss somit die bzw. der Betroffene aufkommen, wir sprechen hier von ästhetischen Operationen. Im Gegensatz zu medizinisch begründeten Operationen, bei denen die gesamte Behandlung inkl. Komplikationsbehandlung von der Krankenkasse vollumfänglich übernommen wird, werden die Betroffenen bei Komplikationen nach ästhetischen Operationen an den Kosten dieser von der Krankenkasse, je nach seinen Einkommensverhältnissen, beteiligt.

Um dieses Risiko einer Mitbeteiligung auszuschließen, kann eine sog. Folgekostenversicherung abgeschlossen werden.

Zudem werden nicht medizinisch indizierte Operationen mit 19 % Mehrwertsteuer berechnet.

> **Merke**
> Medizinisch begründete Eingriffe sind Operationen deren Kosten zu Lasten der Krankenkassen abgerechnet werden.
> Ästhetische Eingriffe (Operationen ohne medizinische Indikation) gehen zu Lasten des Patienten. Die Kosten für Folgeoperationen oder Komplikationen müssen vom Patienten mitgetragen oder eine hierfür spezielle Folgeversicherung vor dem Eingriff abgeschlossen werden.

2.8   Die klassischen Problemzonen

Wie Sie sich denken können, kämpfen viele mit denselben Problemzonen und klagen über dieselben Beschwerden, denn Häufiges ist einfach häufig und Seltenes selten. Kommt es zu einem drastischen Gewichtsverlust, so reagiert zwar jeder Körper individuell etwas anders, aber es gibt auch Gemeinsamkeiten bei vielen Betroffenen, vielleicht trifft das auch genau auf Sie zu.

Wenn wir einfach von oben, also kopfwärts am Körper anfangen und uns nach unten, also fußwärts weiterdenken, so ist die Gewichtsabnahme als erstes im Bereich der Gesichtshaut zu erkennen. Es kommt, wie auch wahrscheinlich bei Ihnen, zu einem Volumenverlust im Gesicht. Bis zu einem gewissen Maße kann dieser Volumenverlust von Gesamtgesicht und der Gesichtshaut gut kompensiert werden, indem sich diese schrumpfend anpasst. Aber auch wie im Bereich des restlichen Körpers, kommt es hier ab einem gewissen Volumenverlust zu einem Erschlaffen und Hängen der Haut. Eine Gesichtserschlaffung bedingt somit eine Faltenbildung im Gesicht. In vielen Fällen kommt es dazu, dass das Gesicht Jahre älter und müde wirkt.

Im Einzelnen kommt es häufig zu einem Hängen der Ober- und Unterlider (Tränensäcke) was dem Gesicht einen müden und abgeschlagenen Eindruck vermittelt. Die Haut und das Volumen der Jochbogenregion hängen, was eine Erschlaffung und einen Volumenverlust dieser Region bedeutet. Es kommt zu sog. „Hamsterbäckchen", wodurch die Gesichtskontur in ihrer Harmonie unterbrochen wird. Neben den direkten Auswirkungen auf das Gesicht kommt es im Bereich des Halses zu einer Doppelkinn-, bzw. hängenden Halspartie.

Die klassischen und möglichen Operationen zur Gesichtsverjüngung bzw. Gesichtsstraffung werden im entsprechenden Kapitel besprochen. Eins sei vorweg gesagt, da die erschlaffte Gesichtshaut ein rein ästhetischer Aspekt ist, werden die Kosten hierfür leider nicht von den Krankenkassen übernommen d.h. diese Operationen müssen auf eigene Kosten durchgeführt werden.

Gehen wir aber nun zu den medizinisch relevanten Regionen über. Eine typische und häufige Problemzone sind die Oberarme. Neben den medizinischen Gründen, die eine Operation rechtfertigen (Einschränkung der natürlichen Bewegung, Scheuern an der Brustwand), fühlen sich besonders Frauen sehr von erschlafften Oberarmen gestört, da besonders diese sehr schwer zu kaschieren sind. Die Ausprägungen der Hautüberschüsse variieren dabei sehr unterschiedlich, von riesigen Hautlappen wie Flügel bis hin zu ganz diskreten Überschüssen. Oft zeigt sich eine Fortleitung dieser Hautüberschüsse bis hin zur Achselhöhle über die seitliche Brustwand und hin zum Rücken verlaufend. Dabei kommt es bei vielen zu girlandenartigen Hautfalten am Flanken- Rückenübergang (■ Abb. 2.5).

Im Bereich der Brust liegt häufig eine Brust- bzw. Brustwanderschlaffung vor. Je nachdem

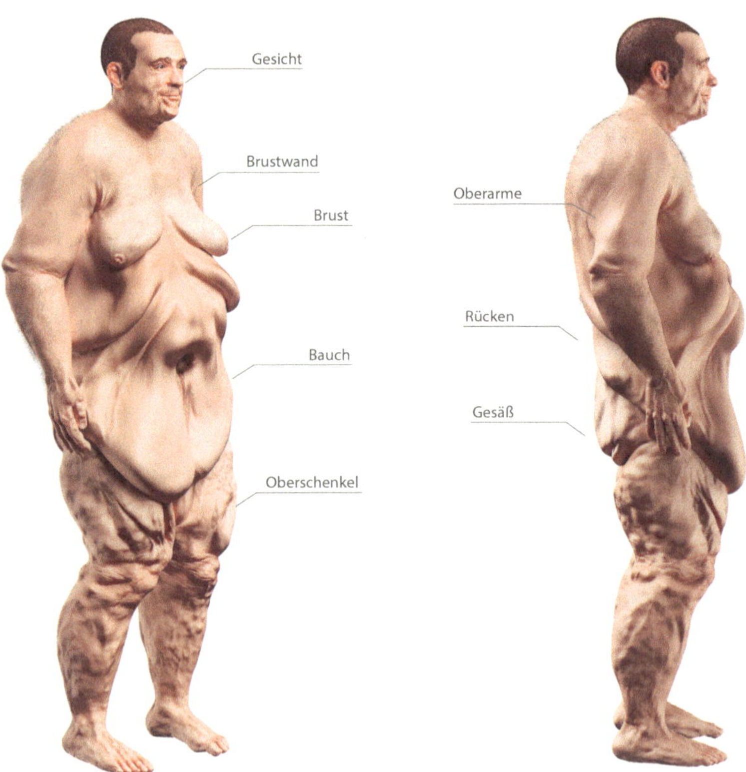

■ **Abb. 2.5**   Die klassischen Problemzonen. (Mit freundlicher Genehmigung von Sven Stober)

wie die Form der weiblichen und oder männlichen Brust vor der Gewichtsabnahme war, kommt es in den meisten Fällen zu einem deutlichen Volumenverlust der Brust bzw. der Brustwand, dieses in Kombination mit einer Erschlaffung der gesamten Brustwandweichteile (Haut- und Unterhautfettgewebe an der Brustwand). Bei Frauen, die vor der Gewichtsabnahme bereits eine sehr große Brust hatten, besteht oft auch nach dem Gewichtsverlust eine gefühlte zu große Brust, die dann aber noch zusätzlich erschlafft ist und hängt. Eine übergroße und erschlaffte Brust kann gut in einer Bruststraffungsoperation angepasst und bei Bedarf im selben Schritt verkleinert werden. Anders bei Frauen mit erschlafften und kleinen Brüsten; hier kann eine kombinierte Straffung und Vergrößerung durch Eigen- oder Fremdgewebe erfolgen. Bei Männern geht es allerdings in der Regel um eine Brustwandstraffung und Entfernung der überschüssigen und erschlafften Weichteile; dieses erfolgt über eine Brustwandstraffung mit Versetzen der Brustwarzen.

Vielleicht sind Sie ebenso von einer Brust- oder Brustwanderschlaffung betroffen und fragen sich, was hier für Ergebnisse erreicht werden können? Vorweg, es kann durch Formung der Brust, einer Brustvergrößerung oder einer Straffung der Brustweichteile bei Frauen und Männern wirklich sehr viel erreicht werden, näheres und Details in den folgenden Abschnitten.

Wie vielleicht bei Ihnen auch, ist die häufigste Problemzone bei Betroffenen der gesamte Rumpfbereich (Bauch, Flanken, Rücken und Gesäß). Dabei stören die Hautüberschüsse am meisten im Bauchbereich, an der Bauchnabelregion und der Hautauflageflächen zwischen Unterbauch und Oberschenkel- bzw. Schamregion. Bei sehr vielen leiten sich diese Überschüsse entlang der Flanken- Beckenregion zum Rücken hin fort. Die Weichteile kommen bei diesen Betroffenen zum Fallen, wie ein Rettungsring, der etwas zu tief hängt.

Oft ist das Gesäß mit seinen Weichteilen auch in den Erschlaffungsprozess mit einbezogen, dabei unterscheiden wir ein Absacken der oberen und unteren Gesäßregionweichteile.

Die Oberschenkel, viele können es sich bereits denken, sind nach dem Bauch und der Brust das dritthäufigste Anliegen, weshalb wir als Plastische Chirurgen um Rat gefragt werden. Besonders die Oberschenkelinnenseiten neigen dazu nach einem starken Gewichtsverlust zu hängen und aneinander zu reiben. Andere Areale wie die Außen- und Vorderseiten stellen dabei eher seltener ein Problem dar.

Ganz anders diejenigen, die vor und auch nach der Abnahme an dicken Beinen leiden. Viele Betroffene, die an einer Adipositas erkrankt sind, leiden vor und auch nach dem Gewichtsverlust an dicken und manchmal auch geschwollenen Beinen. Hier können Erkrankungen, die sich Lipödem, oder Lymphödem nennen, vorliegen. Hier gilt es, diese zu erkennen und die entsprechenden Maßnahmen, die konservativ oder operativ sein können, zu empfehlen bzw. einzuleiten. Diese Erkrankungen können von einem Hautarzt (Dermatologe), Gefäßmediziner (Angiologe) oder auch von uns Plastischen Chirurgen per „Blickdiagnose" festgestellt werden. Sollten auch Sie an dicken Beinen leiden, so legen wir Ihnen besonders den Abschnitt „Oberschenkelstraffung" ans Herz, hier erklären wir die Erkrankungen Lip- und Lymphödem im Detail und sagen Ihnen auch, wie eine Behandlung aussehen könnte.

Zu guter Letzt ist der Schambereich bei vielen ein besonderes Anliegen und wichtiges Thema, bei Frauen und aber auch bei Männern. Die abgesackten Weichteile beim Mann verursachen häufig ein Verdecken des Penis, bei Frauen kommt es zur Ausbildung einer doppelten Umschlagsfalte. Auch in diesem Fall kann Ihnen über eine Straffungsoperation geholfen werden.

2.9 Der individuelle Therapieplan

Sie sind anders und besonders. Da es eine riesige Vielfalt an Köperformen und ebenso ganz unterschiedliche Ausprägungen der Haut- und Gewebeüberschüsse gibt, so ist ziemlich schnell nachvollziehbar, dass Sie nach einer drastischen Gewichtsabnahme einen eigenen und für Sie erstellten Therapieplan brauchen.

Um Ihnen aber einen solchen möglichen Therapieplan näher zu bringen, wollen wir Ihnen nun beispielhaft den Therapieplan eines, sagen wir mal typische Idealpatientin vorstellen. Die Ausgangssituation unserer Idealpatientin war eine krankhafte Fettleibigkeit seit der Pubertät. Das Maximalgewicht zur Zeit der Magenbypassoperation betrug 175 kg. Etwa 2 Jahre vor dem Zeitpunkt der Vorstellung bei uns erfolgte diese Magenbypassoperation, und es kam anschließend zu einem kontinuierlichen Gewichtsverlust von etwa 85 kg. Aktuelles Körpergewicht war also 90 kg bei einer Körpergröße von 1,75 m. Die Betroffene ist Nichtraucherin und treibt zweimal die Woche Sport im Fitness-Center.

Nach der Gewichtsabnahme hatte sich der Diabetes (Zuckerkrankheit), der vor der Operation mit Tabletten eingestellt war, zurückgebildet, der Bluthochdruck war ebenso verschwunden und die nächtlichen Atemaussetzer wie auch die Kurzatmigkeit bei Belastung waren durch die Abnahme vollkommen verschwunden. Es wurden also keine wesentlichen Erkrankungen am Tag der Vorstellung angegeben.

Am Tage der Vorstellung beschreibt die Betroffene eine starke Belastung aufgrund der durch die Krankheit verursachten Haut- Weichteilüberschüsse und den damit verbundenen, krankhaften Beschwerden. Die Hautumschlagfalten, die sich durch die Gewichtsabnahme gebildet haben, schwitzen oft und es bilde sich eine feuchte Kammer, es käme zu wiederholten Rötungen und Reizungen mit Wundscheuern und Schmerzen. Der tief eingezogene Bauchnabel würde von Zeit zu Zeit leicht nässen. Die Innenseiten der Oberschenkel reiben aneinander und verursachen auch hier ein Wundscheuern und Schmerzen. Oberarme und Brustwand sind so stark erschlafft, dass die überschüssigen Weichteile den natürlichen Bewegungsablauf stören und das nicht nur im alltäglichen Leben, besonders beim Sport kommt es zu Einschränkungen. Die Betroffene berichtet weiter, dass sie sich aufgrund der für sie entstellenden Überschüsse aus dem Sozialleben und der Beziehung zurückzieht.

Nach gründlicher Untersuchung haben wir der Patientin einen vierzeitigen Therapieplan in halbjährlichen Abständen empfohlen. Im ersten Schritt haben wir, in Anbetracht der Tatsache, dass die Gewebsüberschüsse sich über die Flanken bis zum Rücken und Gesäß hin fortsetzen, eine untere zirkuläre Rumpfstraffung, auch Bodylift genannt, empfohlen. In derselben Sitzung wurde eine Vorbereitung der Oberschenkel zur Oberschenkelstraffung durch eine Absaugung von verbliebenen und weiterhin störenden Fettüberschüssen empfohlen.

Im zweiten Schritt haben wir eine Straffung der Oberschenkelinnenseiten empfohlen, im dritten eine Bruststraffung, in Kombination mit einer Eigengewebsvergrößerung von der seitlichen Brustwand und im letzten Schritt, der vierten Operation, haben wir eine Oberarmstraffung empfohlen (▣ Abb. 2.6).

Auf dem Bild sind unterschiedliche Operationen (mit Ausnahme der Oberarmstraffung) zusammengefasst, die einzelnen Schritte, Operationen und Techniken werden wir Ihnen in den kommenden Abschnitten erläutern. Dargestellt sind ein zirkuläres Bodylift, eine vergrößernde Bruststraffung und eine Oberschenkelstraffung.

So oder so ähnlich könnte auch Ihr Therapieplan aussehen. In der Realität enthält eine Bescheinigung zur Vorlage bei der Krankenkasse noch weitere Details. Eine Beispielbescheinigung finden Sie im Anhang.

Nun fragen Sie sich berechtigt, wie Ihr eigener Therapieplan aussehen könnte. Hierfür müssen wir zunächst weitere Details über die einzelnen Operationen diskutieren und gemeinsam herausfinden, was Sie für Beschwerden haben, was Sie sich wünschen und welche Operation Ihnen am besten die Beschwerden nimmt

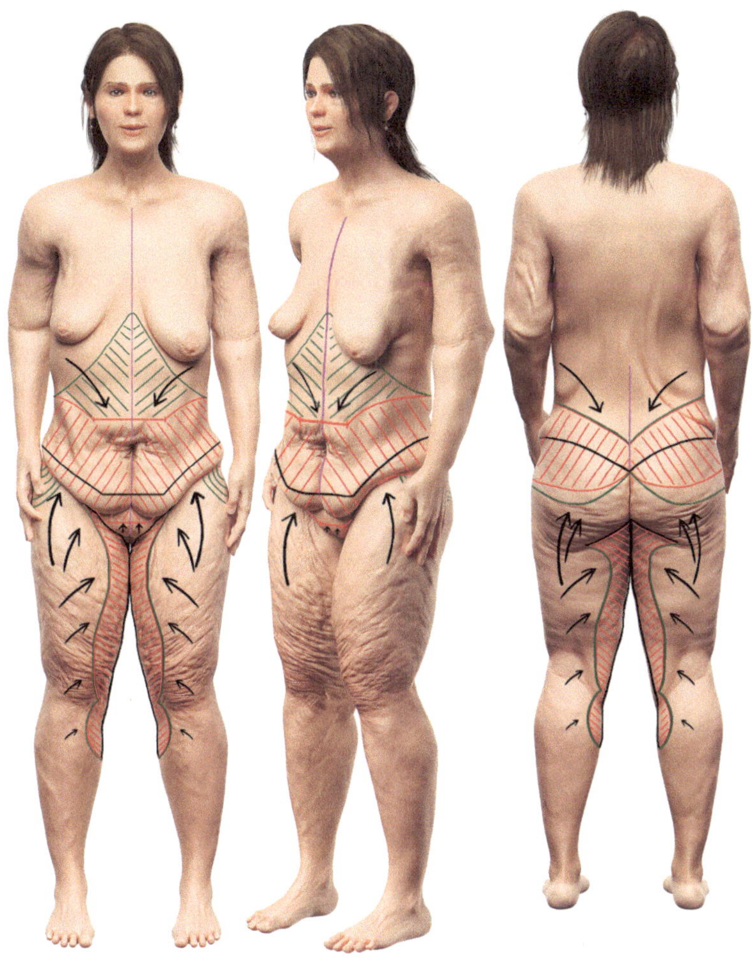

Abb. 2.6   Der individuelle Therapieplan. (Mit freundlicher Genehmigung von Sven Stober)

und gleichzeitig Ihren Wünschen entspricht. Schon in den nächsten Abschnitten gehen wir auf die einzelnen Details der Operationen ein und diskutieren, warum die eine Operation vielleicht die richtige und die andere vielleicht nicht die beste für Sie ist.

Wichtig ist, dass Sie von Anfang an einen vollständigen Therapieplan einreichen. Viele Fragen ob es nicht sinnvoll ist, erstmal „nur" eine Bauchdeckenstraffung zu beantragen, auch wenn eine Oberschenkel- und Bruststraffung zudem noch als notwendig erachtet werden, da die Hauptbeschwerden die Hautüberschüsse am Bauch sind und man nicht die Krankenkasse

verschrecken möchte. NEIN! Alles sollte immer vollständig beantragt werden, nur so macht es Sinn, ist transparent und für alle überschaubar. Dieses Thema greifen wir aber auch noch einmal später auf.

> **Merke**
> Ein Therapieplan ist individuell an Sie angepasst. Es sollte immer ein Therapieplan, der alle Beschwerden berücksichtig und alle eventuell nötigen Operation beinhaltet, eingereicht werden.

2.10 Ablauf: Vorstellung, Krankenkassenantrag, Einspruch, Operation

Wie sieht eigentlich der Gesamtablauf einer Behandlung vom ersten Moment bis zum Abschluss aus?

Natürlich, und das haben Sie wahrscheinlich schon hinter sich, erfolgt als erstes die Gewichtsabnahme. Ein Zielgewicht wurde erreicht und wurde 3-6 Monate ohne wesentliche Schwankungen konstant gehalten.

Als nächstes sollten Sie sich den Plastischen Chirurgen suchen, der sich mit Straffungsoperationen nach Gewichtsabnahme beschäftigt. Parallel sollten Sie sich bei chronischen Hautreizungen oder Rückenbeschwerden bei einer übergroßen Brust bei ärztlichen Kollegen vorstellen und sich von diesen mitbehandeln lassen. Hier sind Hautärzte (Dermatologen) und Orthopäden häufig die richtigen Ansprechpartner. Dieses deshalb parallel oder sobald diese Beschwerden auftreten, damit zu erkennen ist, dass es sich hier um andauernde Beschwerden handelt. Einen Plastischen Chirurgen dann gefunden und einen Termin vereinbart, kommt es auch schon bald zum Tag der Vorstellung. Der Plastische Chirurg befragt Sie zunächst, dann untersucht er Sie und stellt gemeinsam mit Ihnen fest, bei welchen Beschwerden es sich um medizinische Indikationen (Beschwerden mit einem tatsächlichen Krankheitswert), und bei welchen es sich um nicht medizinische Indikationen handelt. Der Plastische Chirurg formuliert daraufhin eine für Sie ausgearbeitete Bescheinigung zur Vorlage bei der Krankenkasse. Diese Bescheinigung kann auch ein Arztbericht oder ein Arztbrief sein, es muss aber aus dem Dokument ersichtlich sein, welche Beschwerden Sie haben, wie der Therapieplan aussieht und ob der Arzt diesen als medizinisch indiziert erachtet. Diese Bescheinigung oder Antrag sollte nach dem Arztbesuch innerhalb von 2–3 Wochen bei Ihnen vorliegen (◘ Abb. 2.7).

> **Merke**
> Kommt eine ärztliche Bescheinigung zur Vorlage bei der Krankenkasse auch nach 3–4 Wochen nicht bei Ihnen an, dann fragen Sie bei Ihrem Arzt nach. Es kann auch mal passieren, dass Briefe im Dokumentendschungel des Krankenhauses oder der Arztpraxis nicht den richtigen Weg finden.

Neben der Bescheinigung vom Plastischen Chirurgen ist ihr eignes Anschreiben an die Krankenkasse wichtig. (ein Beispiel für ein Anschreiben an die Krankenkasse und einer Bescheinigung zur Vorlage bei der Krankenkasse vom Plastischen Chirurgen finden Sie im Anhang des Buches.

> **Merke**
> Schreiben Sie in Ihrem Antrag auch rein, wie Sie wunde Hautstellen behandeln und wie sehr diese Ihre Lebensqualität einschränken.

Weitere Bescheinigungen der mitbehandelnden ärztlichen Kollegen, die Ihr Anliegen unterstützen und auch eine Medizinische Begründung in Ihren Beschwerden sehen, sollen ebenso in dem Antrag der an Kasse geschickt wird, mit eingereicht werden. Dieses sind z. B. Bescheinigungen von Hautärzten, die offene bzw. wunde Hautstellen, die sich aufgrund der sich aneinander reibenden Haut gebildet haben, behandeln. Auch sind Fotos von wunden Hautstellen ein sinnvolles Instrument, um diese zu belegen.

Wir empfehlen, Fotos im Sinne einer Fotodokumentation des Gesamtkörpers nach der Gewichtsreduktion **nicht** mit dem ersten Antrag automatisch mit einzureichen. Auch wenn die Krankenkasse diese gerne sofort bei Antragstellung haben möchte, haben wir aus unserer

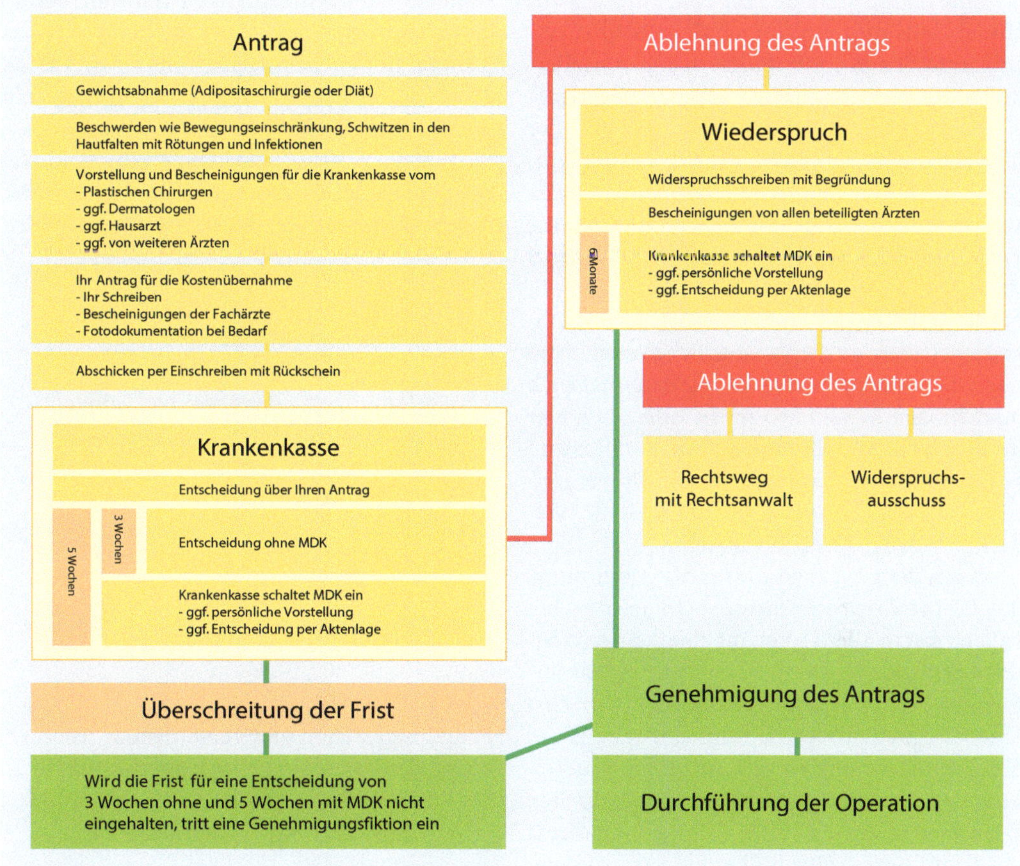

Abb. 2.7   Ablaufplan vereinfacht zusammengefasst

Erfahrung erlebt, dass dann häufig eine Entscheidung nach Aktenlage erfolgt, und damit eine Ablehnung vorprogrammiert ist. Argumentieren Sie bei Rückfragen nach Fotos lieber so, dass Sie sich eine persönliche Vorstellung beim Medizinischen Dienst der Krankenkasse (Ärzte, die über eine Institution „MDK = Medizinischer Dienst der Krankenkasse", fest angestellt sind) wünschen. Oft ist es nämlich so, dass, wenn Bilder eingereicht werden, einfach per Bild entschieden wird. Dabei kann auf den Bildern weder eine Anhörung Ihrer Beschwerden erfolgen, noch kann der Arzt prüfen, ob die Haut tatsächlich großflächig aufeinanderliegt oder es z. B. Pigmentierungsstörungen an den Hautumschlagsfalten gibt, die auf abgelaufene offene

Stellen hinweisen. Fragt die Krankenkasse explizit dann nochmals nach Fotos nach, können Sie sich überlegen, ob Sie diese senden oder um eine weitere persönliche Vorstellung beim medizinischen Dienst bitten.

Möchten Sie Fotos mit einreichen? Im ► Abschn. 5.2 finden Sie eine detaillierte Anleitung zur Erstellung nachvollziehbarer Fotos für den Medizinischen Dienst der Krankenkasse (auch MDK genannt). Früher haben wir Plastische Chirurgen die Fotos für die Patienten erstellt und gedruckt, heutzutage ist das in unserem Alltag nicht mehr zu bewältigen, da die Nachfrage nach diesen Operationen extrem angestiegen ist und es sich nicht mehr um Einzelfälle handelt.

Eine häufig gestellte Frage ist: „Mit was für einem Zeitraum muss nach dem adipositaschirurgischen Eingriff und dem ersten wiederherstellungschirurgischen Eingriff gerechnet werden?". Exakt kann man diese Frage leider nicht beantworten, da hier mehrere unbeeinflussbare Faktoren eingebunden sind. Das ist zunächst Ihre eigene Gewichtsabnahme, die zwischen 6 Monaten und einigen Jahren dauern kann. Dann kommt noch die Bearbeitungszeit bei der Krankenkasse, wenn Sie den Antrag eingereicht haben und, schlussendlich kommt dann noch der Operationstermin, auf den man auch manchmal etwas warten muss. Aber auch hier haben wir dennoch unsere Erfahrungen und können Ihnen sagen, dass es in der Regel zwischen einem und zwei Jahre dauert, bis die Wiederherstellungsoperation ansteht.

Nach dem Antrag kommt die Ablehnung, das ist oft vorprogrammiert. In sehr vielen Fällen (fast in allen) folgt auf einen eingereichten Antrag zur Kostenübernahme von körperformwiederherstellenden Eingriffen zunächst eine kategorische Ablehnung von seitens der Krankenkasse mit einer leidlichen Beurteilung laut Aktenlage durch den medizinischen Dienst. In manchen Fällen erfolgt auch direkt nach dem Antrag eine Einladung zur sozialmedizinischen Begutachtung, aber das eher selten. In geschätzt weniger als 10 % der Fälle kommt es zu einer direkten Kostenübernahme durch die Krankenkasse.

Kommt es zu einer Ablehnung, sollten Sie Einspruch innerhalb der gesetzten Frist einlegen und wenn noch nicht erfolgt, dann um eine Vorstellung beim Medizinischen Dienst der Krankenkasse bitten. Beim Einspruch müssen Sie nun Ihre Beweggründe und Beschwerden formulieren. Warum wünschen Sie eine Kostenübernahme durch die Krankenkasse? Ihre Beschwerden und Beweggründe sollten nachvollziehbar und im Detail erläutert werden. Parallel sollten Sie sich erneut bei Ihrem Plastischen Chirurgen vorstellen, damit dieser Sie bei dem Einlegen des Einspruches unterstützt.

Kommt es weiterhin zu einer Ablehnung des Antrages, dann bleibt ihnen nur noch die Möglichkeit vor dem Sozialgericht zu klagen. Hier sollten Sie sich von einem Fachanwalt, der auf diese Thematik spezialisiert ist, beraten lassen. Näheres finden Sie im Abschnitt ► Abschn. 5.2.

Ist die Krankenkasse Ihrem Antrag gefolgt und hat eine Kostenübernahme ausgesprochen, so wäre der nächste Schritt eine Wiedervorstellung bei Ihrem Plastischen Chirurgen des Vertrauens, um die operativen Eingriffe zu planen.

> **Merke**
> Reichen Sie keine Fotos Ihres Körperzustandes mit dem ersten Antrag ein. Dahingegen sind Fotos von wunden Hautstellen bei Wundscheuern und Bescheinigungen von z.B. Hautärzten als sinnvoll zu bezeichnen.

2.11 Betäubungsverfahren

Christian Byhahn

Prinzipiell stehen vier verschiedene Möglichkeiten der Betäubung zur Verfügung, nämlich

- Vollnarkose
- Analogsedierung („Dämmerschlaf")
- Regionalanästhesie
- Lokalanästhesie („örtliche Betäubung")

Welches Verfahren das geeignetste für die bei Ihnen geplante Operation ist, legen Chirurg und Anästhesist gemeinsam fest und besprechen dieses dann mir Ihnen. Oft gilt die Angst der Patienten vor einer Operation nicht dem operativen Eingriff selbst, sondern dem Betäubungsverfahren. Die größte Angst ist häufig, aus der Narkose nicht wieder aufzuwachen. Diese Angst können wir Ihnen nehmen: Egal, welches Betäubungsverfahren bei Ihnen angewendet wird – alle Verfahren sind sehr sicher. Mithilfe modernster Technik überwacht ein speziell ausgebildeter Narkosearzt ihre Herz-, Kreislauf- und Atemfunktionen. Kommt es hier zu Unregelmäßigkeiten – meist sind dies Nebenwirkungen der Narkosemittel – werden solche sofort bemerkt und behandelt. Eine konkrete gesundheitliche Gefahr ist bei sofortiger Behandlung ein extrem selten auftretender Fall.

Im Vorfeld der Operation wird der Narkosearzt mit Ihnen ein Gespräch führen und Ihnen verschiedene Fragen zu Ihrem allgemeinen Wohlbefinden, Ihrer körperlichen Leistungsfähigkeit, vorbestehenden Erkrankungen und der Einnahme von Medikamenten, sowie zu vorliegenden Allergien stellen. Im Anschluss wird er das aus Sicht der Anästhesie für den bevorstehenden Eingriff und für Sie individuell geeignetste Betäubungsverfahren festlegen und mit Ihnen besprechen. Die endgültig vorgeschlagene Narkoseform kann daher im Einzelfall von dem Verfahren abweichen, das Ihnen der Operateur zunächst in Aussicht gestellt hat. Der Narkosearzt wird Ihnen auch mitteilen, welche Ihrer regelmäßig eingenommen Medikamente Sie am OP-Tag pausieren müssen.

Generell müssen Sie am Tag der Operation nüchtern sein, dürfen also bis längstens 6 Stunden vor der Operation etwas essen und bis längstens 2 Stunden vorher etwas trinken. Praktisch bedeutet dies, dass Sie am Vortag noch ganz normal zu Abend essen dürfen. Das Trinken von Wasser oder schwarzem Kaffee erlauben wir zunächst bis 5.30 Uhr am Tag der Operation. Zähneputzen dürfen Sie selbstverständlich wie gewohnt, und auch die Einnahme Ihrer Medikamente zusammen mit einem kleinen Schluck Wasser ist jederzeit erlaubt. Häufig wird Ihnen auf der Station eine Beruhigungstablette verabreicht werden, die Sie ebenfalls mit einem Schluck Wasser einnehmen können.

Im Operationssaal bekommen Sie – typischerweise am Handrücken oder am Unterarm – eine Infusionsnadel in eine Vene gelegt. Parallel hierzu werden Sie an unsere Monitore angeschlossen. Hierbei überwachen wir kontinuierlich Ihren Herzschlag, Ihren Blutdruck und den Sauerstoffgehalt in Ihrem Blut.

■ Vollnarkose

Wir spritzen Ihnen verschiedene Medikamente, die Sie einschlafen und keine Schmerzen verspüren lassen. Selten können die Medikamente einmal die Blutgefäße etwas reizen und sehr unangenehm brennen. Da Sie während einer Vollnarkose nicht selbst atmen können, werden wir Sie über einen Schlauch, den wir entweder vor dem Kehlkopf oder in der Luftröhre platzieren, mit Sauerstoff versorgen. Vom Einführen dieses Beatmungsschlauchs werden Sie nichts spüren, und wenn Sie aufwachen, ist der Schlauch bereits entfernt. Es kann jedoch sein, dass Sie ein Kratzen im Hals verspüren, Schluckbeschwerden haben oder etwas heiser sind.

Eine Vollnarkose kann nahezu minutengenau gesteuert werden, ganz egal, wie lange die Operation dauert. Dies geschieht entweder mit Medikamenten, die wir Ihnen spritzen, oder mit Narkosegas, das Ihnen zusammen mit Sauerstoff verabreicht wird.

Nach einer Vollnarkose kommt es gelegentlich zu Übelkeit und Erbrechen. Routinemäßig erhalten Sie ein vorbeugendes Medikament. Bitte teilen Sie dem Narkosearzt aber unbedingt mit, wenn Sie nach einer früheren Narkose schon einmal erbrochen haben oder unter Reiseübelkeit leiden, damit wir unsere vorbeugenden Maßnahmen noch individueller anpassen können.

■ Analogsedierung („Dämmerschlaf“)

Genauso wie bei einer Vollnarkose auch, verabreichen wir Ihnen über Ihre Blutbahn Schlaf- und Schmerzmittel, jedoch in einer niedrigeren Dosierung. Sie „dösen“ quasi vor sich hin, haben keine Schmerzen und nehmen die Operation nur noch schemenhaft oder gar nicht wahr. Sie können jedoch selbst atmen und von uns jederzeit geweckt werden.

Eine Analogsedierung eignet sich nur für Operationen, die relativ gering schmerzhaft sind. Häufig wird vom Operateur zusätzlich eine örtliche Betäubung im OP-Gebiet vorgenommen.

■ Regionalanästhesie

Mit einer Regionalanästhesie lassen sich typischerweise einzelne Nerven ausschalten, die beispielsweise den Arm oder das Bein versorgen. Durch das Einspritzen von Medikamenten in die Nähe der Nerven am Rückenmark kann erreicht werden, dass die untere Körperhälfte – in etwa jenseits des Bauchnabels – komplett betäubt wird („Spinalanästhesie“). Eine

Regionalanästhesie ist für die meisten der hier beschriebenen Operationen nicht geeignet. Sollte das Verfahren im Einzelfall als Alternative zu einer Vollnarkose für den bei Ihnen vorgesehenen Eingriff infrage kommen, wird der Narkosearzt dies mit Ihnen gemeinsam besprechen.

■ Lokalanästhesie

Bei einer Lokalanästhesie wird das gesamte Operationsgebiet vom Operateur durch Einspritzen von Medikamenten unter die Haut schmerzunempfindlich gemacht. Dies ist in der Regel nur bei kleineren Operationen möglich.

Sie spüren keine Schmerzen, bemerken jedoch Reize wie Berührung, Druck oder Zug – ähnlich wie bei einer Betäubung beim Zahnarzt. Um Ihnen den Operationsablauf komfortabler zu gestalten, verabreicht Ihnen der Narkosearzt häufig noch ein Schlaf- und/oder Schmerzmittel über die Vene (Analogsedierung bzw. „Dämmerschlaf").

Vor einer Operation und Narkose aufgeregt zu sein, ist verständlich und normal. Leicht vergisst man jedoch dann in dieser besonderen Situation die eine oder andere Frage, die man dem Narkosearzt noch stellen wollte. Bitte notieren Sie sich daher im Vorfeld alle Fragen, die Sie an uns haben. Wir nehmen uns beim Vorgespräch ausreichend Zeit, um diese zu beantworten und so zu Ihrer Zufriedenheit und vor allem Sicherheit beizutragen.

Straffungsoperationen

Zaher Jandali, Klaus Müller und Lucian Jiga

© Springer-Verlag GmbH Deutschland, ein Teil von Springer Nature 2018
Z. Jandali, K. Müller, L. Jiga (Hrsg.), *Wiederherstellungsoperationen nach starker Gewichtsabnahme*,
https://doi.org/10.1007/978-3-662-57382-2_3

3.1   Fettabsaugung

Fettabsaugen? Das kennen Sie sicher schon aus dem Fernsehen, und das Prinzip einer Fettabsaugung ist relativ einfach erklärt; über einen kleinen Hautschnitt, der 1–2 cm lang ist, wird mit Kanülen unterschiedlicher Durchmesser das Unterhautfettgewebe kontrolliert abgesaugt. Viele verwenden auch den Begriff „Liposuktion" als Synonym für die Fettabsaugung, der vom Englischen „Liposuction" eingeführt wurde.

Die modernen Möglichkeiten sind sehr vielfältig. Neben modernen, innovativen Geräten existieren auch innovative Techniken, die kombiniert eine Vielzahl an unterschiedlichen Methoden bieten, wobei das Prinzip schlussendlich immer dasselbe ist. Dennoch wollen wir etwas Licht ins Dunkel bringen und Ihnen die Unterschiede kurz darstellen.

Um eine Fettabsaugung durchzuführen, ist es notwendig das Fettgewebe für diese Absaugung vorzubereiten. Dieses geschieht über das Einbringen einer speziellen Kochsalzlösung in das Gewebe. Diese spezielle Kochsalzlösung (im Fachjargon auch Tumeszenzlösung) besteht neben dem Kochsalz aus einem lokalen Betäubungsmittel zur Schmerzunterdrückung, Adrenalin (damit sich die Blutgefäße zusammenziehen und nicht verletzt werden) und einem Puffer (Lösung zum Ausgleich des Säure-Base-Haushalts). Durch das lokale Betäubungsmittel der Lösung ist eine Fettabsaugung sehr gut nur mit der speziellen Kochsalzlösung ohne Vollnarkose durchführbar (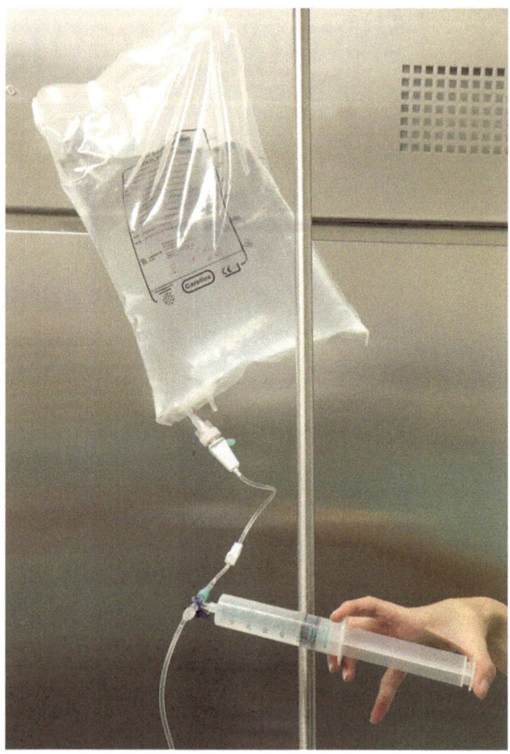 Abb. 3.1).

Durch das Einbringen der speziellen Kochsalzlösung werden drei Haupteffekte erzielt. Erstens erfolgt durch die lokale Betäubung eine Ausschaltung des Schmerzempfindens. Zweitens bewirkt das Adrenalin in der Lösung eine Verengung der Blutgefäße, wodurch es zu wesentlich weniger Blutungen in das Gewebe kommt. Und drittens wird durch das Umspülen des Fettgewebes mit dieser Lösung das Fettgewebe aufgelockert und für die Fettabsaugung vorbereitet.

Je nachdem wie viel an spezieller Kochsalzlösung (Menge in Milliliter) in das Fettgewebe eingebracht wird, werden die gängigen Absaugmethoden auch als feuchte (Wet) und super-feuchte

Abb. 3.1   Vorbereiten der speziellen Kochsalzlösung für eine Fettabsaugung. Es erfolgt ein Anmischen der Lösung über die Zugabe eines örtlichen Betäubungsmittels, Adrenalin und einer Lösung zum Ausgleich des Säure-Base Haushaltes

(Super-Wet) bezeichnet. Die Super-Wet Methode bringt sehr viel Flüssigkeit in das Gewebe, und je mehr Flüssigkeit eingebracht wird, desto schwieriger ist für den Chirurgen das zu erwartende Ergebnis in der Operation zu beurteilen, und desto mehr Flüssigkeit tritt nach der Operation aus den Wunden, was unkomfortabel ist. Ich empfehle die klassische Wet Methode, die einen guten Mittelweg darstellt; bei dieser wird nicht zu viel Flüssigkeit eingebracht und eine Beurteilung ist noch gut möglich; alternativ ist das Absaugen mit der sogenannten Wasserstrahl assistierenden Fettabsaugung, bei der noch weniger Flüssigkeit in das Fettgewebe eingebracht wird, dafür aber kontinuierlich. Besonders gut ist die Wasserstrahl-assistierte Methode, da bei dieser der Operateur das Ergebnis sehr gut und direkt überprüfen kann (Abb. 3.2).

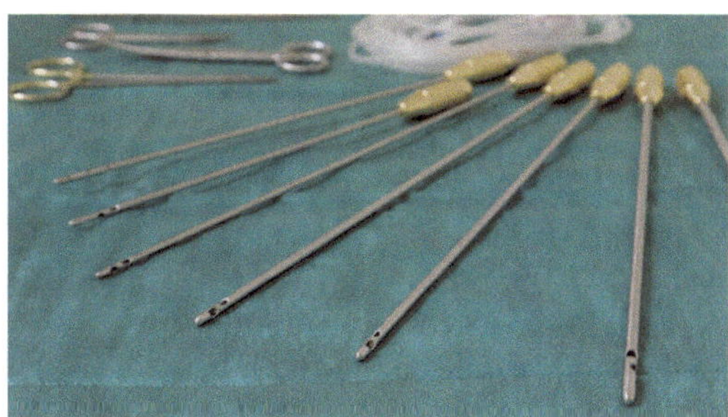

Aber genug zu den Techniken. Eine Fettabsaugung ist in unterschiedlichen Betäubungsverfahren durchführbar. Am häufigsten werden Fettabsaugungen in einer reinen lokalen Betäubung oder in einer lokalen Betäubung in Kombination mit einer sog. Analogsedierung (auch Dämmerschlaf umgangssprachlich genannt) durchgeführt. Bei der Analogsedierung erfolgt eine Dämpfung des Bewusstseins unter medikamentöser Schmerzausschaltung und Beruhigung. Nähere Informationen erhalten Sie im Abschnitt über Narkose. Es findet keine Intubation (Einbringen eines Beatmungsschlauches in die Luftwege) oder maschinelle Beatmung statt. Wir bevorzugen und empfehlen, immer wenn es geht, eine lokale Betäubung in Kombination mit dem Dämmerschlaf. Diese Kombination ist einfach die angenehmste Narkoseform für Sie, denn Sie bekommen von dem Ganzen quasi gar nichts mit und haben nicht die Risiken einer Vollnarkose. Neben der reinen lokalen Betäubung und der Kombination mit dem Dämmerschlaf erfolgen Fettabsaugungen oft auch in einer Vollnarkose. Betroffene entscheiden sich manchmal bewusst für eine Vollnarkose, da sie von dem Ganzen überhaupt nichts mitbekommen wollen, oder die Absaugung ist so voluminös geplant, als dass eine lokale Betäubung keinen Sinn macht.

Eine Fettabsaugung kann als eigenständiger Eingriff oder als Teilschritt in Kombination mit einer weiteren Operation (meistens Straffungsoperationen) durchgeführt werden. Dabei wird unterschieden, ob die Fettabsaugung nur als Feinkonturierungsmaßnahme oder als tatsächliche Volumenreduktion eingesetzt wird. Bei der Feinkonturierung wird die Fettabsaugung zur Schaffung sanfter Übergänge verwendet. Ein klassisches Beispiel ist dabei die Bauchdecken- und Bruststraffung. Am Übergang der Wundnaht zum umliegenden Gewebe kann es zu unschönen Abnähern sog. „Dog Ears", auf Deutsch Hundeohren kommen. Dieses können sehr gut durch eine Fettabsaugung korrigiert werden. Dabei kommt es nur an dem kleinen Areal der verbliebenen Überschüsse zu einer Volumenentfernung. Anders aber bei einer Fettabsaugung als eigenständiger Eingriff; hier soll gleichmäßig meist möglichst viel Volumen entfernt und eine Kontur geformt werden. Dieses ist besonders bei noch vorhandenen Fettdepots z. B. vor einer geplanten Straffungsoperation der Fall. Ob auch Sie ein Kandidat für eine Fettabsaugung zur Vorbereitung einer Straffungsoperation sind, kann Ihnen Ihr Plastischer Chirurg sagen. Bei vielen Betroffenen kann durch eine Fettabsaugung vorab ein einfach viel besseres Ergebnis am Ende erreicht werden. Ein weiterer Vorteil einer Fettabsaugung im ersten Schritt vorweg ist die Verringerung des Komplikationsrisikos, denn je mehr Fettgewebe zum Zeitpunkt der Straffungsoperation noch vorhanden ist, desto höher sind die Narkoserisiken und Risiken für Wundheilungsstörungen. Aber auf der anderen Seite muss ein zweiter Eingriff in die Risikowaagschale geworfen werden.

Sollten Sie noch kein Gewicht abgenommen haben und unter einer Fettleibigkeit leiden, so muss Ihnen hier gesagt werden, dass eine Fettabsaugung keine Maßnahme ist, die eine Gewichtsabnahme ersetzt. Ganz im Gegenteil sollte eine Gewichtsabnahme im Vorwege erfolgt sein.

Sie müssen achtsam sein. Sollte bei Ihnen ein Bereich abgesaugt werden, wo keine Straffung per se geplant ist, dann sollten Sie besonders über eine mögliche Gewebeerschlaffung nach der Operation mit Ihrem Arzt sprechen, wobei die meisten Plastischen Chirurgen diese Thematik von sich aus schon ansprechen, andere Arztgruppen jedoch nicht immer, denn einige Ärzte führen selbst keine Straffungsoperationen durch. Daher wird diese Thematik schlichtweg einfach gerne mal „vergessen". Worum geht es genau, wenn wir von einer Gewebeerschlaffung sprechen? Wird Volumen, sprich hier Fett, aus dem Körper entfernt, so muss sich wie bei und nach einer Gewichtsabnahme die äußere Hülle, sprich Haut anpassen bzw. schrumpfen und das macht die Haut, wie Sie selbst wissen, nur in einem gewissen Maße. Ist später eh eine Straffung geplant und die Fettabsaugung dient der vorbereitenden Straffung, dann ist die Gewebeerschlaffung kein böses Erwachen, aber wenn eine Straffungsoperation weder gewünscht noch geplant ist, dann muss vorher besprochen werden, wie wahrscheinlich eine Erschlaffung ist oder nicht. Dabei kommt es nicht nur auf die Schrumpfungskapazität der Haut an, sondern auch auf die Lokalisation, also wo abgesaugt wird. Zum Beispiel neigen die Oberschenkelinnenseiten schnell zum Hängen, dahingegen kompensieren die Hüftaußenseiten ein Absaugen ganz gut.

> **Merke**
>
> Achten Sie darauf, dass das Thema Gewebeerschlaffung bzw. die Wahrscheinlichkeit, dass solch eine auftritt, vor einer Operation angesprochen wird.

Die entfernten Fettgewebsmengen variieren von wenigen Millilitern bei z. B. kosmetischen Eingriffen über die am häufigsten Absaugmengen von einem bis fünf Litern und den selten bis zu zehn Litern oder mehr bei Betroffenen, die zum Beispiel an einem sogenannten Lipödem leiden, ein häufig verkanntes „Dicke-Beine-Syndrom", welches wir im Abschnitt „Oberschenkelstraffung" im Detail beleuchten. Oft wird über die maximale Menge, die während einer Fettabsaugung abgesaugt werden kann diskutiert, und hier gibt es tatsächlich unterschiedliche Angaben in der Literatur; aber aus eigener Erfahrung können wir sagen, dass Fettabsaugungen zwischen einem und fünf Litern relativ komplikationsarm sind, was nicht komplikationslos bedeutet. Fettabsaugungen von fünf bis zehn Litern gehen dahingegen häufiger mit einer

Kreislaufdepression – was gleichbedeutend ist mit einem schwachen Kreislauf – und den Symptomen von Schwindel und Schwäche einher.

Weitere Komplikationen einer Fettabsaugung sind Blutergüsse, Dellen und Wellen durch die Fettabsaugung, die eventuell einer Korrektur bedürfen. Dieses ist zum Glück aber sehr selten der Fall. Weitere Komplikationen sind Thrombosen und Lungenembolien sowie Verletzungen der inneren Organe und schwere Infektionen mit Gewebeuntergang. Eine weitere Komplikation ist die einer Lymphgefäßverletzung, dieses würde eine chronische Schwellung der Beine nach sich ziehen. Komplikationen sind zwar selten, können aber auftreten. Um eine Thrombose und Lungenembolie möglichst zu vermeiden, verordnen wir „Blutverdünnerspritzen" (Thromboseprophylaxe Spritzen mit niedermolekularem Heparin) für mindestens fünf Tage. Diese können Sie sich nach der Entlassung aus dem Krankenhaus selbst spritzen. Auch wenn eine Fettabsaugung im schlimmsten Fall tödlich ausgehen könnte, ist es eine Operation mit tatsächlich überschaubaren Risiken.

Entsprechend dem Aufwand variiert die benötigte Zeit für eine Fettabsaugung von 30 Minuten bis über vier Stunden.

Sicherlich fragen Sie sich, wie eine Fettabsaugung nun genau abläuft? Ein typischer Ablauf ist folgender: Am Tag der Operation beginnt es wie bei den meisten Operationen in der Plastischen Chirurgie mit einer Anzeichnung und OP-Planung. Dieses ist auch der richtige Zeitpunkt, um eine Fotodokumentation durchzuführen, damit bei Bedarf ein Vorher/Nachher Vergleich möglich ist. Anschließend geht es in den Operationssaal. Dann, je nach den Behandlungsarealen und der abgesprochenen Narkoseform, erfolgt entweder die Einleitung der Narkose und dann das Desinfizieren Ihres Körpers, oder anders herum: Es erfolgt zunächst ein Abwaschen bzw. Desinfizieren im Stehen und dann das Einleiten der Narkose bzw. lokalen Betäubung.

Wann und wieso findet ein Abwaschen (Desinfizieren) im Stehen statt? Stellen Sie sich vor, wir planen bei Ihnen eine Fettabsaugung der vorderen und hinteren Rumpfwand (also Bauch und Rücken). Bauch und Rücken zu desinfizieren, wenn Sie bereits schlafen, ist zwar möglich aber sehr kompliziert. Daher wird bei vielen Fettabsaugungen gerne im Stehen abgewaschen. Konkret bedeutet das, dass Sie vor der Narkoseeinleitung entkleidet im Stehen abgewaschen bzw. desinfiziert werden. Anschließend legen Sie sich auf eine mit einem sterilen Tuch abgedeckte Operationsliege. Dann werden Sie weiter mit sterilen Tüchern abgeklebt, darauf erfolgt die Narkoseeinleitung oder lokale Betäubung, je nachdem was vereinbart wurde.

Entsprechend der Absprache vor der Operation oder entsprechend der Gegebenheiten in der Operation erfolgt dann das Setzen der ca. 3-5 mm großen Zugänge für das Einbringen der speziellen Kochsalzlösung (der Tumeszenzlösung). Nach einer Einwirkzeit von 10–20 Minuten erfolgt dann die Fettabsaugung.

Im ersten Durchgang erfolgt in der Regel ein Absaugen der groben Fettpolster, sofern diese vorhanden sind, mit relativ dicken Kanülen (5- und 6 mm). Anschließend erfolgt in mehreren Durchgängen die Feinkonturierung (4- und 3 mm-Kanülen). Wenn z. B. die Reithosenregion abgesaugt wird, so erfolgt eine mehrfache Umlagerung, damit alle Regionen gleichmäßig abgesaugt und kontrolliert werden (Abb. 3.3).

Nach ausreichender Ausdünnung und Sicherstellung der Symmetrie erfolgt dann zum Ende der Operation das Verschließen der Hautschnitte durch eine Naht. Andere Kollegen vernähen die Stellen gar nicht, damit die Reste

der eingebrachten Kochsalzlösung ungehindert auslaufen können; wir tendieren dazu, die kleinen Schnitte mit auflösendem Nahtmaterial zu nähen, da wir die Erfahrung gemacht haben, dass trotz Naht die Flüssigkeit ausreichend heraustreten kann und durch die Naht die kleinen Einstichstellen besser und feiner abheilen, als wenn diese der offenen Selbstheilung überlassen werden.

Am Ende der Operation erfolgt ein Abtapen, Anlegen der Kompressionsbekleidung oder ein Wickeln zur Kompressionsbehandlung. Aber eine Form der Kompressionsbehandlung ist unabdingbar, damit einer Schwellung und den Blutergüssen entgegengewirkt werden kann.

Eine weitere häufig gestellte Frage ist: „Muss ich für eine Fettabsaugung im Krankenhaus bleiben?". Viele Fettabsaugungen sind ambulant sehr gut durchführbar. Ab einer Menge von 4–5 Litern empfehlen wir eine stationäre Behandlung zur Beobachtung, denn sehr häufig sehen wir eine Kreislaufschwäche nach der Operation. Dann ist es immer besser, wenn Profis vor Ort sind, die helfen können. Weiterhin ist eine stationäre Nacht in der Gesamtrechnung nicht kriegsentscheidend. Bei der Absaugung von hohen Volumina kann eine stationäre Behandlung im Krankenhaus über mehrere Tage notwendig sein.

Konzentrieren wir uns nun auf die Zeit nach der Operation. Nach der Operation kann es zu einem Flüssigkeitsaustritt aus den kleinen Einstichstellen kommen; auch wenn die Fettabsaugung zusätzlich als Maßnahme bei einer Straffung durchgeführt wurde, können sich noch Reste der Kochsalzlösung aus der Wunde entleeren. Diese können auch blutig vermengt sein. Die Menge an Flüssigkeitsaustritt sollte sich innerhalb der ersten 1–2 Tage kontinuierlich zurückbilden und zum Stillstand kommen, ansonsten sprechen Sie bitte mit Ihrem Arzt.

Möchten Sie nach einer Fettabsaugung das erste Mal aufstehen, dann sollten Sie wie bei allen Operationen immer für dieses erste Mal eine Pflegefachkraft hinzurufen, da es häufig zu Kreislaufproblemen nach einer Fettabsaugung kommt. Eine Kontrolle der abgesaugten Areale erfolgt nach Bedarf.

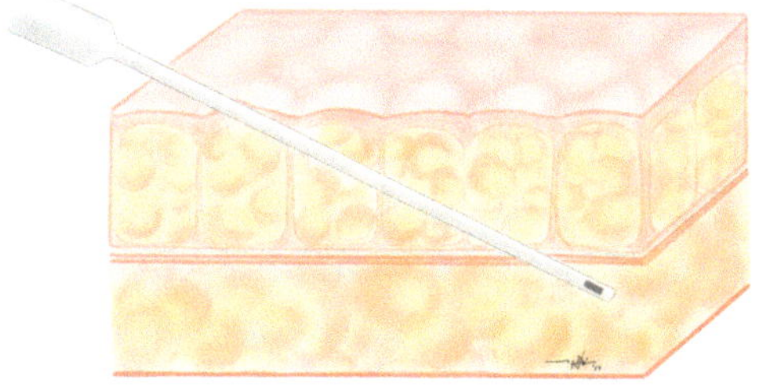

Abb. 3.3 In der gezeigten Abbildung wird das Prinzip einer Fettabsaugung dargestellt. Dabei wird mit unterschiedlich dicken Kanülen Fettgewebe aus unterschiedlichen Gewebeschichten abgesaugt

Was sollten Sie beachten, wenn eine Fettabsaugung bei Ihnen durchgeführt wird?

Am Wichtigsten ist: Trinken, Trinken, Trinken! Sie müssen viel Flüssigkeit zu sich nehmen, denn der Körper füllt die abgesaugten Hohlräume zuerst mit Flüssigkeit auf; wir nennen das in Fachkreisen „Volumenumverteilung".

> **Merke**
> Die Flüssigkeitsverschiebung findet trotz der Kompressionsbekleidung, die der Schwellung entgegenwirken soll, statt.

Wird dem Blut zu viel Wasser entzogen, so dickt es schlichtweg ein. Kommt die Schwellung des Beins dazu, wird der Blutfluss zurück zum Herzen durch ein Abdrücken der Blutgefäße gehemmt. In Kombination mit einer nicht ausreichend funktionierenden Muskelpumpe der Unterschenkel, durch zu wenig Bewegung (Immobilisation), erhöht sich das Risiko einer tiefen Beinvenenthrombose mit Gefahr der Ausbildung einer Lungenembolie.

Daher nochmal: Trinken, Trinken, Trinken! Häufig unterstützen wir aber trotzdem den Flüssigkeitshaushalt und Kreislauf mit Kochsalzinfusionen, besonders bei Fettabsaugungen mit Volumina über drei Liter.

> **Merke**
> Trinken Sie möglichst sehr viel in den ersten Tagen nach einer Fettabsaugung.

Durch das Trinken und ggf. die Infusionen können wir dem Flüssigkeitshaushalt auf die Sprünge helfen – fehlt nur noch die Unterstützung der Muskelpumpe an den Unterschenkeln. Diese können Sie mit Eigenübungen unterstützen, indem Sie im Liegen die Füße zwischendurch zur Nasenspitze führen und anschließend strecken.

Um nicht nur einer Thrombose vorzubeugen, sondern auch um Ihren Kreislauf anzuregen, empfehlen wir Ihnen ein frühzeitiges Aufstehen nach der Operation, so schnell wie möglich. Beim ersten Aufstehen sollte eine Krankenpflegerin anwesend sein. Fördern Sie zusätzlich und besonders die Muskelaktivität in Bereichen der Unterschenkel. Im ▶ Abschn. 4.1 zeigen wir Ihnen 2 Übungen dazu.

Wie bemerke ich eine Thrombose?

Folgende Beschwerden können ein Anzeichen für eine Thrombose sein:

- zunehmende Schwellung der Beine mit Schwere- und/oder Spannungsgefühl.
- Schmerzen im Bein, oft besonders in den Unterschenkeln im Bereich der Waden (Druckschmerz)
- Überwärmung oder Blaufärbung der Haut

Hinweis: Wenn Sie vermuten, dass Sie eine Thrombose haben könnten, dann stellen Sie sich bitte umgehend beim Arzt vor.

> **Merke**
> Zusammenfassung der Thromboseprophylaxe:
> - Ausreichend Flüssigkeit zu sich nehmen (Trinken, Infusionen).
> - Bewegen und Übungen für die Muskeln der Unterschenkel.
> - Thromboseprophylaxe Spritze.
> - Kompressionsbekleidung.

Daher erhalten alle Patienten nach einer Fettabsaugung eine tägliche Thromboseprophylaxe. Dieses wird auch nach dem Krankenhausaufenthalt, egal ob stationär oder ambulant, bis zur ausreichenden Mobilisierung, aber mindestens für 5 Tage fortgesetzt.

Aus einer Thrombose kann sich eine Lungenembolie mit weitreichenden Konsequenzen wie z. B. einer intensivmedizinischen Behandlung oder auch im schlimmsten Fall dem Tod entwickeln. Dass ein Patient bei einer Fettabsaugung verstirbt, ist eine sehr seltene Komplikation und wir möchten Ihnen jetzt keine Angst machen, aber auch die seltenen Komplikationen müssen angesprochen werden, denn eine Komplikation ausschließen kann im Vorwege niemand.

Wir führen täglich Fettabsaugungen durch und kennen keinen Fall aus unserem Patientenstamm oder von unseren engeren Kollegenkreisen, bei denen ein Patient durch eine Fettabsaugung verstorben ist; dennoch sind diese Fälle in der Literatur beschrieben und allgemein bekannt. Auf der anderen Seite jedoch haben wir bei unseren eigenen Patienten schon Thrombosen und Lungenembolien erlebt, die glücklicherweise gut mit Medikamenten folgenlos behandelt werden konnten.

Nachdem die Kompressionswäsche in der Operation angelegt worden ist, sollte diese für 23 Std. am Tag konsequent für mindestens acht Wochen getragen werden. Die Schwellung nach einer Fettabsaugung nimmt in den ersten zwei bis drei Tagen zu und hat etwa am dritten Tag seine maximale Ausdehnung. Danach beginnt der Abschwellungsprozess, zunächst schnell, dann immer langsamer. Ein Großteil der Schwellung ist nach 6–8 Wochen zurückgebildet, eine verbliebene Restschwellung baut sich dann zum dritten bis sechsten Monat ab.

Die Blutergüsse bauen sich innerhalb von 2–3 Wochen ab, wobei ein leichter Blauschimmer auch nach dieser Zeit noch sichtbar sein kann; dieser bildet sich in den folgenden 2–3 Wochen vollständig zurück. Die anfänglichen Verhärtungen der abgesaugten Bereiche lösen sich langsam und sollten nach spätestens 4–6 Monaten vollständig verschwunden sein. Eine ein- bis zweimal tägliche Massage der Blutergüsse, anfangs vorsichtig mit Heparinsalbe, hilft einer schnellen Auflösung der Blutergüsse, baut die Schwellung ab und löst die sich bildenden Narben frühzeitig auf. Dabei ist unseres Erachtens die Massage eigentlich wichtiger als die Salbe.

Wurden die Beine abgesaugt, so ist angeraten die Beine anfangs konsequent und dann später im Verlauf zwischendurch hoch zu lagern, damit die Schwellung und Blutergüsse einfacher zum Körper hin abtransportiert werden können; dabei ist eine Beugung in den Kniegelenken von über 80° Für den venösen Rückstrom des Blutes zum Herzen kontraproduktiv. Ideal ist eine Beugung in den Knien von ca. 45°. Das kann man gut mit einem oder mehreren Kissen auf dem Sofa oder dem Bett erreichen.

Wir empfehlen das frühe Beginnen mit einer Lymphdrainage. Eine Lymphdrainage ist eine manuelle Behandlung, bei der überschüssiges Gewebewasser aus dem Gewebe herausmassiert wird. Meist werden Lymphdrainagen von Physio- oder Ergotherapeuten angeboten und durchgeführt. Diese kann frühzeitig nach 5 Tagen, spätestens nach 2 Wochen begonnen werden. Wichtig dabei ist, dass die Lymphdrainage schmerzfrei ist und Sie keine Kreislaufbeschwerden haben. Sollten Sie Schmerzen während der Lymphdrainage verspüren, dann sollten Sie den inneren Wunden noch einige Tage zur Erholung geben und einige Tage später einen neuen Anlauf mit der Lymphdrainage versuchen. Eine Stunde Lymphdrainage kostet in etwa je nach Region zwischen 45 und 60 Euro. Die Lymphdrainage sollte im Idealfall zwei- bis dreimal in der Woche wiederholt werden und sollte so lange fortgesetzt werden, bis ein Großteil der Schwellung abgeklungen ist.

Nach der Entlassung erfolgen regelmäßige, ambulante Vorstellungen, zunächst in engeren, dann in zeitlich größeren Abständen. Sind Folgeoperationen geplant, so sind diese ab drei Monate nach der Fettabsaugung durchführbar.

Je nach beruflicher Tätigkeit kann der Beruf je nach abgesaugter Menge nach wenigen Tagen oder Wochen wiederaufgenommen werden. Eine ambulante Fettabsaugung von einem Liter an den Oberschenkeln ist weniger körperbelastend als eine Absaugung von 9 Litern, nach denen Sie mindestens 3–5 Wochen beruflich aussetzen werden.

Eine häufige Frage ist: „Ab wann darf ich wieder duschen?" Auch hier gibt es in Fachkreisen ganz unterschiedliche Aussagen und Ansichten. Wir empfehlen ein erstes Duschen nach 2–3 Tagen. Dabei sollten aber folgende Dinge beachtet werden: Wenn Sie die Kompressionswäsche das erste Mal außerhalb des Krankenhauses z. B. zum Duschen ablegen wollen, so empfehlen wir Ihnen dieses in einer liegenden Position durchführen (Bett, Sofa o.ä.). Vorab sollten Sie etwas Leichtes, Kleines gegessen und über den gesamten Zeitraum ausreichend getrunken haben; zudem sollte eine weitere Person dabei helfen oder zumindest in der unmittelbaren

Nähe sein, denn es kann durch das Öffnen der Kompressionswäsche zu einer Kreislaufschwäche kommen. Dadurch, dass die Kompression geöffnet wird, kann vermehrt Flüssigkeit in das Bindegewebe der abgesaugten Areale eintreten, wodurch es zu einer Volumenverschiebung in Ihrem Flüssigkeitshaushalt kommt. Schwindel, „schwarz vor den Augen" und oder Übelkeit können eintreten. Daher ist es gut, wenn jemand an Ihrer Seite ist und Ihnen bei Bedarf helfen kann. Nach dem Ausziehen des Kompressionsanzuges sollten Sie sich dann zunächst vorsichtig auf die Bettkante setzen und kurz warten, damit sich der Kreislauf auch an diese Position anpassen kann, und nach einigen Minuten dann in den Stand gehen. Bevor Sie nun direkt loslaufen, bleiben Sie kurz stehen und warten auch hier auf die Anpassungsreaktion Ihres Körpers und gehen erst dann los, wenn Ihr Körper Ihnen das „OK" Signal gibt. Halten Sie das Duschen sehr kurz in den ersten Tagen und duschen Sie nicht zu heiß, was auch auf den Kreislauf schlagen kann. Das Duschen darf mit Shampoo und Duschgel erfolgen. Dann aber schnell wieder raus aus der Dusche, abtrocken und in einen frischen Wechselanzug, der alte kann dann in der Zwischenzeit gewaschen werden.

Auf Schwimmen sollten Sie bei ausgedehnten Absaugungen für mindestens 4–6 Wochen verzichten. Leichte sportliche Betätigungen wie Walken sind nach 2–3 Wochen möglich. Exzessiver Sport sollte hier auch 4–6 Wochen warten.

> **Merke**
> Abgesaugtes Fett kann sehr gut für eine Eigenfetttransplantation verwendet werden. Dabei wird das gewonnene Fett gewaschen, aufbereitet und transplantiert. Klassische Einsatzmöglichkeiten sind die Eigenfett-Brustvergrößerung, Faltenbehandlung im Gesicht, Lippenmodellage und Weiteres. Das eigentransplantierte Fett wächst vor Ort zu etwa 80 % an und verbleibt für immer an Ort und Stelle. Etwa 20 % der Fettzellen sterben ab.

Über die Notwendigkeit einer antibiotischen Behandlung im Sinne einer Prophylaxe wird auch kontrovers diskutiert, wobei die Wissenschaft eine einmalige Gabe für sinnvoll erachtet. Je nach Umfang der Operation setzen wir die prophylaktische Antibiose bei ausgedehnten Fettabsaugungen für einige Tage (1–3) weiter fort.

> **Merke**
> Oftmals ist eine Fettabsaugung an mehreren Körperarealen als vorbereitende Maßnahme für die anstehende Plastisch Chirurgische Maßnahme sinnvoll. Auch wenn diese Maßnahme zum Teil nicht von der Krankenkasse bezahlt wird, kann diese Maßnahme jedoch das ästhetische Ergebnis zum Teil erheblich verbessern.

Zusatzinformation: Das technische Equipment für eine Fettabsaugung besteht aus einer Vakuumpumpe, einem Anschlussschlauch und unterschiedlich dicken und geformten Kanülen aus Metall.

Kosten: Werden die Kosten einer Fettabsaugung von der Krankenkasse nicht übernommen, kommen unterschiedliche Kosten je nach Regionen, Aufwand und Narkoseform auf Sie zu. Dabei spielt es auch noch eine Rolle, ob die Behandlung ambulant ist oder im Krankenhaus stationär erfolgt. Eine Fettabsaugung beginnt bei etwa 1000 Euro plus MwSt. in lokaler Betäubung und einem kleinen umschriebenen Areal. Eine Reithosenabsaugung ambulant in einer Dämmerschlafnarkose und ambulanter Behandlung kostet rund 4500–6500 Euro plus MwSt. Für eine vorbereitende Absaugung der Oberschenkel als eigenständigem Eingriff, nur im Bereich der Oberschenkelinnenseiten, muss mit Kosten zwischen 3500–6500 Euro plus MwSt. gerechnet werden. Erfolgt ein Kombinationseingriff – z. B. eine Bauchdeckenstraffung auf Kosten der Krankenkasse – und Sie wünschen eine zusätzliche Fettabsaugung an den Oberschenkeln, so würden die Kosten etwas geringer ausfallen.

◾ Zusammenfassung Fettabsaugung/ Liposuktion

Operationszeit: 45 Min. bis mehrere Stunden.

Narkoseform: Lokale Betäubung, Dämmerschlaf oder Vollnarkose.

Aufenthalt: ambulant oder stationär, je nach Umfang.

Nachbehandlung im Überblick:

- Thromboseprophylaxe: mindestens 5 Tage und ausreichende Mobilisierung.
- Fadenentfernung: nicht notwendig, die Fäden sind selbstauflösend.
- Kompressionsbekleidung: konsequent für mindestens 8 Wochen, bei Bedarf länger.
- Lymphdrainage: ab dem 5. Tag, wenn Kreislauf stabil, muss schmerzfrei sein,
- Duschen: sobald es der Allgemeinzustand zulässt, siehe Bemerkungen im Text.
- Antibiotikum: Einmalgabe im OP Saal.
- Schonung: je nach Umfang der Fettabsaugung unterschiedlich.
- Sportpause: 4–6 Wochen, je nach Umfang.
- Arbeitsunfähigkeit: 3 Tage bis 4 Wochen, je nach Umfang und Arbeit.

3.2 Oberarmstraffung

Hängende und überschüssige Haut an den Oberarmen ist oft nicht nur ästhetisch störend, also Ihrem Schönheitsideal nicht entsprechend, sondern kann auch – viel schlimmer – zu funktionellen Beschwerden und alltäglicher Einschränkung führen (◼ Abb. 3.4).

Vielleicht kennen Sie das und leiden selbst unter einer erschlafften Haut an den Oberarmen, dann wissen Sie genau, dass hängende Hautüberschüsse auch an den Oberarmen richtige Probleme machen können. Viele denken „Ach, erschlaffte Haut an den Oberarmen, das macht doch nix!". Das entspricht nun wirklich nicht den Tatsachen. Die häufigsten Beschwerden sind, dass die Überschüsse an den Oberarmen den natürlichen Bewegungsablauf stören und damit eine unbeschwerte Beweglichkeit im Alltag unmöglich machen. Ganz zu schweigen von Sport, denn wenn die Überschüsse schon im normalen Alltag stören, da ist an Sport meist gar nicht zu denken. Aber wir sprechen hier auch von extremen Ausprägungen denn wir unterscheiden leichte, mittelmäßige, starke und extreme Überschüsse. Häufig, so beschreiben es die Betroffenen mit ausgeprägten Überschüssen, kommt es zu einem Anschlagen der Weichteile an Stuhllehnen, wodurch sich Blutergüsse und schmerzhafte Verhärtungen bilden. Es kommt zudem oft zu einem Einklemmen und Einschnüren der Haut, besonders der Oberarmausläufer zur Achselhöhle hin, und das schon häufig durch normal weite Kleidung. Diese Einklemmungen werden als sehr schmerzhaft beschrieben, was auch absolut nachvollziehbar ist. Ebenso scheuern die Weichteile an der Brustwand und in der Achselhöhle, wodurch sich schmerzhafte Wunden bilden können. Weiter besteht eine beachtenswerte Trägheit der Überschüsse bei Bewegung, besonders wenn noch Fettgewebe vorhanden ist. Dieses ist besonders an den Armen ein Problem. Wenn Sie keine Probleme an Ihren Oberarmen haben und die Beschwerden nachvollziehen wollen, dann stellen Sie sich vor, Sie tragen eine oder zwei 250 g-Packungen Butter zusätzlich zu Ihrer Haut an den Oberarmen – und das Ganze hängt dann noch. Ein riesiges Problem, das oft verkannt wird.

Wie bereits angesprochen – Gewebeüberschüsse an den Oberarmen können ganz unterschiedliche Ausprägungen haben. Es kann nach einer Gewichtsabnahme ein reiner

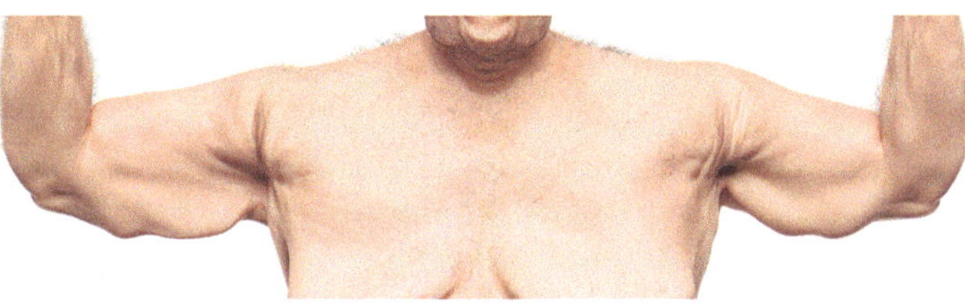

◼ **Abb. 3.4** Ausgangsbefund vor einer Oberarmstraffung. (Mit freundlicher Genehmigung von Sven Stober)

Hautüberschuss verbleiben oder weiterhin ein Volumenüberschuss bestehen, womit schlichtweg gemeint ist, dass noch zu viel Fettgewebe vorhanden ist und die Arme somit noch recht voluminös sind.

Jede dieser unterschiedlichen Ausgangsbedingungen wird, um ein schönes und anspruchsvolles Ergebnis zu erreichen, unterschiedlich behandelt.

Besteht bei Ihnen lediglich ein reiner Hautüberschuss an den Oberarmen mit oder ohne Fortleitung zur Achselhöhle hin und mit nur geringen oder wenigen Fettüberschüssen, so empfiehlt sich eine reine Straffungsoperation der Haut (= Oberarmstraffung), evtl. unter Erweiterung bis zur Brustwand/Achselhöhle (= erweiterte Oberarmstraffung). Zu Feinkonturierung kann eventuell eine Fettabsaugung zum Einsatz kommen; das führen wir fast immer an den Übergängen zum Unterarm durch.

Bestehen jedoch noch wesentliche Fettgewebsüberschüsse und ein Hautüberschuss (voluminöse Oberarme, die tief durchhängen), so kann je nach Ausprägung ein Vorgehen in einem oder zwei Schritten empfohlen werden.

Eine Behandlung in einem Schritt – also eine Behandlung durch eine Operation – würde bedeuten, dass eine Straffung mit einer Fettabsaugung in einer Operation kombiniert wird. Nur selten können wir gänzlich auf eine Absaugung verzichten, und die Fettabsaugung hat sich über die letzten Jahre als fester Bestandteil aller Straffungsoperationen gefestigt. Früher war es anders; es wurde nur geschnitten und eher selten abgesaugt, aber oft macht es das Finetuning, und das können wir am besten erreichen, wenn wir die Fettabsaugung mit integrieren.

Wenn noch wirklich ausgeprägte Fettgewebsüberschüsse trotz der Gewichtsabnahme vorliegen, so empfehlen und beantragen wir häufig ein zweischrittiges Vorgehen, das bedeutet eine Formwiederherstellung in zwei operativen Schritten. Dann würde in einer ersten Operation eine reine Fettabsaugung der gesamten Oberarme und ggf. der seitlichen Brustwand erfolgen. Nach der Operation sollten Sie acht Wochen lang einen Kompressionsbolero tragen und nach insgesamt 3–6 Monaten, in denen sich das Gewebe erholen kann, die Schwellungen zurückgehen und sich die Haut an das neue Volumen anpassen kann.

Anschließend muss erneut beurteilt werden, ob die anfangs für notwendig erachtete zweite Operation tatsächlich notwendig ist oder sich bereits ein für Sie zufriedenstellendes Ergebnis eingestellt hat. Hing die Haut vor der ersten Operation, dann wird sie wahrscheinlich immer noch hängen; waren die Oberarme relativ straff und sehr voluminös, so kann sich die Haut auch gut angepasst haben.

Ist die Straffung weiterhin notwendig, kann diese dann im weiteren Verlauf geplant und durchgeführt werden.

Sie fragen sich nun berechtigt: „Ist bei mir eine Behandlung in einem oder eine Behandlung in zwei Schritten sinnvoll?" Pauschal kann das nicht beantwortet werden, weil es einfach an der Relation Fett-Hauterschlaffung hängt. Aber wenn Sie an eher prallen Oberarmen mit viel Fettgewebe leiden, dann wäre das zweischrittige Vorgehen sinnvoll.

Eine Oberarmstraffung kann ambulant oder stationär durchgeführt werden, dieses ist abhängig vom Umfang der Operation. Eine reine Fettabsaugung kann in der Regel ambulant erfolgen.

In den meisten Fällen führen wir die tatsächliche Oberarmstraffung unter stationären Bedingungen und einem Aufenthalt von 2–3 Tagen durch, da wir meistens Oberarme, Achselhöhle und ggf. einen Teil der seitlichen Brustwand straffen. Jedoch können umschriebene Oberarmstraffungen, die nicht über die Arme hinausreichen, auch gut ambulant durchgeführt werden.

Die stationäre Aufnahme erfolgt am Operationstag. Wie bei allen plastisch-chirurgischen Straffungsoperationen führen wir vorweg ein Anzeichnen im Stehen durch; dieses erfolgt zur Sicherung der Symmetrie und für die Fotodokumentation der Schnittführung. Dabei wird am entkleideten Oberkörper eine Schnittführung an den Oberarmen von der Ellenbeuge bis hin zur Achselhöhle, ggf. der seitlichen Brustwand bis zum Erreichen des Endes der Überschüsse geplant.

Die Operation an sich kann unter lokaler Betäubung oder Vollnarkose durchgeführt

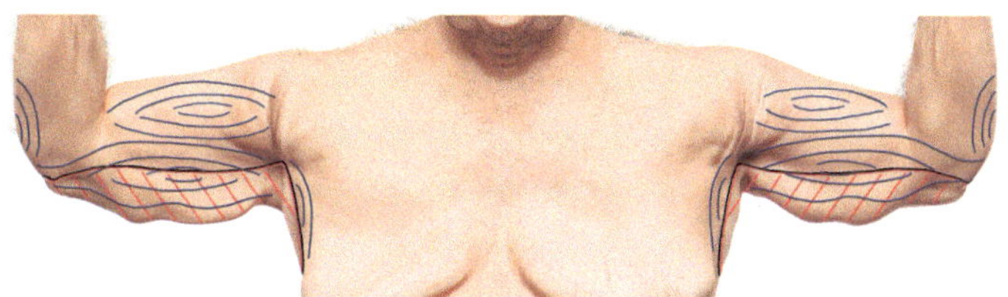

□ Abb. 3.5   Planzeichnung einer Oberarmstraffung in Kombination mit einer Fettabsaugung. Die Fettabsaugung erfolgt in den blau markierten Bereichen, die rot schraffierten Areale werden entfernt. (Mit freundlicher Genehmigung von Sven Stober)

werden. Wir empfehlen eine kurze Vollnarkose allein schon aus Komfortgründen für Sie. Die Operation erfolgt meist gleichzeitig auf beiden Seiten durch zwei Operateure, wobei die entscheidenden Schritte (initiale Schnittführung und Festsetzen des zu entfernenden Gewebeumfangs) immer durch den Hauptoperateur erfolgen, um eine Seitengleichheit zu sichern (□ Abb. 3.5).

Je nachdem wie viel Restfettdepots vorhanden sind, findet – wie bereits erklärt – direkt zu Beginn der Operation eine mehr oder weniger umfangreiche Fettabsaugung statt, um das überschüssige Restfettgewebe der Oberarme zu entfernen. Nach der Fettabsaugung oder wenn diese nicht notwendig ist, beginnt der schneidende Teil der Operation mit einem Durchtrennen der Haut. Anschließend erfolgt das Durchtrennen des Fettgewebes entweder in die Tiefe bis auf die sog. Oberarmfaszie, welche eine bindegewebige Schicht ist und Haut und Fettgewebe von Muskulatur und den wichtigen Gefäß-Nervenbündeln trennt. Oder wir führen eine rein oberflächliche Hautentfernung durch. Je nachdem wie viel Fettgewebe vorhanden ist entscheiden wir uns für ein unterschiedliches Vorgehen. Die Faszie möglichst sollte möglichst nicht verletzt werden, denn ganz in der Nähe unterhalb der Faszie findet sich das eben genannte wichtige Gefäß-Nervenbündel, welches für die Durchblutung und Nervenversorgung des gesamten Arms verantwortlich ist.

Im weiteren Verlauf der Operation werden die überschüssigen Weichteile dann rückwärtig soweit abgelöst, wie es für die Straffung erforderlich ist. Nach Erreichen einer ausreichenden Straffung werden die überschüssigen Weichteile entfernt. Dabei wird mit einem Zentimetermaß

kontrolliert, dass eine Seitengleichheit erreicht ist. Voraussetzung ist, dass die Arme vor der Operation in etwa gleich aussahen. Lag vor der Operation eine Ungleichheit vor, so beurteilen wir im Seitenvergleich das Ergebnis. Der Wundverschluss (die Wundnaht) erfolgt mit selbstauflösendem Nahtmaterial, zunächst in Einzelknopfnahttechnik im Bereich der Lederhaut (die untere Hautschicht) und anschließend als fortlaufende Naht in der Oberhaut. Wir straffen im ersten Teil der Operation zunächst nur die Oberarme an sich und gehen dann in den Bereich der Achselhöhle über, um auch die hier befindlichen Weichteile zu straffen und einen geschmeidigen Übergang herzustellen. Nicht immer, aber in den meisten Fällen wird je Seite eine Drainage eingelegt. Keine Angst! Das Entfernen der Drainagen tut eigentlich überhaupt nicht weh, die Drainagen werden ohne Sog entfernt. Anschließend nach Anpassung der Weichteile im Bereich der Achselhöhle erfolgt eine Fettabsaugung am Übergang vom Ober- zum Unterarm, um hier den Übergang von der Naht zum Unterarm zu formen. Am Ende der Operation werden die Nähte mit Heftklammerpflastern versorgt und elastisch gewickelt oder ein nach Maß angefertigter Bolero oder Ärmlinge angelegt.

Die Operationszeit variiert zwischen 45 Minuten bei einer reinen Fettabsaugung und 1–2,5 Std. bei einer komplexen Straffung mit Absaugung.

Über den Aufwachraum geht es nach der Operation zurück auf die Station. Eine besondere Schmerzhaftigkeit wird von den Betroffenen nach der Operation nicht berichtet. Zur Behandlung von Schmerzen werden Tabletten und evtl. Infusionen eingesetzt (□ Abb. 3.6).

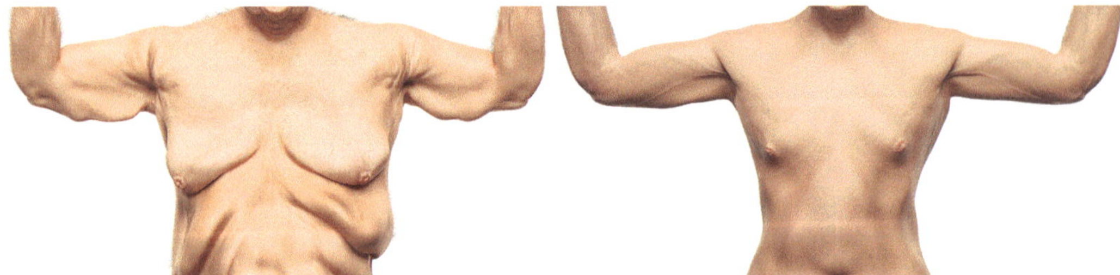

Abb. 3.6 Die Abbildung zeigt eine Vorher/Nachher Situation nach Oberarm-, Brustwandstraffung und zirkulärem Bodylift in mehreren OP-Schritten. (Mit freundlicher Genehmigung von Sven Stober)

Eine Thromboseprophylaxe erfolgt über eine Heparinspritze einmal täglich. Am Operationstag ist ein Aufstehen erlaubt, erwünscht und ist eigentlich ein Muss. Dieses regt den Kreislauf an und hilft, einen unkomplizierten Verlauf zu unterstützen.

Am ersten oder zweiten Tag nach der Operation erfolgt der erste Verbandswechsel und sofern Drainagen eingelegt werden, werden diese meistens entfernt. Die aufklebenden Heftklammerpflaster können bei Bedarf gewechselt werden. Die Arme sollten nach der Operation so oft wie möglich hoch gelagert werden, dieses erfolgt im Liegen am besten über das Auflegen der Arme auf Kissen.

Die Arme sind nach der Operation insg. 8 Wochen vor starken Belastungen zu schützen, wobei eine vorsichtige Aufbelastung bereits ab der zweiten oder dritten Woche beginnen kann. Näheres kann Ihr Operateur dazu sagen.

Nach 3–4 Wochen können Sie einer delirierenden Arbeit bereits wieder stundenweise nachgehen; schwere Arbeiten mit den Armen müssen mindestens 8 Wochen warten. Wann genau wieder in vollem Umfang gearbeitet werden kann, hängt zum einen von der Tätigkeit und zum anderen vom Umfang der Operation ab, daher sollte auch das am besten mit dem Operateur besprochen werden.

Die angelegten Ärmlinge sollten für 6–8 Wochen kontinuierlich getragen werden; wurden die Arme für die Operation gewickelt, so sollte in der Frühphase nach der Operation auf Ärmlinge oder einen Bolero umgestiegen werden.

Die Ärmlinge können zum Duschen und Waschen dieser ausgezogen werden. Die restlichen Zeiten sollten die Ärmlinge durchgehend getragen werden. Liegt eine medizinische Indikation für die Operation vor, so kann eine Wechselversorgung ambulant rezeptiert werden.

Ein erstes Duschen ist nach Entfernen der Drainagen erlaubt. Zu diesem Zeitpunkt müssen jedoch alle Wunden verschlossen sein. Das Duschen sollte sehr kurz gehalten werden. Nach dem Duschen sollten die Wunden trockengeföhnt werden.

Nach Abfallen der letzten Kruste (2–3 Wochen) kann eine Narbenbehandlung mit Silikongel oder Silikonauflagenbehandlung begonnen werden.

> **Merke**
> Fragen Sie Ihren Arzt ob er bei einer Oberarmstraffung den Übergang absaugt oder nicht. Die Übergänge mit einer Absaugung werden wesentlich schöner.

Wenn Sie unter einer vermehrten Schweißneigung leiden, können die Schweißdrüsen in dieser Operation mitentfernt werden. Dabei handelt es sich um eine Zusatzleistung, deren Kosten nicht von der Krankenkasse getragen werden. Da die Operation jedoch nicht wesentlich verlängert oder verkompliziert wird, hält sich der Kostenaufwand in Grenzen. Besprechen Sie die Einzelheiten mit dem Operateur.

Wie bei jedem chirurgischen Eingriff kann es auch bei der Oberarmstraffung zu Komplikationen kommen. Die hier aufgeführten Risiken sind wie bei allen weiteren

Operationsbeschreibungen lediglich ein Auszug aller möglichen Operationsrisiken, die Ihr behandelnder Arzt im Detail mit Ihnen besprechen wird. Wir gehen hier auf die spezifischen Risiken der Oberarmstraffung ein: Nachblutungen, Blutergussbildung, Infektionen, Aufreißen der Narbe und Wundheilungsstörungen. Besonders in der Achselhöhle kann es zu einem Aufreißen der Wunde kommen. Die Wunden, die hier auftreten, heilen jedoch meistens selbstständig ab. Es muss darauf geachtet werden, dass die Arme auch bei einer Wundheilungsstörung ausreichend bewegt werden, ansonsten kann eine Bewegungseinschränkung verbleiben.

Verletzung des Hauptgefäß-Nervenbündels des Armes ist eine schwere Komplikation, die extremst unwahrscheinlich ist.

Weitere Risiken sind Schmerzen, Schwellung, Blutergüsse, Gewebeuntergang, Folgeeingriffe, verbreiterte Narben, Asymmetrie der Seiten zueinander, verbleibende Haut- Weichteilüberschüsse, Blutungen während der Operation, Thrombose, Lungenembolie.

> **Merke**
> Besonders die Narben im Bereich der Oberarme neigen dazu sich zu verbreitern. Die Lederhaut (Corium) in diesem Areal ist sehr dünn und nicht so kräftig wie in anderen Körperregionen. Daher kann diese Schicht nach der Naht manchmal nicht ausreichend die Spannung von der obersten Hautschicht Epidermis fernhalten, woraus eine verbreiterte Narbe resultieren kann.

Nachblutungen sind sehr selten, kommen aber im klinischen Alltag vor. Sollte es zu einer Nachblutung kommen, muss die Wunde im Operationsaal erneut eröffnet und eine Blutstillung und Blutkoagelausräumung durchgeführt werden.

Infektionen sind sehr selten. Kleine Wundheilungsstörungen sehen wir öfter im klinischen Alltag, besonders bei noch relativ adipösen Patienten. In den meisten Fällen kann die Behandlung konservativ erfolgen, sodass keine weitere Operation notwendig ist.

Nach der Entlassung erfolgt die Weiterbehandlung ambulant. Je nach Entlassungstag sollte wie anfänglich eine regelmäßige Kontrolle zum Ausschluss einer Infektion oder Wundheilungsstörung erfolgen. Bei komplikationslosem Verlauf sollte eine Wiedervorstellung in der zweiten und dritten Woche erfolgen, anschließend eine Wiedervorstellung nach 8 Wochen und nach 6–9 Monaten.

Eine Lymphdrainage nach der Operation darf zeitnah begonnen werden, jedoch darf diese zu keinem Moment schmerzhaft sein. Ebenso dürfen Sie bei Bedarf Krankengymnastik zur Bewegungsförderung der Arme anwenden, aber nur in einem Umfang, der vorab abgesprochen werden muss, damit es nicht zu einem Aufreißen der Wunden kommt.

Generell fördert Bewegung eine schnelle Genesung. Jedoch sollte auf Sport für 6–8 Wochen verzichtet werden. Nach 8 Wochen frühestens kann mit leichten Kardio-Übungen begonnen werden. Joggen und Schwimmen sind ab der 8. Woche ebenso erlaubt. Nach 6 Wochen kann mit Walken begonnen werden. Für einen Zeitraum von 12 Wochen sollten keine Gegenstände mit einem Gewicht von mehr als 15 kg getragen werden.

Die Erfolgsaussichten für eine Oberarmstraffung sind sehr gut. Es handelt sich dabei um eine Routineoperation in der Plastischen Chirurgie mit überschaubaren Risiken. Der Verlauf ist in der Regel unkompliziert. Je nach Weichteilüberschüssen können die bereits erwähnten „Dog Ears" entstehen, eine Fettabsaugung kann hier vorbeugen.

In besonderen Fällen wird die Oberarmstraffung mit einer Brustwandstraffung sowie einer Rücken- und ggf. Bruststraffung in einem oberem Bodylift kombiniert. Nähere Informationen hierzu im Abschnitt „Das obere Bodylift".

Die Kosten einer operativen Behandlung der Oberarme variiert sehr stark aus den bekannten Gründen der ganz unterschiedlichen Ausgangssituationen: Für eine Straffungsoperation muss zwischen 3000 und 5500 Euro je nach Ausdehnung und Umfang, ambulant oder stationär, und Anzahl der Nächte zuzüglich Mehrwertsteuer gerechnet werden.

- **Zusammenfassung Oberarmstraffung**

Operationszeit: 45 Min.–2,5 Stunden.

Narkoseform: Lokale Betäubung, Dämmerschlaf oder Vollnarkose.

Aufenthalt: ambulant oder stationär, je nach Umfang.

Nachbehandlung im Überblick:

- Thromboseprophylaxe: je nach Ausdehnung, Dauer des stationären Aufenthaltes.
- Fadenentfernung: nicht notwendig, die Fäden sind selbstauflösend.
- Kompressionsbekleidung: konsequent für mindestens 6–8 Wochen, bei Bedarf länger.
- Lymphdrainage: ab sofort erlaubt; diese muss jedoch schmerzfrei sein.
- Duschen: wenn alle Drainagen entfernt und Wunden verschlossen sind.
- Antibiotikum: wenn überhaupt, nur Einmalgabe im Operationssaal.
- Schonung: bis zu 12 Wochen.
- Sportpause: 6–8 Wochen, je nach Umfang.
- Arbeitsunfähigkeit: 6 Wochen, je nach Umfang und Tätigkeit.

3.3   Das obere Bodylift

Der Begriff „oberes Bodylift" ist nicht allgemeingültig definiert. Von Land zu Land und sogar von Chirurg zu Chirurg werden unter diesem Begriff unterschiedliche Eingriffe (Prozeduren) in einer Operation zusammengefasst. Lassen Sie sich von dieser Begrifflichkeit nicht verwirren und von Ihrem Chirurgen erklären, was er selbst mit dem Begriff meint, wenn er diesen verwendet.

Wir verstehen unter dem oberen Bodylift eine Straffung der vorderen und hinteren Brustwand (360°). Dieses kann in Kombination unterschiedlicher Prozeduren durchgeführt werden.

Im Bereich der hinteren Brustwand unterscheiden wir eine klassische, zirkuläre um die hintere Brustwand verlaufende Narbe von einer nicht durchgehenden Narbe, die beidseitig schräg von kopfwärts mittig nach seitlich fußwärts verläuft (◘ Abb. 3.7).

Im Bereich der vorderen Brustwand beinhaltet das obere Bodylift je nach Geschlecht eine Brustwandstraffung bei Männern – oder bei Frauen eine Bruststraffung, Brustverkleinerung oder Brustvergrößerung. Auch eine Oberarmstraffung kann mit in das obere Bodylift integriert werden.

Eine Kombination aus lediglich Oberarm- und Brust- bzw. vorderer Brustwandoperation definieren wir im Gegensatz zu anderen nicht als oberes Bodylift, aber hier gibt es keine einheitlichen Begrifflichkeiten.

Das obere Bodylift ist im Gegensatz zum unteren Bodylift eine eher selten durchgeführte Operation, da die Krankenkassen oft keine medizinische Begründung in einer oberen, hinteren Brustwandstraffung sehen.

Zudem kombinieren fast keine Plastischen Chirurgen in Deutschland mehrere Hauptprozeduren (Oberarmstraffung, Bruststraffung, Bauchdeckenstraffung…) in einer Operation, auch wenn eine Kostenzusage für alle Operationen vorliegt. Woran liegt das? Zum einen wird das Ausmaß der Operationen groß, und je länger eine Operation dauert, desto höher ist auch das Komplikationsrisiko. Eine Brust- und Oberarmstraffung in einer Operation miteinander zu kombinieren wäre absolut vertretbar, eine Bauchdecken- und Oberschenkelstraffung wäre schon sportlich, und ein unteres Bodylift mit einer großen Oberschenkelstraffung sollte aus unserer Sicht nicht miteinander kombiniert werden. Aber es gibt noch andere Gründe, warum zwei Eingriffe nicht miteinander kombiniert werden. Dieses sind wirtschaftliche Gründe. Jetzt fragen Sie sich: Wirtschaftliche Gründe? Ja, leider ist unser Krankenkassen-Abrechnungssystem sehr unflexibel.

Es wird nämlich immer nur eine Operation vergütet, d.h. wenn eine Bauchdeckenstraffung, Oberarm- und Oberschenkelstraffung in einer Operation durchgeführt werden, erhalten die Leistungserbringer immer nur eine Operation vergütet. Das Problem dabei ist, das Entgelt ist auf der Grundlage einer Operation, einer Narkose, einer Behandlung etc. aufgebaut. Wenn die Operation also auf einmal doppelt oder dreimal so lange dauert und dreimal so viel Material verwendet wird, so entstehen viel höhere Koste, die nicht mehr gedeckt werden. So rechnet sich der Eingriff für ein Krankenhaus

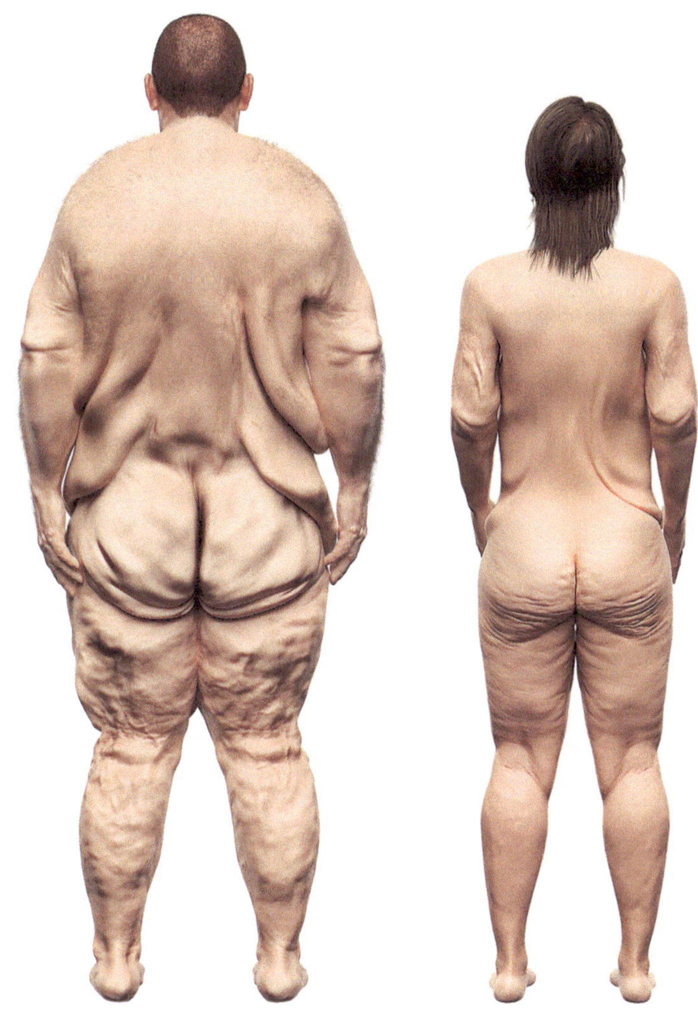

nicht mehr; vielmehr zahlt das Krankenhaus dazu und die Abteilung gerät unter wirtschaftlichen Druck. Viele mögen das Thema nicht ansprechen, aber die Thematik totzuschweigen ist auch keine Lösung. Daher erfolgen bei den meisten Plastischen Chirurgen keine Kombinationseingriffe. Immer mehr Kollegen operieren sogar nicht mal mehr ein unteres Bodylift in einer Operation, aufgrund der Vergütung. Dieser Trend wird sich unserer Meinung nach fortsetzen.

Eine weitere Frage, die man sich stellen muss, ist, inwieweit eine tatsächliche Beeinträchtigung durch Haut- Weichteilüberschüsse am Rücken vorliegen, und welche Gründe bei der Krankenkasse für eine obere Rumpfwandstraffung vorgebracht werden können. In Ausnahmen können da sicherlich Gründe bestehen, aber das nur in extremen Situationen; ansonsten ist der Antrieb meist ein rein ästhetischer, der zwar absolut nachvollziehbar ist, aber für die Krankenkasse kein Grund ist, die Kosten dafür zu tragen. Auch daher sind die hinteren, oberen Rumpfstraffungen selten. Das nach unserer Definition obere Bodylift ist somit eine, zu Lasten der Krankenkasse, selten durchgeführte Operation.

Anders jedoch bei Frauen, bei denen eine ausgeprägte Brustvolumenverminderung nach einer Gewichtsabnahme vorliegt. Diese häufig entstellende Situation kann durch eine

Verlagerung der Überschüsse von der hinteren oberen Rumpfwand zur Brust behandelt werden. Dabei resultiert eine obere Rumpfwandstraffung, wobei die Überschüsse für eine Brustvolumenwiederherstellung verwendet wurden. Hier ist das vordergründige Ziel, die Brust wiederherzustellen und nicht die Brustwand zu straffen. Als Vorteil der Operation resultiert jedoch die besagte Brustwandstraffung. Näheres dazu im Abschnitt „Brustvergrößerung über Eigengewebe". Hierfür sehen wir des Öfteren eine Medizinische Begründung und eine Kostenübernahme durch die Krankenkasse (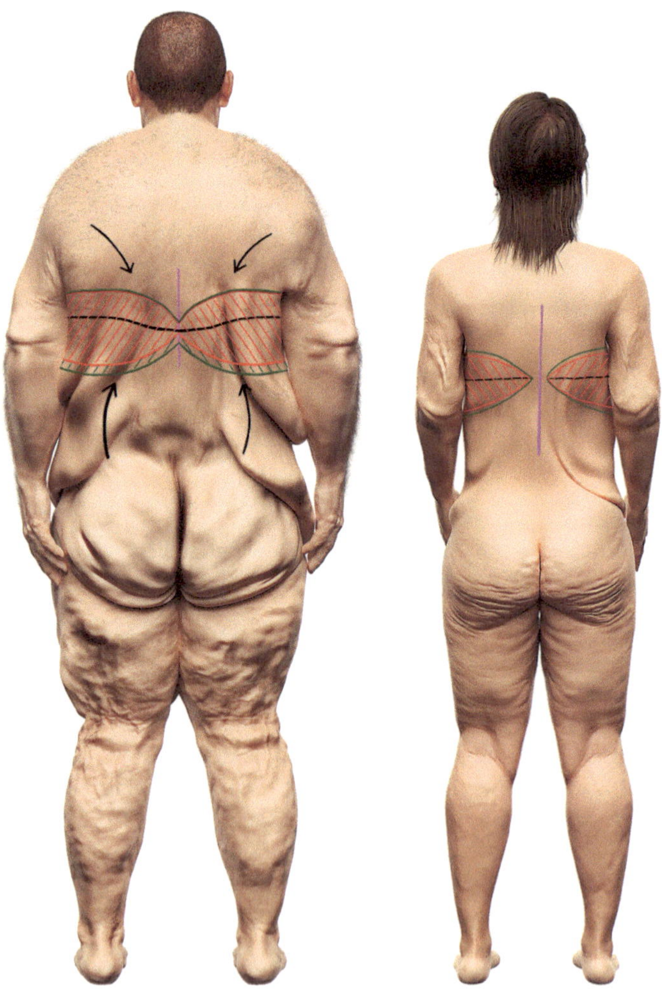 Abb. 3.8).

Die einzelnen Operationen und deren Erweiterung werden in den folgenden Abschnitten besprochen und diskutiert. Weitere Einzelheiten erfahren Sie von Ihrem behandelnden Arzt.

3.4 Formwiederherstellung der weiblichen Brust

Brust ist nicht gleich Brust – das wissen wir alle –, denn nicht nur die Ausgangsbedingungen, sondern auch die Wünsche und Vorstellungen von der persönlichen, individuellen Brust sind ganz unterschiedlich. Das eine, gleiche Brustvolumen

Abb. 3.8   In der Abbildung ist die Planung und Durchführung eines hinteren, oberen Bodylifts zu sehen. Die schwarze Linie ist die später resultierende Narbe, Rot sind die zu entfernenden Weichteile. (Mit freundlicher Genehmigung von Sven Stober)

kann individuell von Person zu Person als zu groß oder zu klein empfunden werden.

Wie stehen Sie zu Ihrer Brust? Wünschen auch Sie sich einen brustverändernden Eingriff? Was denken Sie, wenn Sie in den Spiegel gucken und Ihre Brust betrachten? Zu groß? zu schlaff? Zu klein? Damit wir Chirurgen Ihre Bedürfnisse verstehen und nachvollziehen können, müssen Sie sich im Vorwege Gedanken dazu machen, wie Sie sich Ihre Brust vorstellen und was Sie sich wünschen. Erst dann können auch wir Ihre Bedürfnisse nachvollziehen.

Je nach Ausgangsvolumen und Gewichtsverlust reagiert die Brust unterschiedlich auf diese Situation. Wir unterscheiden, wie bereits gesagt, unterschiedliche Ausgangsbedingungen, die über plastisch-chirurgische Maßnahmen verbessert bzw. behandelt werden können. Dabei muss das Volumen der Burst und die Erschlaffung der Brusthaut in Betracht gezogen werden. Wir unterscheiden übergroßes, ausreichend großes und zu geringes Brustvolumen. Die Brüste können zudem erschlafft oder straff sein. Liegt eine Unzufriedenheit mit der eigenen Brust vor, so sehen wir in den meisten Fällen nach einem Gewichtsverlust eine deutliche Brusterschlaffung bei zu geringem Brustvolumen. Die Betroffenen wünschen sich eine brustvergrößernde Straffung. Am zweithäufigsten sehen wir ausreichendes Brustvolumen bei einer deutlichen Erschlaffung; hier würde eine Straffung die richtige Maßnahme sein, und eher selten sehen wir nach einer Gewichtsabnahme noch übergroße, erschlaffte Brüste (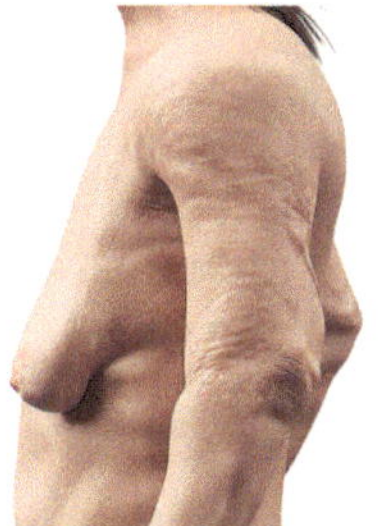 Abb. 3.9).

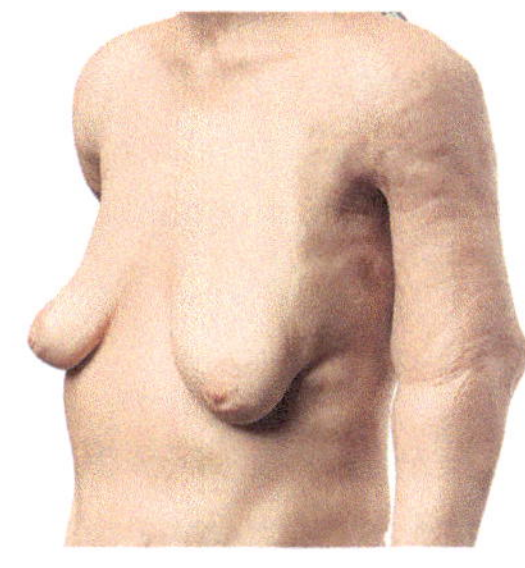

◘ Abb. 3.9 In der Abbildung ist die häufigste Brustveränderung von weiblichen Betroffenen schematisch dargestellt. Die Brust ist erschlafft und volumenvermindert, zudem häufig auch asymmetrisch. (Mit freundlicher Genehmigung von Sven Stober)

Eine medizinische Operationsbegründung und somit Kostenübernahme durch die Krankenkasse besteht bei übergroßen, ausgeprägt hängenden und fehlgebildeten Brüsten. Sollte eine Fehlbildung im Sinne einer anlagebedingten Störung wie einer ausgeprägte Asymmetrie oder einer sog. Rüsselbrust (tubuläre Brustdeformität) vorliegen, so kann die Operation anhand der äußerlich entstellenden Situation beantragt werden.

Leiden Sie an einer zu großen Brust? Dann kennen Sie die typischen Beschwerden wie chronische Muskelverspannungen und Muskelhartspan im Bereich der Schulter-, Nacken-, und Rückenmuskulatur. Vielleicht kennen Sie auch, dass durch das hohe Eigengewicht der Brust und die darauf lastende Schwerkraft sich oft tief eingezogene, schmerzhafte Schnürfurchen von den BH-Trägern entwickeln. Auch ein Ausweichen auf breite BH-Träger ggf. mit Polsterung oder Silikonunterlagen, um das Gewicht der Brust besser zu verteilen, bringen aus unserer Erfahrung leider nur sehr selten eine wirkliche Besserung der Beschwerden.

Bei erschlafften, aber auch bei übergroßen Brüsten kommt es häufig zwischen den Brüsten zur Mittellinie hin und im Bereich der Unterbrustfalten, wo die Haut der Brüste auf der Brustwandhaut aufliegt, oft zu einem vermehrten Schwitzen und der Ausbildung einer feuchten Kammer. Hierdurch kann sich neben einem unangenehmen Körpergeruch auch ein schmerzhaftes Wundscheuern mit Rötung und chronischen Schmerzen ausbilden.

Oftmals wird bei schweren, übergroßen Brüsten das Eigengewicht der Brüste beklagt, die Schwere der Brust stört oft bei jeder Bewegung. Durch die Schwerkraft verursacht, verhalten sich die Brüste träge und beeinträchtigen den natürlichen Bewegungsablauf und schränken damit die Beweglichkeit ein. Besonders das Sporttreiben ist dadurch oft eingeschränkt und nicht jede Sportart kann problemlos ausgeübt werden.

Vielleicht trifft es auch auf Sie zu, dass Sie neben den körperlichen auch mit dem äußeren Erscheinungsbild ihrer Brüste unzufrieden sind. Große Brüste ziehen häufig die Blicke anderer auf sich, und trotz weiter Kleidung sind diese oft schwer zu kaschieren, was als äußerst belastend gefühlt sein kann.

Leicht hängende Brüste, bei denen kein Volumenüberschuss besteht und eigentlich auch kein Volumen fehlt, können nicht zu Lasten der Krankenkasse behandelt werden. Das ist auch verständlich und nachvollziehbar, denn bei den meisten Frauen liegt eine leichte Brusterschlaffung nach einer Schwangerschaft oder alleine durch den natürlichen Alterungsprozess vor. Daher sind medizinische Begründungen einer Operation vorab genau zu prüfen.

Ebenso ist die Kostenübernahme für Brustvergrößerungen bei kleinen symmetrischen Brüsten, die keine wesentliche Erschlaffung aufweisen, eine absolute Rarität und medizinisch auch nicht indiziert. Viele Frauen in Deutschland haben ein angeborenes, nicht hängendes A-Körbchen. Dieses wird als natürliche Variante angesehen und Kosten bei Wunsch nach einer Brustvergrößerung werden nicht von der Krankenkasse übernommen, sondern müssen selbst übernommen werden.

Zwei Informationen noch vorweg, bevor wir in die Themen Bruststraffung bzw. Brustverkleinerung und Brustvergrößerung einsteigen.

Ist bei Ihnen eine Brustoperation geplant, sollte ab einem Alter von 50 Jahren eine Mammographie vor der Operation erfolgen. Sollten Sie in der Verwandtschaft Brustkrebserkrankungen haben, so kann eine Mammographie zu einem bereits früheren Alter als 50 sinnvoll sein. Nähere Informationen erhalten Sie bei Ihrem Gynäkologen.

Nach einer Operation, und das gilt für fast alle Brustoperationen, sollten Sie Ihre Brustmuskulatur schonen und die Arme nicht über den Kopf heben. Daher empfehlen wir Ihnen nach der Operation eine Oberbekleidung, die sich vorne zuknüpfen lässt und Sie nicht mit Ihren Armen aus der Kleindung aussteigen müssen.

3.4.1 Bruststraffung und Brustverkleinerung

Sind die Brüste erschlafft, haben aber noch ausreichendes Brustvolumen oder ist die Brust zu groß, so kann eine Bruststraffung oder Brustverkleinerung (in dieser ist auch automatisch eine Straffung mit inbegriffen) durchgeführt werden.

Es existieren zur Bruststraffung bzw. Brustverkleinerung zwei Grundtechniken, die sich über die vergangenen Jahre durchgesetzt haben. Von diesen Techniken existieren noch viele weitere Abwandlungen, auf die wir nicht eingehen werden, wir werden lediglich die beiden Grundtechniken erläutern.

> **Merke**
> Auch ein vergrößerter Brustwarzenhof wird während der Operation angepasst. Besprechen Sie mit Ihrem Arzt Ihre Wunschgröße des Brustwarzenhofes.

Die zwei Grundtechniken, die wir Ihnen erläutern werden, sind die „narbensparende Technik" oder Technik nach Madame Lejour (benannt nach der Erstbeschreiberin) und die „T-Schnitt"-Technik (◘ Abb. 3.10). Beides sind hervorragende Techniken, wobei am häufigsten bei Betroffenen nach Gewichtsverlust die T-Schnitt-Technik angewendet wird. Sie fragen sich: Was unterscheidet nun die beiden Techniken und welches ist die richtige Technik für Sie?

Kommen wir zuerst zu den Gemeinsamkeiten beider Techniken. Bei beiden Techniken resultieren nach der Straffung eine Narbe um die Brustwarze herum und von der Brustwarze senkrecht zur Unterbrustfalte. Aber ab hier fangen die beiden Techniken an, sich zu unterscheiden. Bei der Technik nach Madame Lejour, der narbensparenden Technik, resultieren keine weiteren Narben mehr, daher auch der Name. Dahingegen kommt es beim T-Schnitt zu einer weiteren horizontalen Narbe im Bereich der Unterbrustfalte. Die Hautanteile, die beim T-Schnitt über die horizontale Narbe in der Unterbrustfalte entfernt werden, müssen sich bei der „narbensparenden Technik" von alleine durch Gewebeschrumpfung zurückbilden. Und genau das ist der Hauptunterschied und auch das Problem bei den meisten Patienten nach Gewichtsreduktion. Da die Haut an den Grenzen der Elastizität angelangt ist, bildet sich diese bei den meisten unter der Verwendung der „narbensparenden Technik" nicht ausreichend zurück, und eine weitere Operation muss durchgeführt werden. Aber dennoch kommt diese Technik bei einigen von Ihnen zum

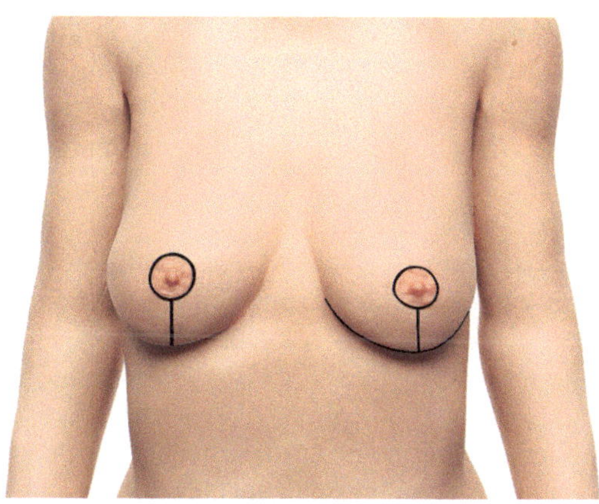

Abb. 3.10 Auf der folgenden Abbildung sind die resultierenden Narben nach den Bruststraffungsoperationen zu erkennen. Links auf der Abbildung ist die narbensparende Technik, rechts ist das Narbenbild nach Anwendung der klassischen T-Schnitt Technik zu sehen. (Mit freundlicher Genehmigung von Sven Stober)

Einsatz, daher haben wir diese Technik auch hier mit aufgenommen.

Ein weiterer Unterschied zwischen den beiden Techniken ist, dass das Ergebnis nach der Operation beim T-Schnitt im Prinzip sofort, oder zumindest zeitnah zu sehen ist. Im Gegensatz dazu müssen bei der „narbensparenden Technik" 3–6 Monate an Zeit vergehen, bis sich die Haut an das neue Volumen angepasst hat und sich die Brust formt.

Wir haben eben schon darüber gesprochen, dass die narbensparende Technik nur bei einem guten Hautschrumpfungspotenzial durchgeführt werden sollte. Aber neben der Hautqualität wird die narbensparende Technik zudem noch über das Potenzial der Straffung und oder Verkleinerung limitiert. Das bedeutet, stark erschlaffte oder sehr große Brüste sind für diese Technik nicht geeignet. Hier sollte man dem T-Schnitt den Vorzug geben.

> **Merke**
> Der Arzt wird vor der Operation mit Ihnen über die Techniken sprechen. Ist Ihre Brust deutlich erschlafft oder stark vergrößert, so ist eher der T-Schnitt die richtige Technik.

Der Ablauf einer Brustverkleinerungs- und Bruststraffungsoperation ist derselbe, die Operationen unterscheiden sich nur dadurch, ob Gewebe entfernt wird oder nicht. Wir besprechen die narbensparende und die T-Schnitt-Technik gemeinsam im folgenden Abschnitt. Am Aufnahmetag erfolgt morgens das Anzeichnen der Brust durch den Arzt. Dieses findet oberkörperentkleidet im Stehen satt, und wie bei jeder Operation werden vorab werden in der Regel vor und nach dem Anzeichnen Fotos zur Dokumentation gemacht. Das Anzeichnen dauert mit 10–20 Minuten, nicht lange und es werden dabei relativ viele Striche mit einem wasserfesten Stift auf Ihren Körper gezeichnet. Keine Sorge, nicht jeder Strich ist ein Schnitt, aber wir benötigen einige Markierungslinien, damit wir möglichst ein sehr gutes und symmetrisches Ergebnis erreichen können.

> **Merke**
> Damit das Anzeichnen auch gut klappt ist es wichtig, dass Sie sich am Abend vor der Operation und am Tag der Operation nicht eincremen. Die Folge wäre, dass die Stiftfarbe auf der Haut nicht hält und die Zeichnung wiederholt werden muss oder nicht verwertet werden kann.

Nach dem Transport in den Operationssaal und Einleitung der Narkose erfolgt das Unterspritzen der Schnittlinien mit einer adrenalinhaltigen Lösung, damit Blutungen reduziert werden. Dann wird zunächst die neue Brustwarzenposition vorbereitet. Dabei wird die oberste Hautschicht im Bereich der neuen Brustwarzenposition entfernt. Dieses ist nun der richtige Moment, um den Brustwarzen ihre neue Größe zu geben.

> **Merke**
> Damit das Anzeichnen auch gut klappt ist es wichtig, dass Sie sich am Abend vor der Operation und am Tag der Operation nicht eincremen. Die Folge wäre, dass die Stiftfarbe auf der Haut nicht hält und die Zeichnung wiederholt oder nicht verwertet werden kann.

Typische Brustwarzengrößen liegen zwischen vier und fünf Zentimeter. Sind die Brustwarzen umschnitten, unterscheidet sich das Vorgehen je nach Technik.

Beim T-Schnitt wird nun in der angezeichneten Unterbrustfalte durch das Unterhautfettgewebe bis auf den Brustmuskel eingegangen, und von dort aus nach kopfwärts die Brustdrüse von der Brustwand abgelöst. Bei der narbensparenden Technik geschieht das durch den vertikalen Schnitt.

Anschließend wird die Brustwarze „gestielt". Was heißt „gestielt", fragen Sie zu Recht. Um die Brustwarze an Ihre neue Position zu bringen, muss sie vom umliegenden Gewebe gelöst werden. Damit die Brustwarze aber lebt und nicht untergeht, und Sie nach der Operation weiterhin Gefühlsempfindungen sowie eine eventuelle Stillfähigkeit haben, muss die Brustwarze an einer Durchblutungsquelle, sprich an einer Gewebebrücke, verbleiben. Diese Gewebebrücke nennen wir auch den „Stiel". Es wird also die Brustwarze nicht vollständig umschnitten und verbleibt nur noch an Ihrem Stiel.

Anschließend erfolgt beim T-Schnitt der zusätzliche senkrechte Schnitt und die abschließende Formung der Brust. Ist eine Brustverkleinerung geplant, dann wird jetzt die Brust an das neue Volumen angepasst und somit verkleinert.

> **Merke**
> In der Regel bleibt das Gefühl nach einer Brustverkleinerung oder Straffung voll erhalten. Anfangs ist das Gefühl etwas dumpfer als gewohnt, aber nach 6–12 Monaten sollte eine „normale" Sensibilität wieder vorhanden sein.

> **Merke**
> Ob eine Stillfähigkeit nach der Operation noch vorhanden ist, kann nicht vorausgesagt werden. Einige Betroffene können stillen, andere nicht.

Bei der narbensparenden Technik fällt der Schnitt in der Unterbrustfalte weg. Im Unterschied zum T-Schnitt kann bei dieser Technik kein Gewebe aus dem Unterbrustfaltenbereich entfernt werden und das Gewebe muss hier quasi von alleine schrumpfen.

Ist die Brust erschlafft und es soll eine Straffung ohne Verkleinerung stattfinden, so wird bei beiden Techniken das überschüssige Hautgewebe in die Brust zur Eigengewebsvergrößerung eingeschwenkt. Aber keine Sorge, die oberste Hautschicht wird vorher entfernt, damit das neue Volumen auch gut einwachsen kann.

Während der Operation wird mit dem Brustgewebe ein sogenannter „innerer BH" geformt, wodurch die Brust in Form und Spannung gehalten wird. Die Formung erfolgt mit langsam selbstauflösenden Fäden. Dabei wird auch die gesamte Brustdrüse an ihrer neuen Position, an der Brustmuskelfaszie (Bindegewebsschicht) oberhalb des Brustmuskels fixiert. Diese Fixierungsnähte sind auch ein Grund dafür, warum Sie 12 Wochen lang nach der Operation keine Gegenstände über 15 kg mit den Armen tragen sollten, da hier die Gefahr besteht, dass diese Nähte ausreißen und der „innere BH" seine Funktion verliert.

Die meisten Plastischen Chirurgen, so wie wir auch, legen eine Drainage zum Abtransport von Wundflüssigkeit und Blutungen in die Wunde vor dem Wundverschluss ein. Anschließend erfolgt ein Wundverschluss über zwei Schichten, eine im Bereich der Lederhaut und eine im Bereich der Oberhaut. Beide werden typischerweise mit selbstauflösenden Fäden genäht. Die Naht im Bereich der Brustwarze wird von einigen Plastischen Chirurgen mit selbstauflösenden und von anderen mit nicht selbstauflösenden Fäden genäht.

Während der Operation werden Sie aufgesetzt, sofern es notwendig ist, damit das Ergebnis live kontrolliert werden kann.

Die Wunden werden am Ende der Operation mit Heftklammerpflaster abgeklebt und ein Stütz-BH wird angelegt. Anschließend geht es über den Aufwachraum wieder auf Station. Die Drainagen sollten von Zeit zu Zeit kontrolliert werden, da eine der häufigsten Komplikationen nach Brustoperationen die Nachblutung ist.

> **Merke**
> Wie erkenne ich eine Nachblutung?
> Ist eine Drainage eingelegt, dann kann über die Drainage ein vermehrter Abtransport von hellem Blut gesehen werden. Ein weiteres Zeichen für eine Nachblutung kann eine neu aufgetretene Spannung im Bereich der Brust sein. Ebenso können Schwindel, Unwohlsein und Übelkeit ein weiterer Hinweis sein.

Der nach der Operation angelegte Stütz-BH sollte für 8 Wochen konsequent getragen werden. Wird die Operation auf Kosten der Krankenkasse durchgeführt, so können Sie sich einen zweiten BH zur sogenannten „Wechselversorgung" rezeptieren lassen.

> **Merke**
> Wenn Sie einen weiteren BH benötigen, so können Sie sich ab der vierten Woche einen festen Sport-BH kaufen und diesen für die Waschzeit der anderen tragen.

Auf Station angekommen, dürfen und sollten Sie bereits am Operationstag aufstehen und sich bewegen, aber nicht anstrengen. Ein Aufstehen am Operationstag ist erwünscht, um den Kreislauf anzuregen und die Blutzirkulation im gesamten Körper zu unterstützen.

> **Merke**
> Wenn Sie sich unmittelbar nach einer Operation stark anstrengen (z. B. Pressen beim Toilettengang), so kann es zu einem unkontrollierten Blutdruckanstieg und somit zu einer Nachblutung kommen. Das gilt für jede Operation.

Der stationäre Aufenthalt ist je nach Operationstechnik und Aufwand in der Operation für mindestens einen, aber in der Regel 2–5 Tage einzuplanen. Nach der Entlassung sollten Sie sich regelmäßig zur Wundkontrolle (in den ersten 2–3 Wochen 1–2 Mal pro Woche) bei Ihrem Plastischen Chirurgen vorstellen. Nach 12–14 Tagen sind eventuell Fäden an der Brustwarze zu entfernen.

Die Heftklammerpflaster können auf der Wunde verbleiben, es sei denn diese feuchten durch; dann sollten diese vom Arzt entfernt und die Wunde beurteilt werden.

Sobald die Drainagen entfernt wurden, was ab einer Fördermenge von weniger als 25 ml über 24 möglich ist, dürfen Sie kurz duschen. Dabei können Sie in den ersten 10–14 Tagen Duschpflaster aus der Apotheke auf die Wunden bzw. über die Heftklammerpflaster kleben. Sie sollten Rücksprache mit Ihrem behandelnden Plastischen Chirurgen halten; ggf. können Sie bereits früher auf die Duschpflaster verzichten. Sollten die Klammerpflaster beim Duschen dennoch feucht werden, dann empfehlen wir Ihnen, diese nach dem Duschen kurz trocken zu föhnen.

Sind die Narben nach 14 Tagen abgeheilt und die letzten Krusten sind abgefallen, dann empfehlen wir das Auflegen von Silikonfolie oder das Auftragen von Silikongel zur Verbesserung des Narbenbildes.

Je nachdem welcher Arbeit Sie nachgehen, dauert es in der Regel etwa 4–6 Wochen, bis Sie wieder voll einsatzfähig sind.

Auch bei dieser Operation gibt es Risiken und es kann zu Komplikationen kommen. Das höchste Komplikationsrisiko bei dieser Operation ist das Nachblutungsrisiko durch kleinste und kleine Blutgefäße, die sich trotz sorgfältiger Verödung in der Operation wieder öffnen. Dieses kann, wie bereits erwähnt, durch einen unkalkulierbaren Blutdruckanstieg oder andere Irritationen des verödeten Gefäßes entstehen.

Weitere Risiken sind Wundheilungsstörungen und Fettgewebsnekrosen. Wundheilungsstörungen kommen besonders im Dreieck beim T-Schnitt vor, wo sich die senkrechte mit der horizontalen Narbe treffen. Die Wunde kann hier aufreißen. Sollte dieses passieren, so heilen diese Wunden in über 90 % der Fälle konservativ ab und benötigen keine weitere Operation, lediglich, wenn die Wundheilungsstörung tatsächlich ausgedehnt ist. Fettgewebsnekrosen sind Gewebeareale, die aufgrund einer zu schlechten Durchblutung absterben. Warum dieses manchmal passiert, kann man im Einzelfall nie sagen, aber eine Einschnürung des Gewebes oder eine nicht ausreichende Durchblutung bei zu dünner Präparation kann hier Auslöser für sein.

Ein weiteres Risiko ist ein Absterben der Brustwarze; dieses kann durch eine zu dünne Gewebebrücke zur Brustwarze hin, aber auch durch ein Abknicken oder Abdrücken der Durchblutungsgewebebrücke z. B. durch einen Bluterguss erfolgen.

> **Merke**
> Wir empfehlen Betroffenen nach Gewichtsverlust einen T-Schnitt. Die Ergebnisse sind wesentlich besser und nachhaltiger als mit der „narbensparenden Technik".

Die Kosten einer selbst gezahlten Bruststraffung/Brustverkleinerung belaufen sich zwischen 4500 und 7000 Euro plus MWST.

■ **Zusammenfassung Bruststraffung**
Operationszeit: 1,5 bis 3 Std.
Narkoseform: Vollnarkose.
Aufenthalt: in der Regel stationär.
Nachbehandlung im Überblick:
– Thromboseprophylaxe: für die stationären Tage.
– Fadenentfernung: nicht notwendig, die Fäden sind selbstauflösend.
– Kompressionsbekleidung: konsequent für mindestens 8 Wochen, bei Bedarf länger.
– Duschen: nach dem Entfernen der Drainagen.
– Antibiotikum: Einmalgabe im Operationssaal, ggf. 1–3 Tage auf Station.
– Schonung: je nach Umfang 4–6 Wochen.
– Sportpause: 4–6 Wochen.
– Arbeitsunfähigkeit: 4–6 Wochen je nach Umfang und Arbeit.

3.4.2 Volumen für die Brust – Möglichkeiten der Brustvergrößerung (Eigengewebe, Eigenfett und Prothesen)

Wenn Sie nach der Gewichtsabnahme Ihre Brust als erschlafft und zu klein empfinden. dann finden Sie in diesem Abschnitt die wichtigsten Fakten zum Thema Brustvergrößerung.

Nach dem Wunsch einer Bauchdeckenstraffung wünschen sich die meisten Frauen eine vergrößernde Bruststraffung nach einer Gewichtsabnahme. Hört sich komisch an, Vergrößerung und Straffung in einer Operation, aber genau das ist was den meisten Bedürfnissen und Wünsche nachkommt, denn eine schlaffe Brust einfach nur mit Volumen zu füllen, führt nicht zum Ziel einer formschönen Brust, sondern es muss eine Kombination von Volumenaufbau (Füllung) und Straffung des erschlafften Hautmantels stattfinden; nur so können nachhaltig formschöne Ergebnisse erreicht werden. Die Bruststraffung an sich haben wir bereits im Abschnitt „Bruststraffung" besprochen und es sind die gleichen, die auch bei einer straffenden Vergrößerungsoperation in Frage kommen.

Aber welche Maßnahmen und Methoden eignen sich für eine Brustvergrößerung? Zunächst müssen wir die Füllmaterialien, die für eine Brustvergrößerung in Frage kommen, voneinander unterscheiden. Das eine Material ist Ihr Eigengewebe und das andere ist Fremdgewebe (z. B. ein Silikonkissenimplantat). Mit Eigengewebe ist tatsächlich Ihr eigenes Gewebe gemeint. Dieses kann aus der Brustumgebung (z. B. von der seitlichen Brustwand oder dem Rücken) oder aber auch aus anderen Regionen (z. B. Bauch oder Gesäß) zur Brustvergrößerung transplantiert werden. Dabei sei vorweg gesagt, dass beides relativ aufwändige Operationen sind, die in der Regel nicht, oder nur sehr selten, von der Krankenkasse übernommen werden. Alternativ kann Fettgewebe an Überschussarealen abgesaugt und in die Brust transplantiert werden. Diese Eigenfetttransplantation ist nicht so aufwändig, aber dafür müssen meist mehrere

Transplantationen durchgeführt werden, um ein ausreichendes Volumen zu erreichen. Im Einzelnen dazu aber später.

Die zweite Möglichkeit eine Brustvergrößerung durchzuführen ist, Fremdgewebe zu verwenden. Hier sprechen wir von Silikonkissen, Silikonimplantaten oder Silikonprothesen, wie diese auch genannt werden. Wenn wir über Brustvergrößerungen mit Silikonprothesen sprechen, dann sprechen wir über ein heißes Thema mit viel Diskussionsstoff, denn hier gibt es Vorteile aber auch nicht zu vernachlässigende Nachteile.

Zunächst zu den Vorteilen der Silikonprothesen. Vorteile sind, die Prothesen sind in verschiedenen Formen und unterschiedlichen Größen erhältlich, sodass den Vorstellungen und der möglichen Durchführung quasi fast keine Grenzen gesetzt sind. Silikonprothesen sind schnell eingebracht, d.h. es ist auch zeitlich kein umfangreicher Eingriff und die Erholungszeit ist relativ kurz.

Wir unterscheiden runde von anatomisch geformten Implantaten. Dabei vermitteln die runden einen eher aufgesetzten, unnatürlichen Eindruck mit einer vollen Projektion (Abstehen nach vorne), wohingegen die anatomisch geformten eine natürlich harmonische Form wiedergeben und nicht so aufgesetzt erscheinen.

Nun aber zu den Nachteilen: Der größte Nachteil von Silikonprothesen ist die Spätfolge im Sinne einer Kapselfibrose. Kaspelfibrose? Ja, um jeden Fremdkörper, der in den menschlichen Körper eingebracht wird, bildet der Körper eine Kapsel; dabei ist es unerheblich ob es sich um einen Herzschrittmacher, eine Gefäßprothese oder ein Silikonimplantat in der Brust handelt. In dieser Kapsel integriert sind kleinste Muskelfaserzellen, die durch eine Vielzahl von Einflüssen anfangen sich zusammenzuziehen. Die besagte Kapselfibrose nimmt ihren Lauf, verformt das Implantat und macht im schlimmsten Fall auch starke Schmerzen und leider auch ein unästhetisches Brustbild. Fast alle Kapseln bilden eine solche Fibrosierung aus, jedoch nicht immer zeigen sich Beschwerden im Sinne von Schmerzen oder Verformung.

Im Schnitt entwickelt sich laut der aktuellen Literatur bei bis zu 20 % der Patienten eine schmerzhafte Kapselfibrose im ersten Jahr nach dem Einbringen der Implantate. Aus unserer eigenen Praxis scheint uns diese Zahl viel zu hoch,

jedoch stimmen wir mit der Angabe überein, dass bei den meisten Patienten nach etwa 15 Jahren eine behandlungsbedürftige Kapselfibrose vorliegt.

Hat sich eine Kapselfibrose ausgebildet – wir unterscheiden dabei vier Schweregradstadien der Kapselfibrose – , so muss die Kapsel entfernt und das Implantat getauscht werden. Eigentlich ist das Implantat noch gut, womit wir meinen, dass das Implantat nicht abgelaufen oder schlecht geworden ist. Eine Folgeoperation aufgrund einer Kapselfibrose liegt an der Kapsel und nicht am Implantat.

Die Kapsel muss somit entfernt werden. Dabei erfolgt auch ein Wechsel des Implantats. Leider kann man aber die Kapselfibrose nicht beliebig oft entfernen, da bei der Entfernung der Kapsel auch immer einen kleinen Anteil an gesundem Gewebe entfernt und somit die Weichteilbedeckung der Implantate immer dünner wird. Ab einer bestimmten Dünne der Weichteile ist keine Einlage von Prothesen mehr möglich, da eine zu dünne Weichteildecke zu einem spürbaren, unästhetischen Ergebnis und zeitnahen Komplikationen führt. Hier könnte nun mit Eigengewebe oder Ersatzmaterialen Abhilfe geschaffen werden, aber je öfter eine Kapselfibrose operativ entfernt und eine neue Prothese eingelegt wird, desto schneller kommt es zu einer Folgekapselfibrose. Sie merken schon, es handelt sich hier um einen Teufelskreis.

Zur weiteren Verringerung der Ausbildung einer Kapselfibrose sollten sogenannte „texturierte" Implantate verwendet werden. Diese haben im Unterschied zu den glatten Implantaten eine raue Oberfläche. Die wissenschaftliche Studienlage ist sich jedoch nicht ganz einig, ob die texturierten Implantate tatsächlich besser sind oder nur eine gleichhohe Rate an Kapselfibrose haben. Die texturierten Implantate haben einen weiteren Vorteil: Die Implantate verdrehen sich wesentlich seltener als glatte Implantate, denn ein Risiko bei der Brustvergrößerung über Silikonprothesen ist das Verdrehen (Rotieren) und Verrutschen der Implantate. Bei runden Implantaten ist das Drehen unerheblich, bei den anatomischen jedoch nicht, da sich dann die Brustform ungewollt verändert. Die texturierte Oberfläche verhindert das Verdrehen und Verrutschen.

Ein weiteres und häufig diskutiertes Thema ist „Wohin mit dem Implantat? Über oder unter den Brustmuskel?". Hier gibt es Argumente für beide Platzierungen. Eine sehr natürliche Brustform kann, bei einer ausreichend großen Brustdrüse, gut durch ein Einbringen des Implantates über den Brustmuskel erreicht werden. Sitzt das Implantat aber über dem Brustmuskel, besteht jedoch ein höheres Risiko für das Ausbilden einer Kapselfibrose. Denn je mehr und gut durchblutetes Gewebe ein Implantat bedeckt, desto länger dauert es, dass sich eine Kapselfibrose ausbildet bzw. bemerkbar macht. Hier besteht somit ein Vorteil einer Implantation unter den Muskel. Wir empfehlen Ihnen, Brustimplantate immer unter den Brustmuskel platzieren zu lassen. Die Kapselfibrose bildet sich viel später aus und das ästhetische Ergebnis ist gut.

Da bei den meisten Patienten, die eine Gewichtsabnahme durchlebt haben, die Weichteile sehr dünn sind, ist es schwer Silikonprothesen mit gutem Weichteilgewebe zu bedecken. Einige Techniken sowie kleine Tricks können jedoch helfen, die Prothesen besser zu verdecken. Dem Ganzen sind aber Grenzen gesetzt.

Sind nicht ausreichend Weichteile vorhanden existieren drei Möglichkeiten, die Weichteilbedeckung der Prothesen zu ermöglichen. Zum einen kann Eigengewebe aus der Umgebung in die Brust eingebracht werden – dieses wird später besprochen –, zum anderen besteht die Möglichkeit der freien Fetttransplantation und schließlich kann alternativ ein „künstliches Gewebe", welches ADM = Azelluläre Dermale Matrix genannt wird, eingebracht werden um die Prothesen zu bedecken. Dabei wird das ADM von körpereigenen Zellen durchwachsen und in den Körper integriert. Aber der Schein trügt. ADM sind mit hohen Komplikationen behaftet, darunter sind Abstoßungsreaktionen und Infektionen, die akut aber auch chronisch verlaufen können.

Ein guter Plastischer Chirurg kann Ihnen immer eine Alternative mit Eigengewebe zu einer Silikonprothese anbieten, aber leider tragen die Krankenkassen nicht immer die Kosten und die Risiken sind vorab abzuwägen. Diese Alternativen sprechen wir gleich an, wenn es um das Thema Brustvergrößerung durch Eigengewebe geht.

Kurz möchten wir noch auf die unterschiedlichen Zugangswege einer Brustvergrößerung mit Silikonprothesen eingehen. Wenn wir im Internet recherchieren, stoßen wir auf diverse Möglichkeiten, wie Implantate in die Brust eingebracht werden. Diese Schnitte, über die wir die Implantate einbringen, nennen wir Zugangswege. Hier werden Zugänge durch die Achselhöhle, seitliche Brustwand, Unterbrustfalte und durch die Brustwarze gefunden. Da bei fast allen Patienten nach Gewichtsverlust gleichzeitig auch eine Bruststraffung durchgeführt werden muss, kommt eigentlich nur der Zugang über die Unterbrustfalte in Frage (◘ Abb. 3.11).

Wir sprachen nun über die Vor- und Nachteile von Silikonprothesen, aber ist Ihr Körper überhaupt für eine Silikonprothese geeignet? Wie Sie sich vorstellen können, hat eine Silikonprothese ein, je nach Größe, nicht unerhebliches Eigengewicht. Das bedeutet, wir benötigen ein festes und elastisches Bindegewebe, damit die Prothese gut und langfristig in Position gehalten wird und nicht sofort wieder durch die Schwerkraft fußwärts gedrückt wird.

Ist das Bindegewebe nicht „stabil" genug, wäre die Folge, dass das Operationsergebnis nicht lange hält und Sie unzufrieden sind, da sich die Prothese durch die Brust durcharbeitet, dann tastbar ist und die Brust unförmig aussieht.

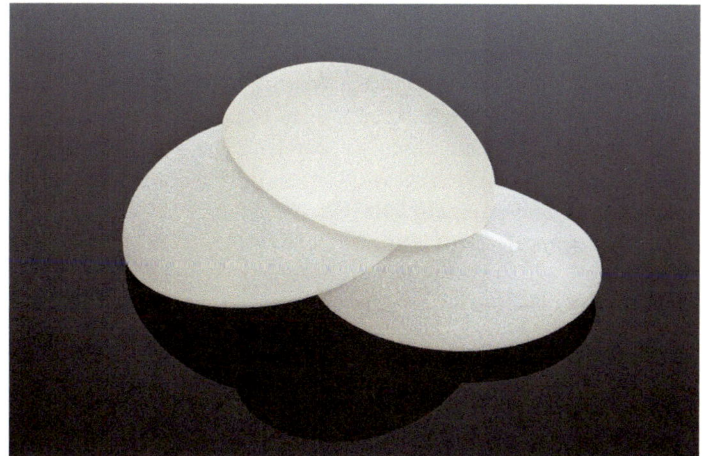

Abb. 3.11   Silikonimplantat

Wenn Sie nun mit dem Gedanken spielen, sich die Brust über ein Implantat vergrößern lassen zu wollen, sind die ersten wichtigsten Fragen, die Sie sich und dem Plastischen Chirurgen Ihres Vertrauens stellen müssen:

1. Ist Ihr Bindegewebe gut und elastisch und auch ausreichend, um eine Prothese langfristig in ihrer Position zu halten und ein Aussacken zu verhindern?

Wenn diese Frage mit einem „NEIN" beantwortet wird, dann brauchen Sie die folgenden Fragen nicht zu überdenken und sollten von einer Brustvergrößerung über Silikonprothesen nicht weiter nachdenken und auf eine Prothese verzichten.

2. Habe ich noch ausreichend **eigenes Brustgewebe**, sodass die Prothese gut mit Weichteilen bedeckt werden kann?

3. Habe ich **ausreichend Gewebe in der Brustumgebung** , das zur Brust verlagert werden kann, um eine Prothese gut zu bedecken?

Wenn beide Fragen 2. und 3. mit „NEIN" beantwortet werden, dann sollten Sie auch von Silikonprothesen Abstand nehmen. Sollten 3. mit einem „JA" beantwortet werden können, so sollten Sie die Frage stellen, ob das Gewebe in der Brustumgebung nicht gänzlich für das neue Brustvolumen ausreicht und auf eine Prothese verzichtet werden kann. Ansonsten kann bei einem „JA" von 2. oder 3. eine Silikonprothesenbrustvergrößerung durchgeführt werden.

> **Merke**
> Häufig sind die bereits an der Elastizitätsgrenze angekommenen Weichteile (Haut- und Unterhautgewebe) von Patienten nach einer drastischen Gewichtsabnahme für eine Silikonprotheseneinlage nicht geeignet. Daher sollten Sie auf Alternativen wie das Eigengewebe zur Brustvergrößerung zurückgreifen.

Die Operation an sich ähnelt die der einer Bruststraffung mit dem Unterschied, dass ein Silikonimplantat unter oder über den Brustmuskel eingebracht wird.

Die Nachbehandlung ist der einer Bruststraffung auch sehr ähnlich. Der Aufenthalt in der Klinik dauert bei einer Brustvergrößerung mit Silikonprothesen in Kombination mit einer Bruststraffung etwa 3–5 Tage. Die Operation dauert ca. 2–3,5 Std. und erfolgt in einer Vollnarkose. Nach der Brustvergrößerung ist das Tragen eines Stütz-BH und eines Brustgurtes für mindestens 8 Wochen notwendig. Auch bei dieser Operation sollte auf das Tragen von schweren (über 15 kg) Gegenständen für mindestens 12 Wochen verzichtet werden. Sobald die Drainagen entfernt wurden, können Sie mit Duschpflastern kurz duschen.

Ein besonderes Risiko welches wir ansprechen möchten, ist neben der bereits erwähnten

Kapselfibrose das Risiko einer Implantatlagerinfektion, sprich eine Infektion um das Implantat herum, welches eine seltene aber schwere Komplikation ist, die in einigen Fällen nur mit einer Entfernung des Implantates erfolgreich behandelt werden kann. Das bedeutet mehrfache Operationen und ein Zeitraum von bis zu einem Jahr, in dem kein neues Implantat in die Brust eingesetzt werden sollte. Dieses ist ein weiterer Nachteil bei der Verwendung von Fremdkörpern wie Implantaten.

Werden die Kosten für solch einen Eingriff nicht von der Krankenkasse übernommen, so würde eine beidseitige Brustvergrößerung mit einem Implantat in Kombination mit einer Straffung zwischen 6000 und 8000 Euro zuzüglich Mehrwertsteuer kosten.

Kommen wir aber nun zur Brustvergrößerung mit Eigengewebe. Eigengewebe hat viele Vorteile und nur wenige Nachteile. Wie der Begriff „Eigen" bereits verrät, handelt es sich dabei um Ihr eigenes Gewebe, welches für die Brustvergrößerung genutzt wird. Eigenes Gewebe ruft keine Körperreaktion wie bei Fremdkörpern (Silikonprothesen) hervor. Ebenso fügt sich Eigengewebe ganz harmonisch in Ihren Körper ein. Das Gewebe ist weich und Sie haben kein Fremdkörpergefühl, es fühlt sich warm und natürlich an. Eine Umkapselung beziehungsweise eine Kapselfibrose gibt es nicht. Somit gibt es keine absehbaren Folgeoperationen. Ein weiterer Vorteil ist, Eigengewebe reagiert wie Ihr eigener Körper. Nehmen Sie an Gewicht zu oder ab, reagiert das Eigengewebe genauso. Ebenso verhält es sich mit dem Alterungsprozess, denn Eigengewebe altert ganz natürlich mit Ihnen mit.

Wir unterscheiden unterschiedliche Gewebe und Möglichkeiten, Eigengewebe für eine Brustvergrößerung zu nutzen. Das benötigte Gewebe muss natürlich irgendwo entnommen werden. Hierfür können Areale genutzt werden, die sonst eh eine Straffung benötigen und man somit zwei Fliegen mit einer Klappe schlägt, nämlich ein Areal straffen und das Gewebe nutzen und die Brust vergrößern.

Das einzubringende Gewebe muss aber selbstverständlich irgendwie mit Blut versorgt werden, denn man kann nicht einfach einen Gewebeblock irgendwo entfernen und dann in die Brust einbringen. Dieses würde absterben, somit muss das Gewebe immer mit seiner Blutversorgung transplantiert bzw. verlagert werden oder, wenn das Gewebe nicht aus der unmittelbaren Umgebung kommt, im Empfängerbereich an die dort ortsständigen Blutgefäße angeschlossen werden.

Wir unterscheiden von diesen durchbluteten Gewebeverlagerungen die sog „freie Fettgewebstransplantation" – dabei werden Fettzellen an einer Stelle im Körper abgesaugt und anschließend ohne eigenständige Blutversorgung in die Brust transplantiert. Dazu aber später.

Die einfachste Möglichkeit, Gewebe in die Brust zu verlagern, ist von der seitlichen Brustwand oder dem Rücken; komplizierter wird eine Gewebeverlagerung vom Bauch oder dem Gesäß. Die Techniken im Einzelnen würden den Rahmen sprengen, aber die folgenden Abbildungen sollten einen groben Überblick geben.

Dieses Bild zeigt wie die Überschüsse an der seitlichen Brustwand für eine Brustvergrößerung verwendet werden können, dabei erfolgt eine Straffung der Brustwand und des Rückens zugunsten der Brustvergrößerung (◘ Abb. 3.12).

Die Abbildung zeigt die Planung einer Brustvergrößerung und gleichzeitigen Straffung der Brust über eine Verlagerung von Gewebeüberschüssen von der seitlichen Brustwand und des Rückens.

Rot entspricht dem Gewebe, welches entfernt wird, die schwarzen Linien entsprechen den resultierenden Narben. Alle weiteren Farben sind Orientierungslinien.

In den drei folgenden Abbildungen sind Beispiele einer solchen Operation gezeigt. Es verbleiben immer sichtbare Narben nach diesen Eingriffen, die individuell unterschiedlich sind (◘ Abb. 3.13; ◘ Abb. 3.14; ◘ Abb. 3.15).

Ist kein ausreichendes Gewebe in der unmittelbaren Brustumgebung für eine Brustvergrößerung vorhanden oder geeignet, so können auch Gewebeanteile aus der Ferne in die Brust gebracht werden. Dabei kann das Gewebe vom Bauch oder Gesäß, welches während einer Bauchdecken- oder Gesäßstraffung verworfen wird, in die Brust eingebracht werden. Dabei müssen die Gewebeanteile jedoch vor Ort an der Brust an das dortige Gefäßsystem

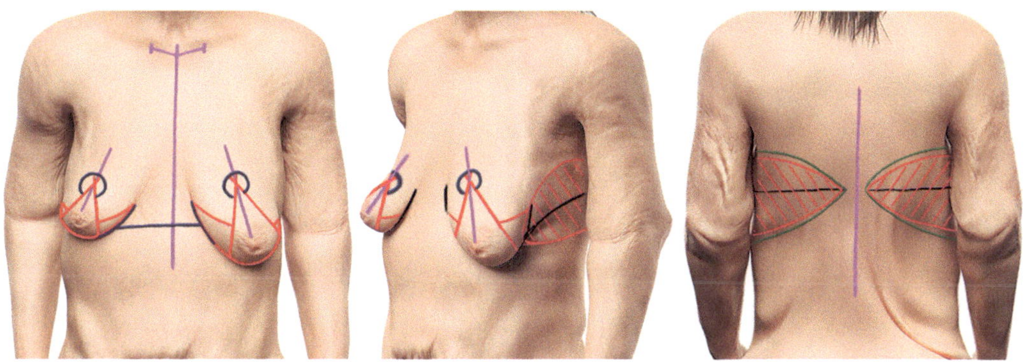

Abb. 3.12 Planung Bruststraffung und -vergrößerung. (Mit freundlicher Genehmigung von Sven Stober)

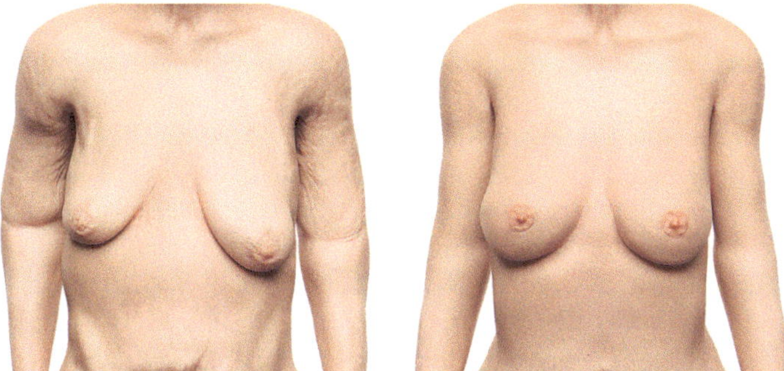

Abb. 3.13 Bruststraffung und -vergrößerung. (Mit freundlicher Genehmigung von Sven Stober)

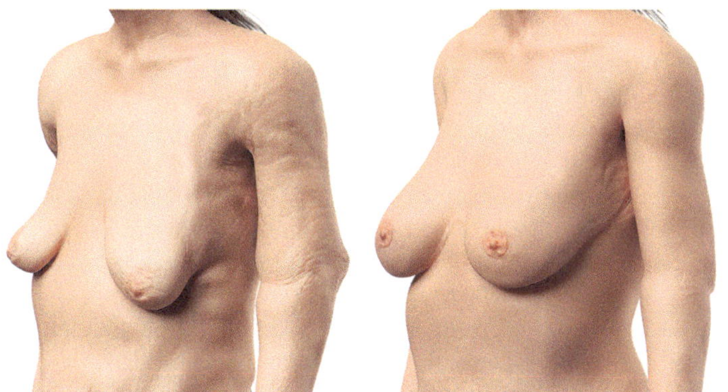

Abb. 3.14 Bruststraffung und -vergrößerung. (Mit freundlicher Genehmigung von Sven Stober)

angeschlossen werden. Dieses erfordert spezielle Techniken und Fertigkeiten der Mikrochirurgie. Zudem besteht ein Risiko von etwa 1 %–5 %, dass das transplantierte Gewebe nicht überlebt, da es zu einer Thrombose in den angeschlossenen Gefäßen kommen kann. Folgeoperationen wären dann notwendig. Der Anschluss der Blutgefäße und die Formung der Brust erfordern eine OP-Zeit von ca. 3–4 Std. Dieses sind die wesentlichen Nachteile dieser Technik.

Die beschrieben Techniken stammen aus der Behandlung von Brustkrebspatientinnen, bei denen wir eine vollständig neue Brust aus Eigengewebe formen.

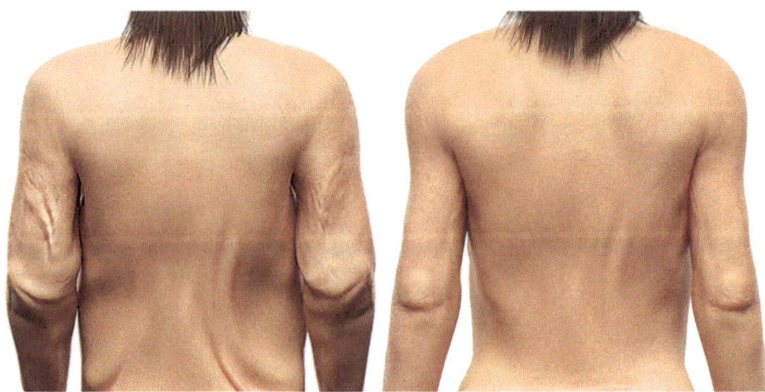

Abb. 3.15   Bruststraffung und -vergrößerung. (Mit freundlicher Genehmigung von Sven Stober)

Werden die Operationen „Gewebeverlagerung vom Bauch oder Gesäß mit Anschluss vor Ort" bei Brustkrebspatientinnen zur Brustwiederherstellung durchgeführt, werden die Kosten von der Krankenkasse übernommen. Bei Patientinnen nach Gewichtsverlust ist das jedoch eine absolute Rarität, dass die Kosten von der Krankenkasse hierfür übernommen werden. Wenn die Kosten übernommen werden, dann meist für eine Verlagerung des Gewebes von den Brustwandseiten oder vom Rücken.

Angenommen die Krankenkasse übernimmt die Kosten für eine Bruststraffung und Sie wünschen sich eine gleichzeitige Brustvergrößerung über Eigengewebe, so sollten Sie die Kosten bei Ihrem behandelnden Arzt erfragen, da je nach Aufwand und Operationsplan unterschiedliche Kosten entstehen. Bei einer zusätzlich zur Bruststraffung durchgeführten Gewebeverlagerung vom Bauch zur Brust bds. sind Kosten von etwa 13.000–18.000 Euro zu veranschlagen.

Eine zusätzliche zur Bruststraffung, ortsständige Gewebeverlagerung von der seitlichen Brustwand muss mit etwa 5000–9000 Euro angesetzt werden. Hinzu kommt jeweils noch die Mehrwertsteuer.

Merke

Denken Sie über eine Brustvergrößerung nach so sollten Sie sich genau über die Möglichkeiten einer Brustvergrößerung mit Eigengewebe informieren.

Eine weitere viel weniger aufwändige und sehr elegante Alternative zur Brustvergrößerung ist der freie Fetttransfer. Hierbei wird Fettgewebe an einer Region abgesaugt, z. B. an den Oberschenkeln oder am Bauch und dieses dann in die Brust eingebracht.

Die Fettabsaugung kann durch unterschiedliche Techniken, z. B. über die Wasserstrahl-assistierte Liposuktion (WAL) erfolgen (Näheres siehe ▶ Abschn. 3.1). Das dabei gewonnene Fettgewebe wird gespült, aufbereitet und die Brust transplantiert. Etwa 80 % der transplantierten Fettzellen wachsen vor Ort an und bleiben dann auch für immer da. Leider kann man bei jeder Transplantation nur eine bestimmte Menge an Fett in die Brust transplantieren. Um die Brust um eine Körbchengröße zu vergrößern, benötigen wir zwischen zwei und drei Fetttransplantationen. Dieses liegt in der Tatsache begründet, dass man nicht zu viele Fettzellen auf einmal in die Brust einbringen sollte, da hierdurch der Druck auf die Fettzellen zu hoch wird, was ein Absterben der Zellen begünstigt. Zudem kommt nicht jede transplantierte Fettzelle mit gut durchblutetem Brustgewebe in Kontakt; aber dieses ist für ein Einwachsen der Fettzellen lebensnotwendig. Somit muss eine Brustvergrößerung über Eigenfett langsam angegangen werden. Die Technik der freien Fettzelltransplantation hat viele Vorteile. Die Eingriffe sind kurz und können in einer lokalen Betäubung oder Teilnarkose durchgeführt werden. Eine Straffung der Brust kann als Zwischenschritt oder als letzter Schritt erfolgen. Bei Eigenleistung ist mit 4500–6000 Euro pro Eigenfetttransplantation zu rechnen. Die

Operation kommt einer Fettabsaugung gleich, es wird am Ende der Operation dann über einen kleinen Schnitt das Fettgewebe in die Brust eingebracht. Die Operationsdauer ist mit etwa 1,5–2 Std. anzusetzen. Der Eingriff einer reinen Fettgewebstransplantation kann ambulant erfolgen.

Wichtig nach einer Eigenfetttransplantation ist, dass Sie die Brust in den kommenden Wochen warmhalten, damit die Fettzellen optimal anwachsen können. Ein Stütz-BH ist in den ersten vier bis sechs Wochen zu vermeiden, damit die Durchblutung der Fettzellen nicht durch äußeren Druck beeinträchtigt wird (Abb. 3.16; Abb. 3.17).

In den Abbildungen ist eine Brust vor und nach einer Eigenfettvergrößerung zu sehen. Das endgültige Ergebnis ist etwa nach 6 Wochen zu sehen.

Die Nachbehandlung ist der einer Bruststraffung (außer in Kombination mit einer Vergrößerung – hier gelten individuelle Nachbehandlungsschemata) sehr ähnlich. Der Aufenthalt in der Klinik dauert bei einer Brustvergrößerung mit Silikonprothesen in Kombination mit

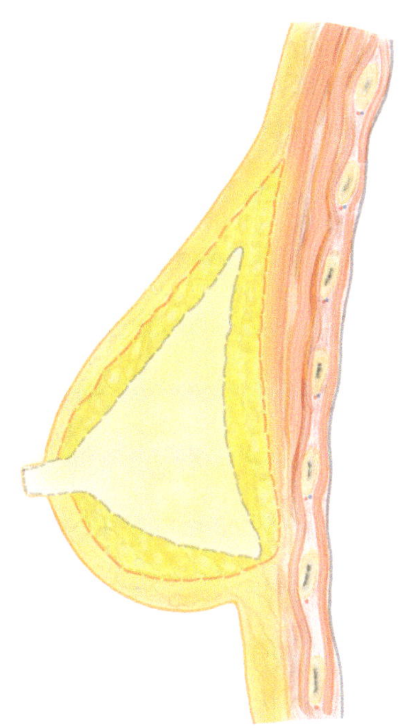

 Abb. 3.17 Schematische Zeichnung einer Brust nach einer Eigenfetttransplantation

einer Bruststraffung etwa 3–5 Tage. Die Operation dauert ca. 2–3,5 Std. und erfolgt in einer Vollnarkose. Nach der Brustvergrößerung ist das Tragen eines Stütz-BH und eines Brustgurtes für mindestens 8 Wochen notwendig. Auch bei dieser Operation sollte auf das Tragen von schweren (über 15 kg) Gegenständen für mindestens 12 Wochen verzichtet werden. Sobald die Drainagen entfernt wurden, können Sie mit Duschpflastern kurz duschen.

■ **Zusammenfassung Brustvergrößerung mit Silikonprothesen und Straffung**

Operationszeit: 2–3,5 Std.

Narkoseform: Vollnarkose.

Aufenthalt: 3–5 Tage stationär, je nach Umfang.

Nachbehandlung im Überblick:
- Thromboseprophylaxe: während der stationären Behandlung.
- Fadenentfernung: nicht notwendig, die Fäden sind selbstauflösend.
- Kompressionsbekleidung: BH und Brustgurt für mindestens 8 Wochen.

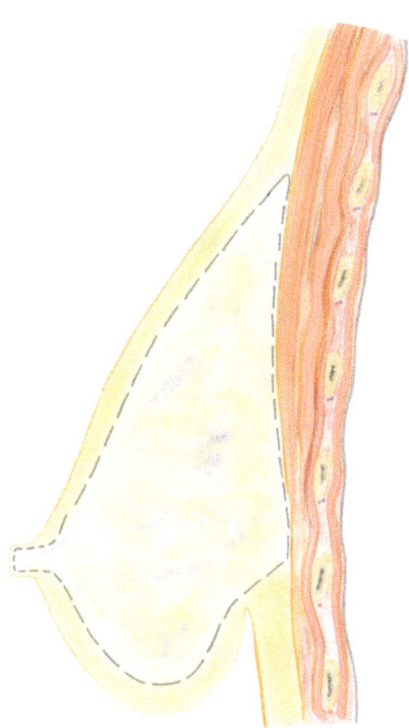

 Abb. 3.16 Schematische Zeichnung einer Brust vor einer Eigenfetttransplantation

- Duschen: sobald die Drainagen entfernt wurden, ggf. mit Duschpflaster.
- Antibiotikum: Einmalgabe im Operationssaal, ggf. während des Aufenthaltes.
- Schonung: 6 Wochen, 12 Wochen nicht mehr als 15 kg heben.
- Sportpause: 6–8 Wochen, dann Sport im Sport-BH.
- Arbeitsunfähigkeit: 4–6 Wochen.

■ **Zusammenfassung Brustvergrößerung mit Eigengewebe und Straffung:**

Operationszeit: 1,5–6 Std. je nach Verfahren.

Narkoseform: Vollnarkose, lokale Betäubung oder Dämmerschlaf.

Aufenthalt: ambulant bis 10 Tage stationär, je nach Umfang.

Nachbehandlung im Überblick:

- Thromboseprophylaxe: während der stationären Behandlung ggf. darüber hinaus.
- Fadenentfernung: nicht notwendig, die Fäden sind selbstauflösend.
- Kompressionsbekleidung: je nach Technik.
- Duschen: sobald die Drainagen entfernt wurden, ggf. mit Duschpflaster.
- Antibiotikum: Einmalgabe im Operationssaal ggf. während des Aufenthaltes.
- Schonung: 4–6 Wochen, 12 Wochen nicht mehr als 15 kg heben.
- Sportpause: 4–8 Wochen, dann Sport im Sport-BH.
- Arbeitsunfähigkeit: 1–6 Wochen.

3.5 Die männliche Brust

Nicht nur die weibliche, sondern auch die männliche Brust bzw. Brustwand erschlafft nach einer Gewichtsabnahme. Die Haut erschlafft und die Weichteile (in dem Falle die Brust) sacken mit der Schwerkraft fußwärts ab (◘ Abb. 3.18).

Vielleicht gehörten auch Sie zu den übergewichtigen Männern, die an einer übergroßen Brust leiden. Wir in unseren Fachkreisen unterscheiden dabei eine tatsächliche Brustdrüsenvermehrung, eine sog. Gynäkomastie, von einer Fetteinlagerung in der Brust, einer sog. Lipomastie, und einer Brustwanderschlaffung. Bei den meisten Betroffenen nach

Gewichtsabnahme liegt meistens eine Kombination aller drei Formen, eine sogenannte Lipo-Gynäkomastie mit Brustwanderschlaffung vor. Ursache dafür sind häufig hormonbelastete Nahrungsmittel und die Fähigkeit der Fettzellen, männliche Geschlechtshormone in weibliche umzuwandeln, wodurch ein Brustdrüsenwachstum gefördert wird. Da besonders fettleibige viel Fettgewebe haben, produzieren diese auch verhältnismäßig viele weibliche Hormone. Ebenso können aber auch andere Hormonstörungen für ein Brustdrüsenwachstum verantwortlich sein.

Wir empfehlen bei Verdacht auf Vorliegen einer tatsächlichen und isolierten Brustdrüsenvergrößerung eine Vorstellung bei einem Hormonspeziallisten (Endokrinologen), damit eine hormonelle Ursache ausgeschlossen werden kann.

Sie haben es eventuell selbst erlebt, auch nach einer Gewichtsabnahme entwickelt sich fast immer eine erschlaffte Brust und es verblieben oft noch Brustdrüsenanteile die sich trotz einer eintretenden Hormonveränderung nicht ganz zurückentwickeln. Die erschlafften Brustwandweichteile ziehen sich häufig über den seitlichen Brustkorb zum Rücken wie ein Rettungsring hin fort.

Nachvollziehbar findet niemand diese erschlafften Weichteile attraktiv, aber das ist nur einer der Gründe warum wir um Rat und Tat gefragt werden. Medizinische Gründe, die eine Operation berechtigen, sind quasi dieselben wie bei der erschlafften weiblichen Brust.

Häufig kommt es zwischen den Brüsten zur Mittellinie und zu den Brustumschlagsfalten, wo die Haut der Brüste auf der Brustwandhaut aufliegt, zu einem vermehrten Schwitzen und der Bildung einer feuchten Kammer. Die feuchte Kammer bildet einen unangenehmen Körpergeruch und verursacht ein schmerzhaftes Wundscheuern mit Rötung. Manchmal kommt es sogar zu offenen Wunden und Infektionen.

Die erschlafften Brüste stören aufgrund der Massenträgheit den natürlichen Bewegungsablauf und machen Sport oft zur Qual oder unmöglich. Es liegt somit eine funktionelle Beeinträchtigung vor. Diese ist schon allein eine medizinische Begründung und die Krankenkasse sollte eigentlich dafür auch die Kosten tragen.

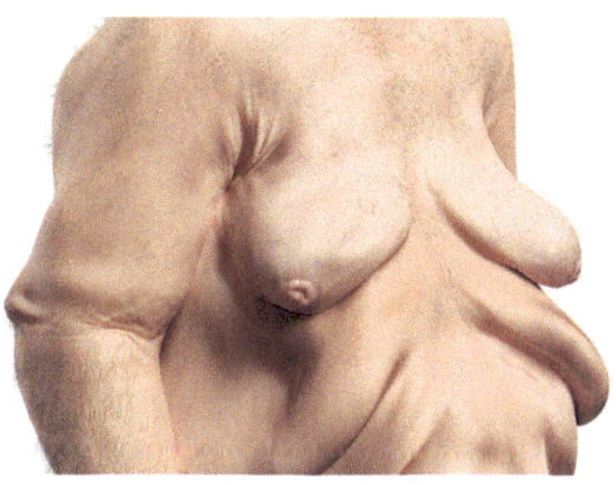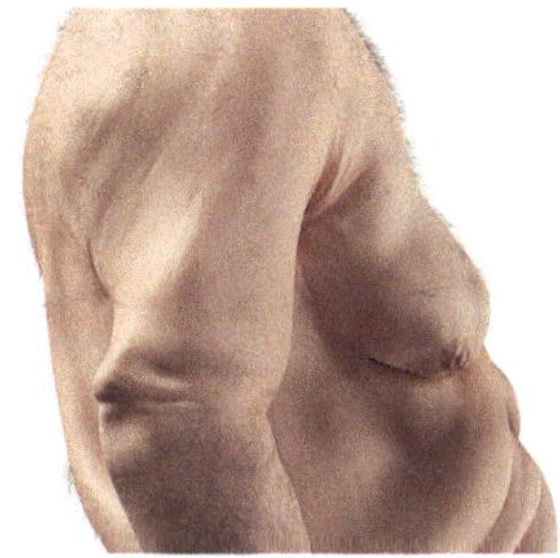

Abb. 3.18 Beispiel einer Brustwanderschlaffung. (Mit freundlicher Genehmigung von Sven Stober)

In vielen Fällen ist die Brust nicht nur „unhübsch", sondern nachvollziehbar und tatsächlich äußerlich entstellend. Wir kennen Betroffene, die Ihre verbliebene übergroße Brust nicht einmal durch weite Kleidungsstücke kaschieren können und ziehen sich dadurch auch aus dem Sozialleben zurück.

Im folgenden Abschnitt werden wir auf die Techniken der Brust- und Burstwandstraffung eingehen. Wir können Ihnen aber vorweg sagen: Nach einer Brustwandstraffung bzw. Brustentfernung wird sich Ihr Körpergefühl zum Positiven hin verändern.

3.5.1 Brustentfernung und Brustwandstraffung

Zur Straffung der Brustwand und Brust beim Mann existieren ebenso wie bei der weiblichen Brust- bzw. Brustwandstraffung sehr viele Techniken.

Es muss unterschieden werden ob nur ein kleiner Brustansatz mit Brustdrüsengewebe, eine auf die Brust lokalisierte Erschlaffung oder eine weitreichende Brustwanderschlaffung mit Fortleitung auf den Rücken besteht und in wie weit ein medizinischer und/oder auch rein ästhetischer Verbesserungsbedarf besteht.

Bei den wenigsten Betroffenen nach einer Gewichtsabnahme liegt lediglich eine Brustdrüsenvermehrung bzw. Fettgewebsvermehrung ohne Hauterschlaffung vor. Es sind häufig normalgewichtige junge Männer die an einer solchen Brustveränderung leiden, aber dennoch sehen wir auch das bei einigen Patienten nach Gewichtsabnahme.

Je nachdem um welche Strecke die Brustwarzen kopfwärts verlagert werden müssen unterscheiden wir Techniken bei denen die Brustwarze durchgehend an Ihrer ortsständigen Durchblutung verbleiben von Techniken bei denen die Brustwarze „frei" in diesem Falle ohne Ihre Durchblutung wie eine Briefmarke an Ihre neue Position transplantiert werden.

Sie fragen sich nun sicherlich, wann nun welche Technik und warum zum Einsatz kommt. Vereinfacht ausgedrückt ist es davon abhängig, wie lang die Strecke ist, um die die Brustwarze verlagert werden soll.

1. Reine Brustdrüsen bzw. Fettvermehrung ohne Hauterschlaffung = minimalinvasive Technik mit nur kleinem Schnitt am unteren Brustwarzenrand wie oben beschrieben.
2. Wenig – bis mittlerer Hautüberschuss = Wave-Technik (weil der Schnitt wie eine Welle aussieht).
3. Mittlerer bis ausgedehnter Hautüberschuss = T-Schnitt Technik.
4. Ausgedehnter bis extremer Hautüberschuss an der Brustwand (freie Brustwarzentransplantation).

Wie vorab bereits diskutiert, sollte immer die gesamte obere Rumpfwand betrachtet und beurteilt werden. Vielleicht ist auch bei Ihnen ein zirkuläres oberes Bodylift eine gute Alternative, um eine umfassende Körperformung der oberen Rumpfwand zu erreichen.

Wir werden nun auf alle vier Techniken eingehen und Ihnen die wesentlichen Unterschiede erläutern.

Vorweg zu den generellen Unterschieden. Die Transplantation einer durchbluteten Brustwarze ist immer besser als die einer nicht durchbluteten (sog. freie Transplantation). Hierfür gibt es mehrere Gründe. Der wichtigste Grund ist, dass eine „freie" Transplantation mit einem Absterben der Brustwarze einhergehen kann. Das ist keine Katastrophe, aber meist entsteht eine unschöne Narbe und ggf. muss die Brustwarze in einer weiteren Operation wiederhergestellt werden, aber eine Originalbrustwarze ist immer besser als ein Nachbau. „Frei" transplantierte Brustwarzen haben nur ein Schutzempfinden und daher ist die Gefühlsqualität der Brustwarze viel schlechter als bei einer durchbluteten Transplantation. Auch kann es bei der „freien" Transplantation zu Pigmentierungsunregelmäßigkeiten kommen, die bei der durchbluteten Transplantation viel seltener sind. Jedoch kann aufgrund der Strecke und Hautüberschüsse nicht immer eine durchblutete Brustwarzentransplantation durchgeführt werden. Daher muss individuell entschieden werden, welche Technik die beste für Sie ist.

Kommen wir nun zu den einzelnen Operationen. Liegt eine Brustvergrößerung mit Vermehrung von Drüsen und/oder Fettgewebsanteilen ohne wesentliche, überschüssige Haut bzw. Brustwanderschlaffung vor, so kann eine minimalinvasive Behandlung wirklich gute Ergebnisse bringen. Diese Technik beinhaltet eine reine Brustdrüsenentfernung mit angleichender Fettabsaugung. Die Behandlung erfolgt ambulant oder stationär (eine bis maximal drei Nächte). Am Tag der Operation erfolgt vorab ein Anzeichnen im Stehen; dabei werden Brustdrüse, Brustbasis und Unterbrustfalte angezeichnet und eine Fotodokumentation durchgeführt. Im Operationssaal erfolgt nach dem sterilen Abwaschen das Einbringen der speziellen Kochsalzlösung (► Abschn. 3.1) zur Verringerung der Blutungen während der Operation und der Vorbereitung des Fettgewebes für die Fettabsaugung. Damit die Kochsalzlösung gut wirkt, muss etwas Zeit vergehen. Daher erfolgt ein kleiner Brustwarzenunterrandschnitt (halbkreisförmig am Unterrand der Brustwarze), der ca. 3–4 cm lang ist, und die Brustdrüse wird entfernt. Im anschließenden Schritt der Operation wird dann das umliegende Fettgewebe

angepasst, damit die entstandene Delle durch die Drüsenentfernung in der Brust ausgeglichen wird. Dieses geschieht über die nun folgende Fettabsaugung. Die Fettabsaugung ist ein absolut essenzieller Teil dieser Operation, denn nur dadurch kann eine Dellen- und Wellenbildung der Brustwand verhindert bzw. ausgeglichen werden. Am Ende der Operation wird dann je Seite eine Drainage eingelegt und eine Kompressionsweste angelegt.

Bestanden vorab wenige Hautüberschüsse, so bilden sich diese meistens nach 6–12 Monaten langsam zurück. Sollten dann noch weiter Hautüberschüsse verbleiben, muss über eine Straffungsoperation nachgedacht werden (◻ Abb. 3.19).

Gehen wir nun über zu den Maßnahmen, bei denen auch eine Straffung gleich mit durchgeführt wird. Hier unterscheiden wir zwei Techniken mit durchbluteten und einmal die Technik mit der „freien" Brustwarzentransplantation.

■ Die Wave-Technik

Liegt ein geringer bis mittlerer Hautüberschuss mit Ausbildung einer Brust bei Ihnen nach einer Gewichtsabnahme vor, so ist vielleicht die Wave-Technik genau die richtige für Sie. Es handelt sich dabei um eine Technik mit durchbluteter Brustwarzenverpflanzung und guten Ergebnissen. Die Narbe, die am Ende resultiert, geht von der Körpermitte auf beiden Seiten im Bereich der Unterbrustfalte hin zur seitlichen Brustwand. Vor der Operation wird auch hier im Stehen die Brustwarze und deren neue Position angezeichnet (◻ Abb. 3.20).

Ebenso werden die Unterbrustfalte und das Gewebe eingezeichnet, welches entfernt werden

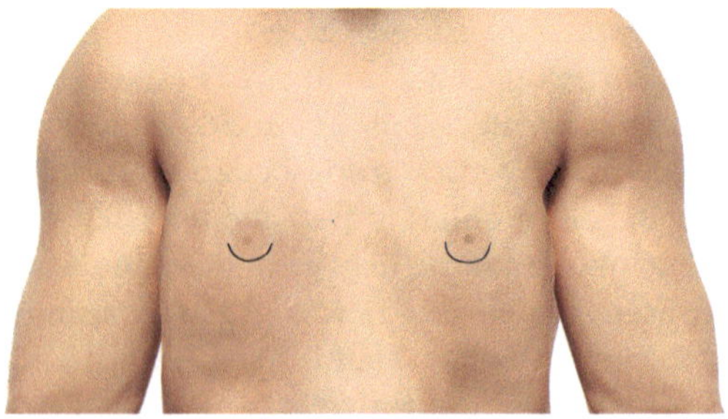

◻ **Abb. 3.19** Gynäkomastie und Narbenbild nach klassischer Technik. (Mit freundlicher Genehmigung von Sven Stober)

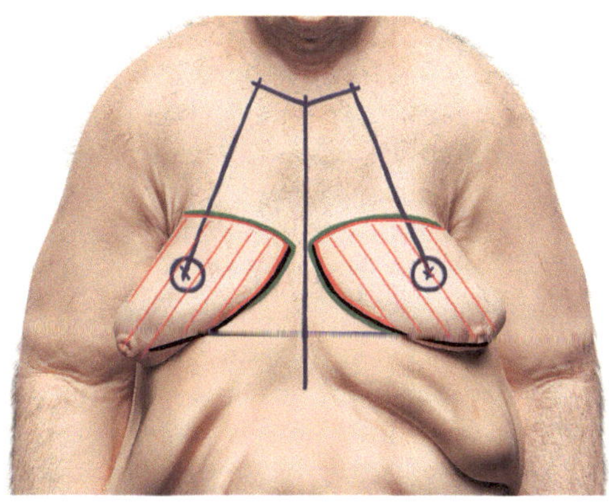

Abb. 3.20　Anzeichnung einer Brustwandstraffung. (Mit freundlicher Genehmigung von Sven Stober)

kann. In der Operation wird das Gewebe rund um die Brustwarze sehr dünn abgesaugt (durch eine klassische Fettabsaugung) und die Brustwarze auf die gewünschte Größe anschließend angepasst. Hier bietet sich ein Durchmesser von 2–3 cm, je nach Körperbau, an.

> **Merke**
> Bei einer Bruststraffung erfolgt auch eine Anpassung der Brustwarze.

Die Haut rund um die Brustwarze wird in einem Durchmesser von ca. 7–10 cm oberflächlich entfernt und dieser Gewebeblock um die Brustwarze belassen, um die Durchblutung zu gewährleisten. Anschließend werden die überschüssigen Weichteile von der Unterbrustfalte aus nach kopfwärts abgelöst. Im nächsten Schritt wird festgesetzt, wie viel Gewebe wirklich zu viel ist und die sich abzeichnenden Überschüsse entfernt. Es wird eine neue Brustwarzenposition festgelegt, die Brustwarze wird eingenäht und die Wunden nach Einlage von Drainagen mit selbstauflösendem Nahtmaterial über zwei Schichten verschlossen. Oft werden auch hier Heftklammerpflaster aufgeklebt.

Liegt nun aber ein mittlerer bis ausgedehnter Hautüberschuss vor, so empfehlen wir die sog. T-Schnitt-Technik. Auch hier wird die Brustwarze durchblutet verlagert. Die T-Schnitt-Technik entspricht dabei der „T-Schnitt-Technik" bei der weiblichen Bruststraffung mit nur wenigen

Unterschieden. Der Hauptunterschied ist, dass beim Mann natürlich keine Brust, sondern möglichst eine flache Brustwand geformt wird.

Bei dieser Technik resultiert eine Narbe um die Brustwarze herum und von der Brustwarze zur Unterbrustfalte und im Bereich der Unterbrustfalte; zu den Seiten hin eine weitere horizontale Narbe im Bereich der mittleren Brustwand.

Bei der T-Schnitt-Technik findet auch ein Anzeichnen der Brust- und Brustwand statt; dabei werden die Brustwarze, die Unterbrustfalte, die neue Position und weitere Hilfslinien eingezeichnet. Wie bei jeder Operation werden vorab Fotos zur Dokumentation gemacht.

Im Operationssaal wird zunächst die neue Brustwarzenposition vorbereitet. Dabei wird die oberste Hautschicht im Bereich der neuen Brustwarzenposition entfernt, anschließend wird die Brustwarze auf den neuen Brustwarzenhofdurchmesser umschnitten. Es erfolgt in diesem Schritt also eine Größenanpassung der Brustwarze.

Der nächste Schnitt erfolgt nun in der angezeichneten Unterbrustfalte. Es wird durch das Unterhautfettgewebe bis auf den Brustmuskel eingegangen und von dort aus nach kopfwärts die Brustdrüse vollständig abgelöst. Anschließend wird die Brustwarze umschnitten, die oberste Hautschicht wird vollständig umschnitten, jedoch verbleibt ein Teil des Unterhautgewebes erhalten. Im Unterschied zur Bruststraffung bei der Frau wird das Gewebe hier nun sehr stark mit der Schere oder dem Skalpell ausgedünnt, sodass möglichst alles an überschüssigem Gewebe entfernt wird.

Hierdurch verbleibt die Brustwarze an Ihrer ortständigen Durchblutung und Gefühlsversorgung und kann somit in die neue Brustwarzenposition gebracht werden. Gleichzeitig wird nun die bereits von der Rückfläche ausgelöste Brustdrüse vollständig entfernt (**◘** Abb. 3.21).

Im nächsten Schritt werden alle überschüssigen Weichteile (damit ist Haut und Fettgewebe gemeint) nun entfernt und je Seite eine Drainage zum Abtransport von Wundflüssigkeit und Blutungen in die Wunde vor dem Wundverschluss eingelegt.

Anschließend erfolgt ein zweischichtiger Verschluss der Wunde mit selbstauflösenden

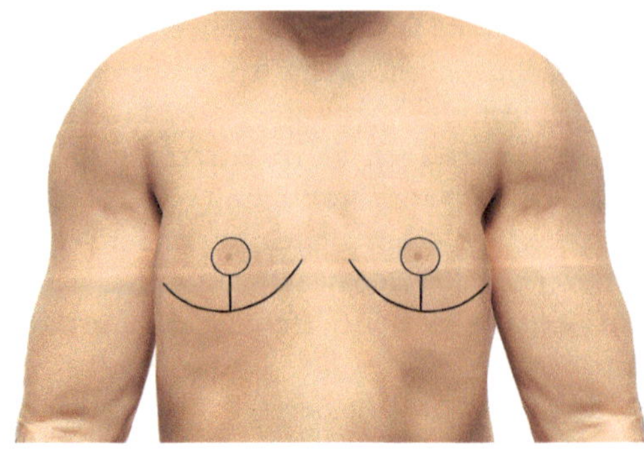

 **Abb. 3.21**   Narbenverlauf bei T-Schnitt-Technik

Fäden. Die Naht im Bereich der Brustwarze wird von einigen Plastischen Chirurgen mit selbstauflösenden und von anderen mit nicht selbstauflösenden Fäden vernäht.

Die „freie Brustwarzentransplantation"

Liegt ein ausgedehnter bzw. extremer Hautüberschuss an der Brustwand vor, so kann eine gute Straffung über die oben beschriebenen Methoden nicht mehr erreicht werden und die Technik der „freien Brustwarzentransplantation" muss in Betracht gezogen werden. Das liegt einfach daran, dass je länger die Strecke ist, an der die Brustwarze an einer Gewebebrücke verbleibt, um durchblutet zu werden, desto dicker diese Gewebebrücke sein muss. Wird die Gewebebrücke aber zu dick, entsteht wieder eine Brustform, die bei der Frau erwünscht, beim Mann aber unerwünscht ist. Hinzu kommt, dass die Länge der Gewebebrücke, an der die Brustwarze hängt, begrenzt ist. Ab einer bestimmten Länge ist eine ausreichende Durchblutung nicht mehr gewährleistet. Manchmal fällt die Entscheidung für eine freie Brustwarzentransplantation erst in der Operation, wenn sich während einer der anderen Techniken zeigt, dass die Brustwarzendurchblutung nicht ausreichend ist oder nicht mit einem guten Ergebnis gerechnet werden kann.

Was bedeutet nun eine „freie" Brustwarzentransplantation? Die Brustwarze wird von der Größe her angepasst und umschnitten aber komplett abgetragen, und zwar in einer Schichtdicke von einem Millimeter oder weniger.

Technisch erfolgt das durch einfaches Ausschneiden und dann Ausdünnen der Rückfläche mit einer Schere bis die Haut der Brustwarze so dünn ist, dass die Brustwarze durch einfache Diffusion (Übertragung von Nährstoffen zur Brustwarze ohne Blutgefäße) von der Umgebung überleben kann. Die Brustwarze wird so ziemlich am Anfang der Operation abgetragen und am Ende der Operation auf die Brustwand transplantiert. Hierfür wird zuvor die neue Brustwarzenposition festgelegt. Das geschieht durch Ausmessen und eventuelles Aufsetzen auf dem Operationstisch. An der neu festgesetzten Position wird dann die originale Brustwandhaut rund und in Größe der neuen Brustwarze entfernt, und zwar auch nur ganz oberflächlich. Die neue Brustwarze wird dann aufgelegt und eingenäht. Aber seit dem Moment, an dem die Brustwarze am Anfang der Operation abgetragen wurde, findet keine Durchblutung mehr statt. Formell fängt die Brustwarze seit diesem Moment an abzusterben. Damit die Brustwarze aber überlebt, wird diese nun auf die vorbereitete neue Position aufgelegt und eingenäht. Nun ist eine Minimaldurchblutung durch Diffusion wiederhergestellt. Diffusion funktioniert nur auf ganz kurzen Strecken (selbstständiger Austausch von Nährstoffen ohne Blutgefäße). Gleichzeitig bilden sich neue Blutgefäße und Nerven aus. Nach 6–10 Tagen ist die neue Durchblutung stabil und die Brustwarze eingewachsen (**Abb. 3.22**).

Ist die Haut der Brustwarze zu dick oder es bildet sich zwischen Brustwarze und Brustwand

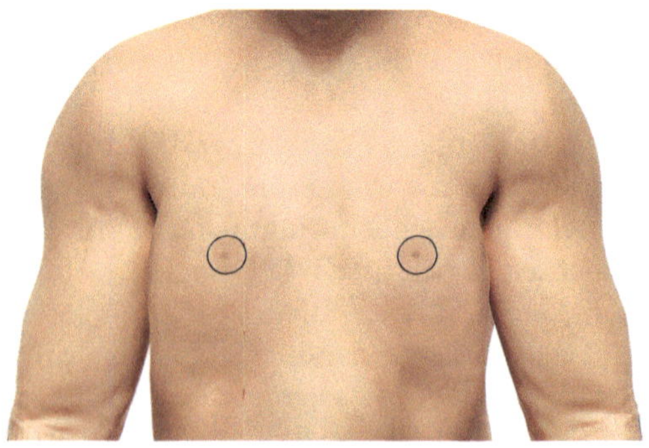

Abb. 3.22   Freie Brustwarzentransplantation. (Mit freundlicher Genehmigung von Sven Stober)

ein Bluterguss, kann es zu einem Nichtanwachsen und somit Absterben der Brustwarze kommen. Daher bringen wir einen speziellen Kompressionsverband über die Brustwarzen zur Kompression an. Dieses erfolgt über Schaumstoffpolster, die an der Brustwand fixiert werden. Diese Schaumstoffverbände belassen wir in der Regel für 5–7 Tage.

Bei fast jeder Brustwandstraffung setzen wir eine Fettabsaugung zur Konturangleichung der umliegenden Konturen ein.

Während der Operation werden Sie, sofern es notwendig ist, aufgesetzt und das Ergebnis wird kontrolliert. Die Naht wird am Ende der Operation mit Heftklammerpflaster abgeklebt und es wird eine Kompressionsweste angelegt.

Wir haben nun drei unterschiedliche Techniken von Brustwandstraffungen in Kombination mit Brustentfernungen besprochen, die Nachbehandlung ist bei allen ähnlich.

Der stationäre Aufenthalt ist je nach Operationstechnik und Aufwand der Operation für mindestens 2–5 Tage einzuplanen. Bei allen Techniken werden Drainagen eingelegt, diese können ab einer Fördermenge von 25 ml/24 Std. entfernt werden. Die angelegte Kompressionsweste sollte für 8 Wochen kontinuierlich getragen werden. Nach dem Entfernen der Drainagen können Sie kurz duschen, gerne mit Duschpflastern aus der Apotheke.

Nach der Entlassung sollten Sie sich nach Absprache regelmäßig zur Wundkontrolle bei Ihrem Plastischen Chirurgen vorstellen. Nach 12–14 Tagen sind eventuell Fäden, falls keine selbstauflösenden Fäden verwendet wurden, an der Brustwarze zu entfernen.

Die Heftklammerpflaster können auf der Wunde verbleiben, es sei denn diese feuchten durch. Dann sollten diese vom Arzt entfernt und die Wunde beurteilt werden (◘ Abb. 3.23).

Zu den Risiken der Operation. Alle Techniken können mit einem Teilabsterben oder aber auch vollständigen Absterben der Brustwarze einhergehen. Sollte das vorkommen, was wirklich selten ist, kann es notwendig sein, weitere Operationen durchzuführen und / oder evtl. eine Brustwarzenwiederherstellung durchzuführen.

Manchmal kommt es vor, dass die Brustwarzen in den ersten Tagen nach der Operation blau verfärbt sind. Das ist per se noch kein Problem, wenn sich die Verfärbung zeitnah auflöst. Sollte dieses bei Ihnen auftreten, kann Ihnen Ihr Arzt eine Brustwarzenmassage zeigen. Diese Massage ist mehr ein Blutausdrücken als eine Massage, um den Blutfluss und den Stoffwechsel zu unterstützen. Um die Durchblutung zu fördern, erfolgt die Massage wie folgt: Mit der fachen Handinnenfläche drücken Sie Ihre Brustwarzen gleichzeitig in die Brust und warten etwa 5 Sekunden. Anschließend lösen Sie den Druck für 5 Sekunden, dieses wiederholen Sie mehrfach hintereinander 5–10 Mal und führen dieses alle paar Minuten durch. Führen Sie die Brustwarzenmassage aber nur nach Rücksprache mit Ihrem Arzt durch. Wie bereits oben aufgeführt, ist die häufigste Komplikation eine Nachblutung, gefolgt von Wundheilungsstörungen und einem Untergang oder Teiluntergang einer Brustwarze. Serome (=Wundwassersammlungen) sowie verbreiterte Narben und Asymmetrien sind weitere mögliche Komplikationen.

Eine Brustwandstraffung hat ein enormes Potenzial, Ihre äußere obere Rumpfwand positiv

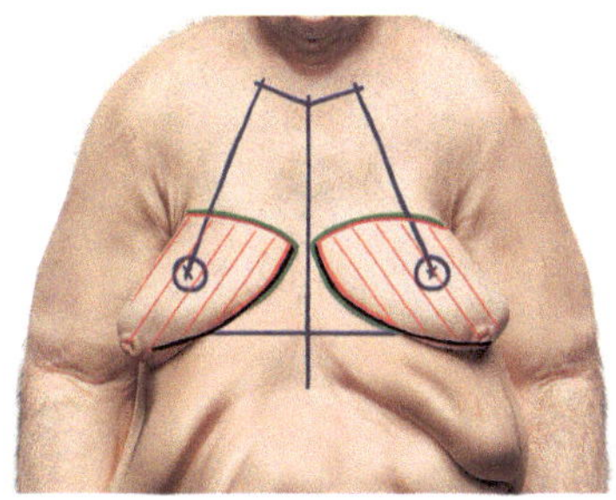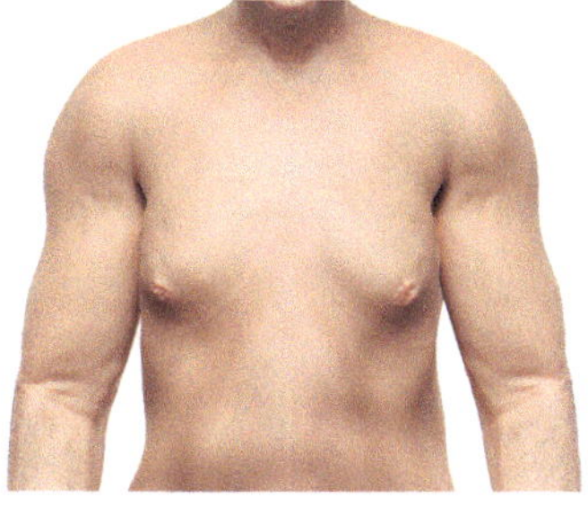

◘ **Abb. 3.23**   Die Abbildung zeigt eine Planzeichnung und das mögliche Ergebnis einer Brustwandstraffung. (Mit freundlicher Genehmigung von Sven Stober)

zu verändern. Die Eingriffe sind meist überschaubar, das Risikoprofil ist moderat und der Effekt ist hervorragend.

Sie haben selbst gemerkt, dass es ganz unterschiedliche Techniken und Möglichkeiten für eine Brustwandstraffung gibt. Daher variieren auch die Kosten sehr. Eine einfache Absaugung mit Brustdrüsenentfernung wird bei einigen Kollegen bereits ab 2000 Euro oder auch weniger angeboten. Dagegen sind Kosten von bis zu 7500 Euro für komplexe Brustwandstraffungen zu berechnen. Wie bei allen Operationen, die in Eigenleistung durchgeführt werden, kommt die Mehrwertsteuer noch hinzu.

- **Zusammenfassung Brustentfernung/ Brustwandstraffung**

Operationszeit: 60 Min.–mehrere Stunden.

Narkoseform: Lokale Betäubung, Dämmerschlaf oder Vollnarkose.

Aufenthalt: ambulant oder stationär, je nach Umfang.

Nachbehandlung im Überblick:
- Thromboseprophylaxe: Bei Brustwandstraffungen für den Aufenthalt.
- Fadenentfernung: ggf. nach 12–14 Tagen im Bereich der Brustwarze.
- Kompressionsbekleidung: konsequent für mindestens 8 Wochen, bei Bedarf länger.
- Duschen: ab sofort erlaubt, siehe Bemerkungen im Text.
- Antibiotikum: wenn überhaupt, nur Einmalgabe im Operationssaal.
- Schonung: je nach Umfang unterschiedlich.

- Sportpause: 4–8 Wochen, je nach Umfang.
- Arbeitsunfähigkeit: 3 Tage bis 6 Wochen je nach Umfang und Tätigkeit.

3.6 Die untere Rumpfregion

3.6.1 Einleitung und Anatomie

Die untere Rumpfregion ist viel mehr als nur die Fettschürze. Sie ist ein komplexes Zusammenspiel von mehreren Arealen am Körper, die sich gegenseitig beeinflussen. Daher muss die Region auch im Gesamtbild betrachtet werden, um ein harmonisches Endergebnis zu erreichen (◘ Abb. 3.24; ◘ Abb. 3.25).

Auf den beiden Abbildungen werden zwei typische Ausgangssituationen nach einer drastischen Gewichtsabnahme bei einer Frau und einem Mann gezeigt. Gut zu erkennen ist, dass die gesamte untere Rumpfregion miteinander zusammenhängt.

Streben Sie eine Straffungsoperation in dieser Region an? Haben Sie z. B. den Wunsch nach einer Bauchdeckenstraffung? Dennoch, auch wenn Sie „nur" der Bauch stört, Sie sollten sich auch immer die gesamte untere Rumpfregion ansehen. Diese Analyse ist notwendig, um ein möglichst anspruchsvolles und gutes Ergebnis zu erreichen. Dahingehend ist es notwendig, dass Ihrem Behandler auch die gesamte Rumpfregion vertraut ist und die gesamte Bandbreite der Operationen in der unteren Rumpfregion anbietet. Ein Behandler, der z. B. keine

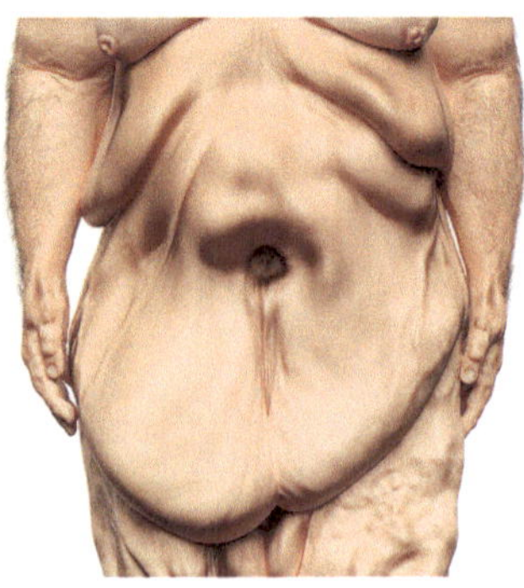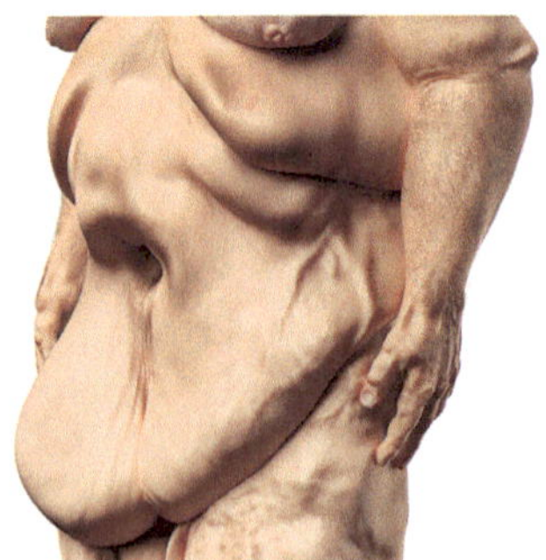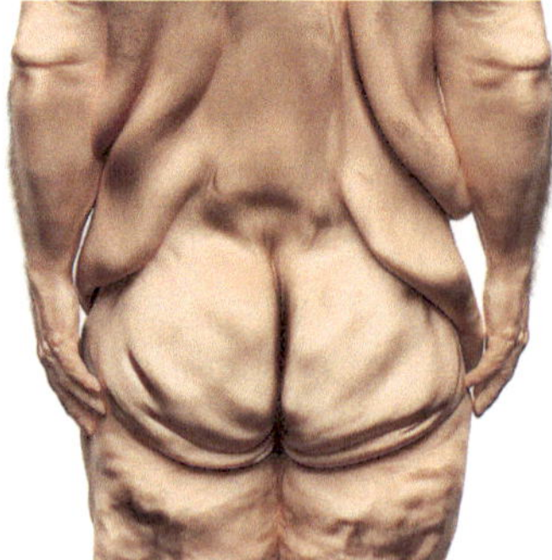

◘ **Abb. 3.24** Erschlaffte Rumpfregion beim Mann. (Mit freundlicher Genehmigung von Sven Stober)

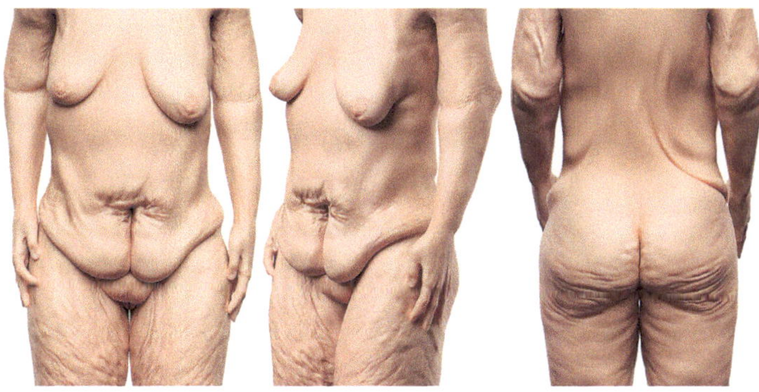

zirkulären Bodylifts durchführt, wird kein oder nur selten ein zirkuläres Bodylift empfehlen und an einen Kollegen verweisen. Zumindest ist uns das nur extrem selten untergekommen. Eine allumfassende Beratung ist ein wichtiges Qualitätskriterium, um für die Betroffenen und den Behandler ein zufriedenstellendes Ergebnis zu erreichen.

Anatomisch verstehen wir die untere Rumpfregion von knapp unterhalb des Brustbeins, den unteren Rippen zum Schambereich und den Leistenregionen übergehend zum Gesäß. Dabei sind die Flanken (seitliche Region als Übergang zwischen vorderer und hinterer Rumpfwand) und Oberschenkel an Vorder- und Rückseite mit inbegriffen.

Im Rahmen der Untersuchung wird der Behandler die Hautüberschüsse, das verbliebene Fettgewebe und Verteilung dieser mit in Betracht beziehen. Liegt ein Auseinanderweichen der geraden Bauchmuskulatur vor (Rektusdiastase)? Liegen ggf. Bauchwandschwächen vor? Sind die Weichteile an den seitlichen Oberschenkeln abgesackt oder noch gut in Form, wie tief sind die Gesäßweichteile abgesunken? Ist eine Fettabsaugung in Kombination sinnvoll? Sind Narben in diesen Bereichen lokalisiert, die eine Operationsänderung bedingen würden? All diese Informationen sind für eine OP-Planung wichtig (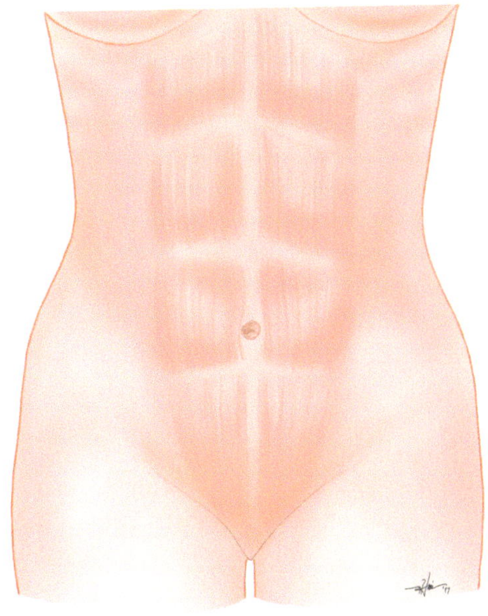 Abb. 3.26; Abb. 3.27).

In der ersten Abbildung sehen Sie die „normale Anatomie", wenn keine Auseinanderweichung der Bauchmuskulatur vorliegt. In der Abbildung Nr. 2 sehen Sie, wie sich eine Rektusdiastase gebildet hat.

Eine Rektusdiastase entsteht durch einen zu hohen Druck im Bereich der Bauchhöhle. Ursachen hierfür sind Fettleibigkeit und oder Schwangerschaften. Als wichtiger Gegenspieler zur Rückenmuskulatur ist eine funktionierende Bauchmuskulatur unabdingbar. Folge einer Rektusdiastase ist zum Beispiel eine Bauchwandinstabilität, die ggf. auch Schmerzen verursachen kann. Zudem wirkt der Bauch häufig aufgetrieben und gebläht.

Je nachdem, welche operative Maßnahme oder auch Maßnahmen zur Korrektur der Rumpfwand notwendig sind, werden diese in

Abb. 3.26   „normale Anatomie"

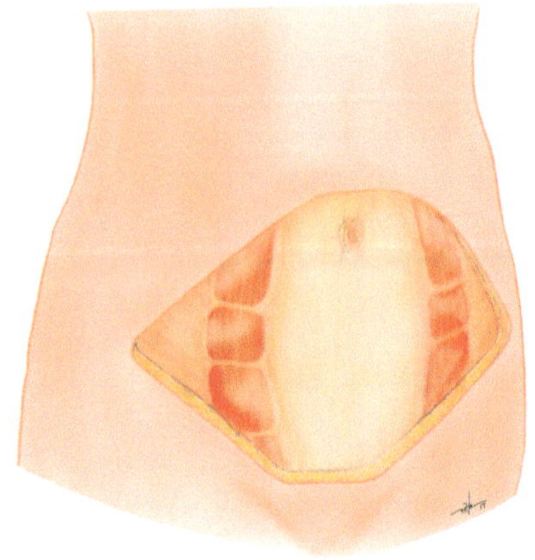

Abb. 3.27 Erweiterte Rektusdiastase

Ihrem individuellen Therapieplan empfohlen. Dabei werden prinzipiell folgende Eingriffe voneinander unterschieden:

1. Fettschürzenentfernung: Hier erfolgt eine reine Entfernung (wir nennen das auch Resektion) der Fettschürze ohne eine wesentliche Straffung der Rumpfwand und auch in der Regel ohne ein Versetzen des Bauchnabels, aber dafür manchmal mit einer Bauchnabelentfernung.
2. Bauchdeckenstraffung: Es erfolgt eine Straffung der gesamten vorderen unteren Rumpfwand über einen Schnitt vom Beckenkamm über den Schambereich hin zum Beckenkamm der Gegenseite. Dabei wird der Bauchnabel versetzt und ggf. eine zusätzliche Fettabsaugung der Flanken durchgeführt, um den Übergang anzupassen.
3. Beim zirkulären Bodylift erfolgt dagegen eine Straffung von Bauch, Schamregion, Flanken, Rücken und Gesäß. Indirekt erfolgt auch eine leichte Straffung der Oberschenkelinnenseiten. Weitere Eingriffe im Bereich der rückseitigen unteren Rumpfwand sind eine Rückenstraffung und eine Gesäßstraffung.

Zwischen diesen Verfahren sollte individuell unterschieden werden und ein Behandlungsplan für diese Region in den Gesamtbehandlungsplan integriert werden.

Die weiteren Details zwischen den einzelnen Optionen zu Behandlung der unteren Rumpfwand werden wir in den folgenden Abschnitten besprechen.

3.6.2 Fettschürzenoperation

Die Fettschürzenoperation oder Dermolipektomie, wie diese auch manchmal genannt wird, ist eine Operation, bei der lediglich überschüssiges Haut-Fettgewebe entfernt wird. Ein wesentlicher Straffungseffekt der Rumpfwand erfolgt durch diese Operation nicht.

Besonders bei Patienten, die noch sehr fettleibig sind oder bereits eine Gewichtsreduktion hinter sich haben, aber noch bei einem hohen Körpergewicht verharren und nicht weiter abnehmen können, ist diese Maßnahme bei medizinischer Begründung die richtige.

Medizinische Begründungen oder Indikationen sind eine übergroße Fettschürze, die für Beschwerden wie ein chronisches Wundscheuern sowie Pilz- und bakterielle Infektionen im Bereich der Hautumschlagsfalten und des Bauchnabels verantwortlich sind. Manchmal sind die Fettschürzen so extrem, dass offene Wunden allein durch die Größe und schlechte Durchblutung der Fettschürze durch Wassereinlagerungen und Schwellungen entstehen. Vereinzelt haben wir Patienten, die mit regelrechten Ulzerationen (chronisch offenen Wunden) zu uns kommen. Diese Betroffenen sind sehr besonders zu behandeln, da hier einiges bedacht und beachtet werden muss. Das Wichtigste dabei ist, dass wir Ärzte ungern Operationen bei offenen Wunden durchführen, da wir die Komplikation einer Wundinfektion fürchten, aber auch hier müssen wir manchmal Kompromisse für die Gesundheit des Betroffenen eingehen (Abb. 3.28; Abb. 3.29).

Während der Operation wird, im Gegensatz zur Bauchdeckenstraffung, keine innere Straffung der auseinandergewichenen Bauchmuskeln (Rektusdiastase) durchgeführt. Details zur Rektusdiastase finden Sie im folgenden Abschnitt „Bauchdeckenstraffung". Je nach Gegebenheit wird der Bauchnabel komplett mit entfernt, eine

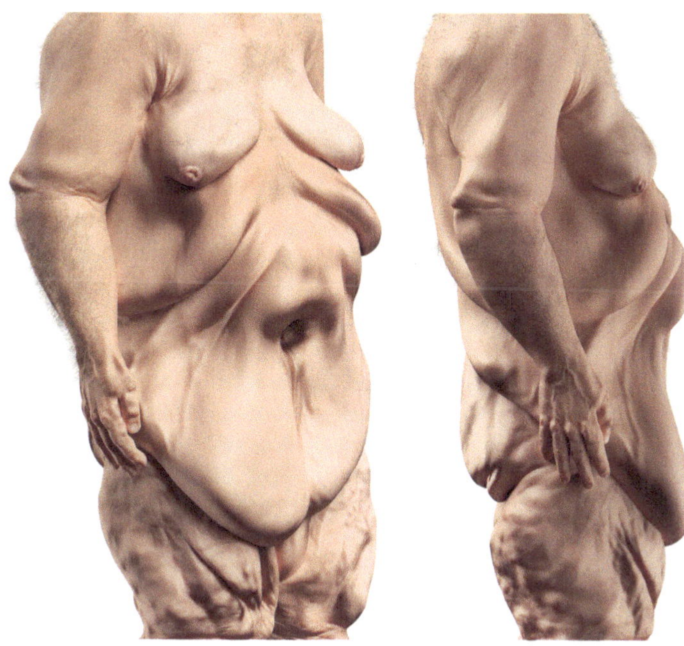

Abb. 3.28   Beispiel einer Fettschürze. (Mit freundlicher Genehmigung von Sven Stober)

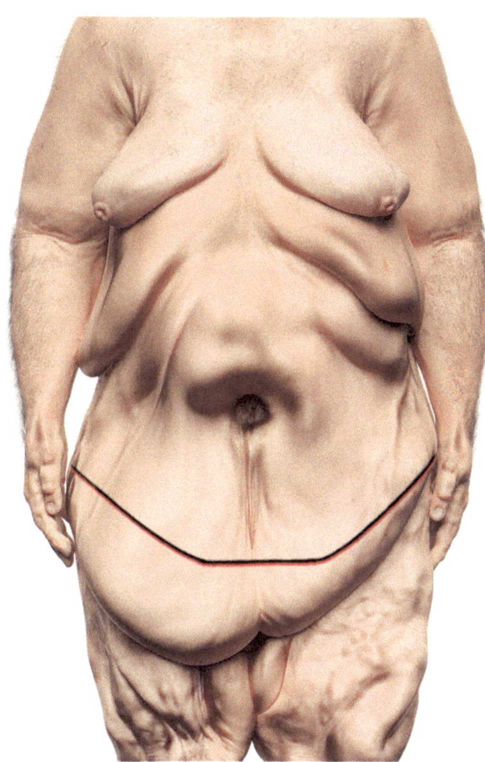

Abb. 3.29   Schnittführung Fettschürzenentfernung. (Mit freundlicher Genehmigung von Sven Stober)

Bauchnabelversetzung findet nur in seltenen Ausnahmefällen statt.

Das Risiko, eine Komplikation zu erleiden, ist – auch wenn keine offenen Wunden vorliegen – aufgrund der noch bestehenden Fettgewebsmassen bei den Betroffenen relativ hoch. Weiter erschwerend sind die meist zu diesem Zeitpunkt noch bestehenden Nebenerkrankungen. Daher muss eine Operation genau abgewogen werden.

Eine Gewebemobilisierung zur Straffung erfolgt aufgrund des Risikos für ein Absterben des mobilisierten Gewebes und der Entwicklung einer Wundheilungsstörung nicht. Das zu erwartende ästhetische Ergebnis ist mäßig, der Eingriff erfolgt schwerwiegenden medizinischen Gründen und Abwägung des Komplikationspotenzials.

Die Operation an sich ist relativ schnell erklärt. Die Operation erfolgt immer in einer Vollnarkose und in Rückenlage. Die Schnittführung wird in der Umschlagsfalte der Fettschürze angelegt. Es erfolgt lediglich eine Entfernung der Weichteile, die im Überschuss sind, jedoch ohne Straffung. Der Bauchnabel wird je nach Position belassen und nicht versetzt oder aber in manchen Fällen entfernt. Anschließend erfolgt ein Wundverschluss mit stabilen Hautfäden. Die Hautfäden sind je nach Gegebenheiten selbstauflösend oder später nach 2–3 Wochen zu entfernen. Sie fragen sich sicherlich, warum die Fäden so lange einliegen bleiben, aber das ist notwendig, damit eine stabile und ausreichende Abheilung vor der Fadenentfernung erreicht ist und die Wunde nach dem Fadenzug nicht wieder aufreißt (◘ Abb. 3.30).

In der Abbildung zeigt sich die Anzeichnung einer Fettschürzenoperation, dabei wird das rot schraffierte Areal entfernt. Die Narbe entsteht auf Höhe der schwarzen Linie.

Es werden zwischen zwei und sechs Drainagen eingelegt. Nach der Operation wird ein Bauchgurt angelegt, dieser ist bis zu drei Monate zu tragen. Im Bett nach der Operation angekommen, werden Sie in eine Stufenbettlagerung gelegt; dadurch wird die Naht entlastet und die Wundheilung unterstützt. In den ersten Tagen nach der Operation sollten Sie sich schonen, damit die Wunden nicht aufreißen. Aber aufstehen sollten sie dennoch spätestens am Tag nach der Operation. Eine stationäre Behandlung (also eine Behandlung im Krankenhaus) ist für etwa sieben bis zehn Tage notwendig, in manchen Fällen mit Komplikationen auch länger.

Die Risiken bei der Operation sind im Vergleich zu einer Bauchdeckenstraffung bei einem

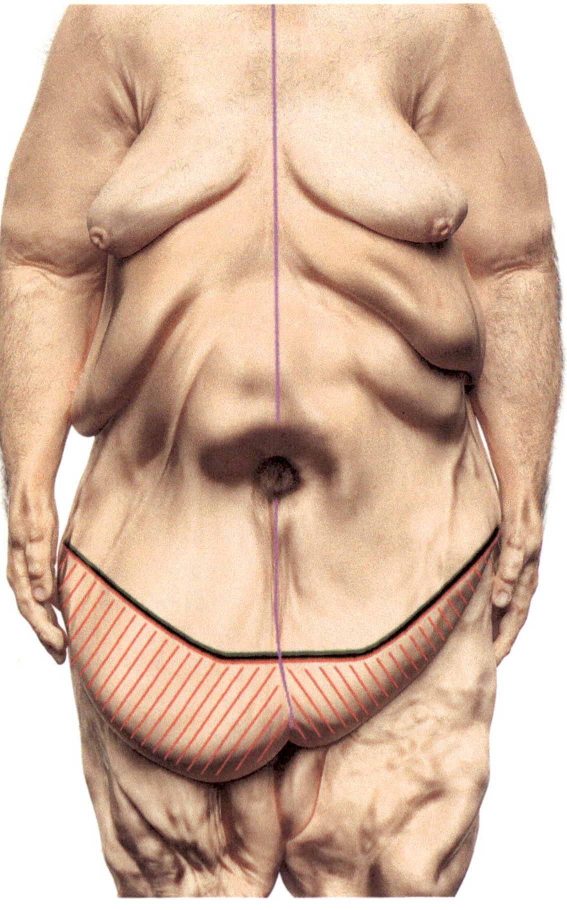

◘ Abb. 3.30 Fettschürze – Anzeichnung der überschüssigen Weichteile. (Mit freundlicher Genehmigung von Sven Stober)

normalgewichtigen oder zumindest fast normalgewichtigen Betroffenen wesentlich höher. Typische Risiken sind Wundheilungsstörungen und Wundinfektionen der Naht, ebenso kann es zu Wundwasserbildungen und sog. Fettgewebsnekrosen kommen. Fettgewebsnekrosen sind absterbende Fettgewebsanteile, die sich langsam verflüssigen und ein trübes Sekret bilden. Diese entstehen durch eine nicht ausreichende Fettgewebsdurchblutung, typisch für diese Art der Operation bei noch massiv vorhandenem Fettgewebspolster. Gegebenenfalls ist für eine nachhaltige Behandlung dieser Komplikationen eine weitere operative Behandlung notwendig.

Wie Sie selbst schon herauslesen, ist die Fettschürzenentfernung keine Operation, nach der Sie ein ästhetisch ansprechendes Ergebnis erwarten können. Dennoch gewinnen die Betroffenen ein ganzes Stück Lebensqualität zurück. Eine leichtere und freiere Beweglichkeit bei jeder Bewegung ist nur eine der neu gewonnenen Freiheiten nach dieser Operation.

> **Merke**
> Eine reine Fettschürzenentfernung ist eine selten durchgeführte Operation bei meist noch bestehender, ausgeprägter Fettleibigkeit.

Eine Fettschürzenentfernung auf eigene Kosten durchzuführen, wenn keine medizinische Indikation besteht, ist keine gute Idee, da das Komplikationsrisiko viel zu hoch ist. Alternativ kann in einer ersten Operation das Fettgewebe abgesaugt und anschließend dann nach 3–6 Monaten eine Bauchdeckenstraffung durchgeführt werden. Ob ein solches Vorgehen möglich und/oder auch sinnvoll ist, muss Ihr Behandler mit Ihnen besprechen.

■ **Zusammenfassung Fettschürzenentfernung**

Operationszeit: 1,5–3 Stunden.
Narkoseform: Vollnarkose.
Aufenthalt: mindestens 7 Tage.
Nachbehandlung im Überblick:

- Thromboseprophylaxe: bis zur ausreichenden Mobilisierung.
- Fadenentfernung: nach 2–3 Wochen.
- Kompressionsbekleidung: Bauchgurt für 6–8 Wochen.
- Duschen: bei Erreichen stabiler Wundverhältnisse.
- Antibiotikum: für die Dauer der stationären Behandlung, ggf. länger.
- Schonung: 4–6 Wochen körperliche Schonung.
- Arbeitsunfähigkeit: 4–6 Wochen.

3.6.3 Bauchdeckenstraffung

Leiden Sie, wie die meisten anderen nach einer Gewichtsabnahme auch, unter einem Hautüberschuss am Bauch? Dann ist eine Bauchdeckenstraffung vielleicht genau die richtige Maßnahme für Sie. Die Bauchdeckenstraffung (Abdominoplastik, Bauchstraffung) ist die häufigste, nach einer drastischen Gewichtsreduktion durchgeführte Operation. Es ist ein Eingriff, bei dem die vordere Rumpfwand (Oberbauch, Unterbauch und ansatzweise die Flanken) gestrafft werden. Dieses geschieht über eine Entfernung von überschüssigem Haut- und Fettgewebe. Dabei wird vom Plastischen Chirurgen ein Schnitt von der Beckenkammregion der einen Seite über die Schamregion bis hin zur Gegenseite geführt. Modifikationen bzw. Erweiterungen sind z. B. die Fleur de lis-Technik, bei der auch eine Narbe in der vertikalen Mittellinie platziert wird und so ein zusätzlicher Straffungseffekt in der vertikalen Ebene erfolgt (Abb. 3.31).

Es gibt noch weitere Techniken der Bauchdeckenstraffung, wie zum Beispiel die Mini-Bauchdeckenstraffung, die bei Patienten nach drastischem Gewichtsverlust eigentlich nie zum Tragen kommt.

Eine weitere Modifikation ist die sog. „umgekehrte Bauchdeckenstraffung", bei der ein Schnitt unterhalb beider Unterbrustfalten platziert wird und die Weichteile anstelle wie bei der klassischen Bauchdeckenstraffung nicht fußwärts, sondern kopfwärts gestrafft werden. Dabei können die Überschüsse in die Brüste

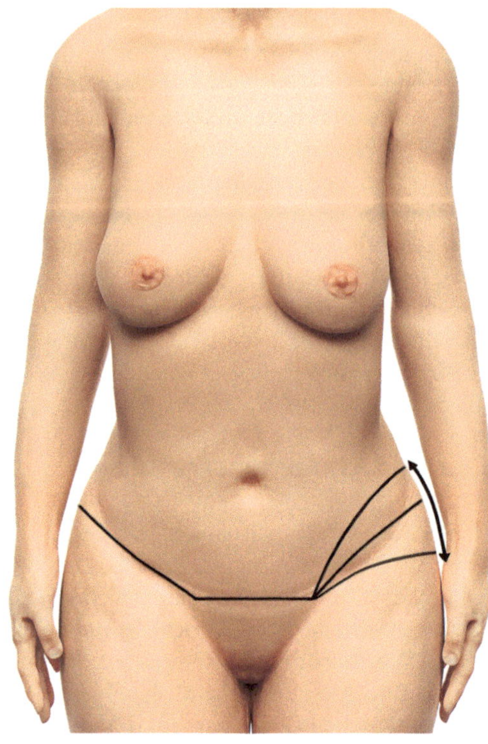

Eine Bauchdeckenstraffung ist strikt von einer Fettschürzenentfernung und einem zirkulären, unterem Bodylift zu trennen. Im Gegensatz zur Fettschürzenentfernung wird bei einer Bauchdeckenstraffung die gesamte vordere Rumpfwand gestrafft und die Bauchnabelöffnung, unter Belassen des Bauchnabels vor Ort und an seiner Durchblutung aus dem Bauchraum, versetzt.

Die reine Fettschürzenentfernung wird wie bereits beschrieben bei einer noch bestehenden, massiven Fettschürze, die gesundheitlichen Beeinträchtigungen mit sich bringt, durchgeführt. Bei den meisten Patienten besteht zum Zeitpunkt der Fettschürzenentfernung eine noch nicht ausreichende Gewichtsreduktion. Die Haut ist nicht hauptsächlich erschlafft, sondern pralle Fettmassen formen eine Schürzen- Rettungsringform um den Bauch herum. Bei der Fettschürzenentfernung wird weder der Bauchnabel versetzt noch eine bestehende Rektusdiastase verschlossen. Die Risiken einer Gewebeunterminierung zum Zwecke einer Straffung wären bei diesen Patienten viel zu groß. In unserem klinischen Alltag führen wir Fettschürzenentfernungen sehr selten durch, da es für diese Operation durch die Etablierung der bariatrischen Chirurgie keinen Grund mehr gibt.

Dagegen strafft ein zirkuläres Bodylift die gesamte untere Rumpfregion. Was das genau bedeutet, werden Sie im anschließenden Abschnitt im Detail lesen.

Eine gute Voraussetzung für eine Bauchdeckenstraffung ist ein annähernd normales Körpergewicht, möglichst kein übermäßiges Übergewicht. Je weniger Unterhautfettgewebe vorhanden ist, desto besser lässt sich die Maßnahme durchführen, desto niedriger sind die Risiken und desto besser ist das Ergebnis.

Die Haut-Weichteilüberschüsse sollten sich möglichst auf die vordere Rumpfwand beschränken und nicht weit über die Flanken zum Rücken fortgeleitet sein. Zudem sollte das Gesäß nicht sehr stark erschlafft und die Weichteile nicht zu sehr abgesunken sein. Ist dieses bei Ihnen der Fall, so ist evtl. eine zirkuläre untere Rumpfstraffung (Bodylift) der besser geeignete Eingriff für

Abb. 3.31 Die resultierende Narbe einer klassischen Bauchdeckenstraffung kann steil oder auch flach geplant werden. Im Fachjargon sprechen wir hier von einem „high" bzw. „low" cut. (Mit freundlicher Genehmigung von Sven Stober)

zur Eigengewebsbrustvergrößerung platziert werden. Nachteil dieser Technik sind die durchgehenden Narben, die sich im Verlauf auch verbreitern können.

Während einer klassischen Bauchdeckenstraffung wird in der Regel zudem eine innere Straffung durch Raffung einer gegebenenfalls vorhandenen Rektusdiastase durchgeführt. Der Begriff Rektusdiastase wird im Abschnitt „Anatomie der unteren Rumpfregion" im Detail erläutert und bedeutet ein Auseinanderweichen der geraden Bauchmuskulatur. Dieses Auseinanderweichen wird in diesem Schritt über eine Annäherungsnaht wiederhergestellt. Vorstellen kann man sich das wie ein inneres Korsett. Ebenso erfolgt bei einer Bauchdeckenstraffung auch meist eine Anhebung des Schambereichs. Was heißt meist? Je nach Technik, die Ihnen Ihr Chirurg empfiehlt.

Sie. Wird ein einem solchen Fall dennoch eine Bauchdeckenstraffung durchgeführt, können sich an den seitlichen Ausläufern Hautüberschüsse bilden (sog. Dog-Ears), die ein unschönes Ergebnis bedingen können.

Um dieses zu verhindern, können die verursachenden Fettpolster während der Operation an den Flanken chirurgisch oder per Absaugung ausgedunnt werden. Nicht in allen Fällen lassen sich jedoch diese Dog-Ears vollständig vermeiden; das liegt in der Begrenzung des Schnittes und der Technik, denn da Sie bei dieser Operation auf dem Rücken liegen, kann der Schnitt nur an der Vorderseite erfolgen. Eventuell muss in einem zweiten Schritt dann eine Korrektur dieser Überschüsse erfolgen.

Neben der klassischen horizontalen Schnittführung ist eine weit verbreitete Methode die sog. Fleur de lis Technik. Bei dieser erfolgt neben der horizontalen Schnittführung, wie bereits oben beschrieben, zusätzlich ein vertikaler Schnitt. Hierdurch kann, wenn notwendig, eine zusätzliche Straffung in der vertikalen Ebene erfolgen. Dabei reicht die vertikale Schnittführung meist vom Brustbein bis zur Schamregion. Manchmal reicht es auch, den Schnitt bis in den Oberbauch zu führen. Diese Narbe, die nach der Operation entsteht, ähnelt einem auf dem Kopf stehenden „T", daher wird diese Technik auch als T-Schnitt bezeichnet. Diese vertikale Schnittführung weist neben dem besagten Vorteil der zusätzlichen Straffung auch einige Nachteile auf. Die Nachteile sind schlecht zu kaschierende Narben, denn diese verlaufen einmal über den gesamten Bauch. Im Gegensatz zur horizontalen Narbe, die in den meisten Fällen auch bei kurzer Bekleidung gut verdeckt werden kann, ist die lange vertikale Narbe wesentlich auffälliger. Weiterhin steigt das Risiko einer Wundheilungsstörung durch eine weitere Verringerung der Durchblutung der entstehenden Gewebelappen durch den zusätzlichen Schnitt. Dabei ist das Areal, an dem sich die drei Gewebelappen treffen (in der Mitte über der Schamregion), die sog. Trifurkation, die häufigste Stelle für Wundheilungsstörungen. Wir versuchen, wenn möglich, eine horizontale Narbe zu vermeiden, aber es muss immer das

Optische, Medizinische und Notwendige in die Waagschale geworfen werden. Dieser Sachverhalt muss vorab mit Ihnen besprochen werden, damit wir wissen was Ihr Anliegen ist und ob Sie überhaupt eine vertikale Narbe in Kauf nehmen würden oder nicht. Hier muss weiter ausgeführt werden, dass die Krankenkassen einer Bauchdeckenstraffung meist unter dem Aspekt der Besserung der funktionellen Beschwerden zustimmen und für den Chirurgen immer eine Grenze zu funktionell notwendig und ästhetisch notwendig zu ziehen ist. Wie weit reicht eine funktionelle Wiederherstellung? Gehört auch eine weitreichende, angleichende Straffung oder Fettabsaugung dazu? Hier gilt es auch gegenüber der Krankenkasse, nachvollziehbare und ehrliche Grenzen zu ziehen.

> **Merke**
> Der „T-Schnitt" ist besonders für Sie geeignet, wenn Sie ausgeprägte Überschüsse am Oberbauch haben, sich keinem Bodylift unterziehen wollen und eine bestmögliche Straffung wünschen. Es sei aber hier angemerkt, dass ein zirkuläres Bodylift nicht immer einen Bauchdecken T-Schnitt verhindern kann.

Im Rahmen jeder Bauchdeckenstraffung führen wir ein umschriebenes Schamhügellifting (=Schamhügelanhebung) durch. Dieses entspricht nicht einer als eigenständige Operation zu verstehenden Schamhügelstraffung. Es handelt sich um ein Anheben der abgesackten Schamhügelweichteile ohne eine Ausdünnung des Volumens oder der Haut im direkten Schamhügelbereich. Dieses kann sicherlich im Rahmen der Operation mit erfolgen. Die Kosten dafür sind in Eigenleistung zu zahlen.

Es gibt Umstände, bei denen eher keine Bauchdeckenstraffung durchgeführt werden sollte.

Gegen eine klassische Bauchdeckenstraffung sprechen Narben im Bereich des rechten und linken Oberbauches, besonders lange horizontale Narben können problematisch sein.

Wichtig hierbei ist für den Plastischen Chirurgen zu wissen, durch welche Operationen oder Verletzungen die Narben entstanden und wie alt die Narben sind. In den meisten Fällen kann eine modifizierte Technik zur Bauchdeckenstraffung durchgeführt werden. Dabei muss jedoch die Schnittführung der Bauchdeckenstraffung anders positioniert werden, wodurch die endgültigen Narben nicht wie bei der klassischen Technik gut verborgen werden können. Die Narbe kann im ungünstigsten Fall auch mal mitten über den Bauch verlaufen. Kleine Narben, wie sie beispielsweise von endoskopischen Operationen herrühren, sind dabei kein Problem. Ebenso sind Narben im Unterbauchbereich (z. B. nach einer Blinddarmentfernung oder einem Kaiserschnitt) fast nie ein Problem.

Des Weiteren müssen Nebenerkrankungen wie eine Erkrankung der Herzkranzgefäße, Zuckerkrankheit (Diabetes mellitus), Gerinnungsstörungen oder auch das Rauchen und geplante Schwangerschaften mit dem Arzt vor der anstehenden Operation besprochen werden.

In seltenen Fällen kann eine Ultraschalluntersuchung (Sonographie) der Bauchdecke zum Ausschluss von Bauchwandbrüchen notwendig sein. Eine Bauchdeckenstraffung wird typischerweise in Vollnarkose durchgeführt. Einige wenige Kollegen führen diese in einer lokalen Betäubung durch. Die Nachteile einer lokalen Betäubung überwiegen um ein Vielfaches die Vorteile, daher raten wir von einer Bauchdeckenstraffung in lokaler Betäubung ab.

Auch auf die Gefahr, dass wir uns wiederholen: Bei der Bauchdeckenstraffung sind viele verschiedene Schnittführungen möglich, deshalb erfolgt die Positionierung des Schnittes und der damit entstehenden Narbe keinem fixen Schema, sondern muss den aktuellen Gegebenheiten individuell angepasst werden. Hierbei werden Ihre Wünsche, anatomische Gegebenheiten, Sichtbarkeit der Narben sowie Spannungslinien und Qualität der Haut bedacht werden.

Die Schnittführungslinien werden unmittelbar vor der Operation im Stehen und Liegen angezeichnet. Wenige Betroffene haben eine ganz konkrete Vorstellung, wo die Narben positioniert werden sollen, z. B. weil ein bestimmtes Kleidungsstück getragen werden soll, ohne dass die Narben sichtbar sind. In diesen Fällen empfehlen wir, vor der Operation nur mit diesem Kleidungstück gekleidet ins Solarium zu gehen und einen Negativabdruck durch Hautbräune zu erstellen. Somit ist beim Anzeichnen genau zu sehen, wo die Narben positioniert werden können, ohne dass diese nach außen sichtbar sind. Natürlich muss man nicht ins Solarium, sondern kann das Kleidungsstück auch einfach zum Anzeichnen vor der Operation mitbringen.

Es muss jedoch angefügt werden, dass es in den meisten Fällen einen Idealverlauf einer Schnittführung in den beschriebenen Umschlagsfalten gibt und ein Abweichen nicht immer sinnvoll ist. Generell unterscheiden wir eine vom seitlich des Schambereichs flache, moderate und steile Schnittführung zu den Flanken hin.

> **Merke**
> In den meisten Fällen bietet sich beim ersten Blick bereits ein idealer Narbenverlauf in den natürlichen Hautfalten an. Diesen Narbenverlauf werden wir Ihnen empfehlen.

■ Die Operation im Detail – Schritt für Schritt

Am Aufnahme- und Operationstag erfolgt die Anzeichnung und Fotodokumentation.

Die Anzeichnung für eine Bauchdeckenstraffung erfolgt entkleidet im Stehen und Liegen. Wenn eine Fettabsaugung der Flanken oder einer anderen Region geplant wird, so werden die Areale mit markiert.

Eine klassische Anzeichnung würde folgendermaßen aussehen (◘ Abb. 3.32):

Bevorzugt bei den meisten Chirurgen sind tief gelegene Schnittführungen, um die späteren Narben möglichst gut kaschieren zu können. Der tiefe horizontale Schnitt knapp über dem Schamhügel läuft zu beiden Seiten hin zum vorderen Darmbeinstachel (dem oberen, seitlichen Becken) aus, kann aber auch fußwärts an den

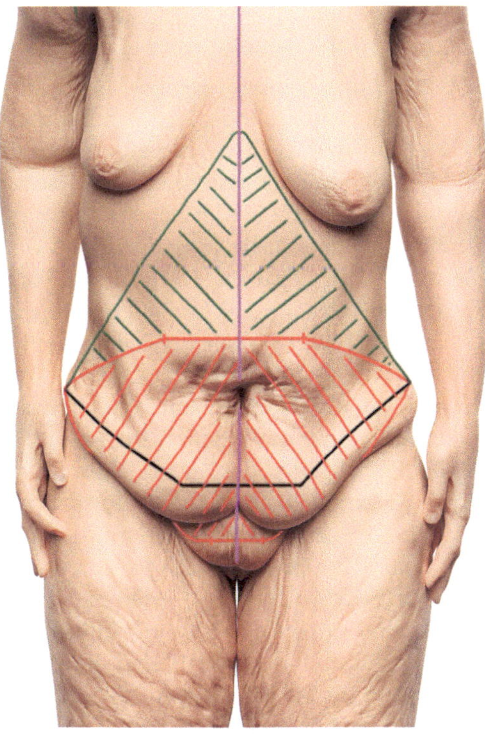

Hüften nach hinten verlaufen. Die Steilheit des Schnittes kann somit variieren.

Nach der Markierung geht es in den Operationssaal, dort folgt zunächst die Narkoseeinleitung. Oftmals wird ein Blasenkatheter gelegt. Dieses ist von Klinik zu Klinik unterschiedlich. Der Blasenkatheter kann am Ende der Operation oder nach einem Tag entfernt werden.

Standardmäßig erfolgt dann ein steriles Abdecken und das Einspritzen einer adrenalinhaltigen Lösung in den Hautschnittbereich, um die Wundrandblutungen zu verringern.

Anschließend wird am Unterrand der Markierung die Haut durchtrennt und das umliegende Gewebe kopfwärts in Richtung Bauchnabel von der Bauchmuskulatur abgehoben bzw. mobilisiert. Bei dieser Operation wird der Bauchraum, in dem die Organe sind, nicht eröffnet, es sei denn versorgungsbedürftige

Bauchwandbrüche oder Verwachsungen von Voroperationen liegen vor. Eine ungeplante Bauchhöhlenöffnung ist eine absolute Rarität.

Wird bei der Ablösung der Weichteile der Bauchnabel erreicht, so wird dieser umschnitten und an seiner sicheren und ortsständigen Durchblutung aus dem Bauchraum belassen.

Oberhalb der Bauchnabelregion wird die Gewebeablösung in Richtung Brustbein fortgesetzt.

Zeigt sich ein Auseinanderweichen der bindegewebigen Platte zwischen den Anteilen der beiden Muskelbäuche der geraden Bauchmuskulatur (Rektusdiastase), so wird diese im nächsten Schritt mit stabilen Nähten gerafft. Über diese Raffung erfolgt eine Stabilisierung der Bauchwand und gleichzeitig eine neue Taillierung der Körperkontur. Diese Raffung wird auch als „inneres Stützkorsett" bezeichnet. Dieses ist besonders bei Frauen ein erwünschter Effekt. Bei sehr schlanken Betroffenen ist der Effekt wesentlich deutlicher als bei anderen zu sehen. Nach dem Verschluss der Rektusdiastase bringen wir in diesen Bereich ein lokales Betäubungsmittel ein, um Schmerzen nach dem Eingriff vorzubeugen. Wenn Sie nach der Operation ein Spannungsgefühl verspüren, dann kommt das meistens durch die Naht und Stabilisierung der Rektusdiastase (■ Abb. 3.33; ■ Abb. 3.34).

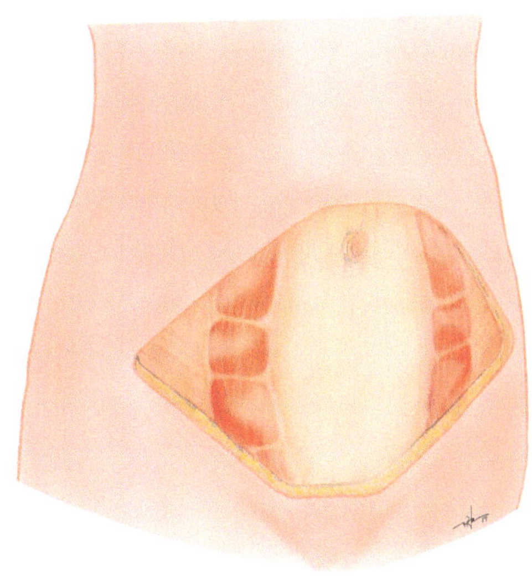

■ Abb. 3.33   Rektusdiastase (auseinandergewichene Bauchmuskeln vor Naht)

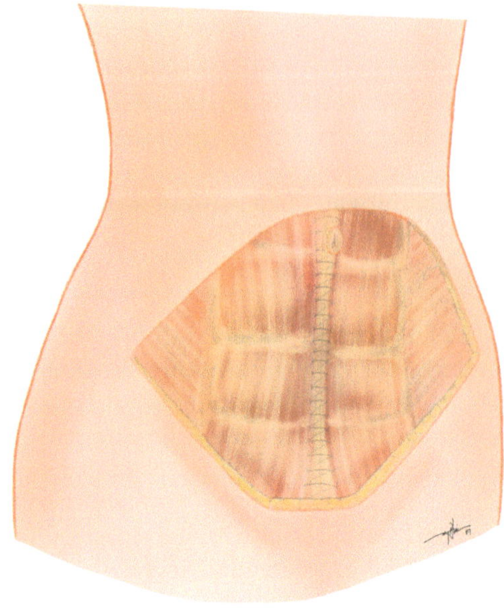

Abb. 3.34 Verschluss der Rektusdiastase durch eine Naht

Die Abbildungen zeigen, wie sich die auseinandergewichenen Bauchmuskeln durch eine Naht wieder aneinander annähern. Dieses geschieht mit einer durchgehenden, fortlaufenden Naht.

Sollte es sich um eine rein ästhetische Operation handeln, kann in diesem Moment eine weitere Fettentfernung im Sinne einer Ausdünnung der verbleibenden Fettschicht der Bauchdecke erfolgen. Wir nennen das in Fachkreisen „subscarpale Fettresektion". Hierdurch ist eine rein ästhetische Verbesserung des Gesamtergebnisses zu erreichen.

Es folgt anschließend die Festlegung der überschüssigen Areale. Hierfür wird der Operationstisch in eine Hüftbeugestellung gefahren (die Oberschenkel werden dem Körper angenähert). Durch dieses Manöver kann trotz einer ausgedehnten Bauchwandstraffung ein spannungsfreier Wundverschluss erfolgen.

Sind die überschüssigen Anteile festgelegt worden, so werden diese anschließend entfernt.

Wie bei allen Operationen wird eine Blutstillung immer wieder zwischendurch durchgeführt. Dann wird die neue Bauchnabelposition festgelegt und der Wundverschluss durchgeführt.

Der Wundverschluss beginnt mit dem Legen von 15–30 sogenannten „Ankernähten" oder „Quillting-Nähten", wie diese im Fachjargon genannt werden. Diese Nähte sind immens wichtig, formen, straffen und verringern die Gefahr einer überschüssigen Wundwasseransammlung (Serome). Folgendes gilt nicht nur für die Bauchdeckenstraffung, sondern für fast alle Straffungsoperationen. Die Nähte haben die Funktion, Toträume auszuschalten. Zwischen dem abgehobenen Haut-Unterhautfettlappen und der Bauchwand ist durch die Operation ein großer nicht natürlich angelegter Totraum entstanden. Über die Wundflächen, die dieser Raum bildet, sondert der Körper Wundflüssigkeit ab. Zwar sollen die im nächsten Schritt eingebrachten Drainagen diese Wundflüssigkeit und auch Blutungen, abtransportieren, aber dennoch ergibt sich folgende Problematik: durch körperliche Bewegung entstehen Scherkräfte an den Wundflächen in dieser Wundhöhle. Hierdurch wird die Sekretion, also Absonderung von Flüssigkeit gefördert. Auch wird durch die Scherkräfte die Heilung beeinträchtigt, da es auf Zellebene immer wieder zu neuen kleinen Mikrowunden kommt. Aber auch die Wundwasserabsonderung an sich hemmt die Heilung, denn wenn sich ein Flüssigkeitsfilm zwischen zwei Gewebeschichten bildet, können diese nicht miteinander verwachsen und abheilen. Werden jedoch Ankernähte eingebracht, wird die Bauchdecke direkt fixiert, die Schichten können miteinander verwachsen und die Sekretion durch die Scherkräfte wird deutlich verringert. Man kann sich das ähnlich einer inneren Schienung vorstellen. Hierdurch können die Drainagen viel schneller entfernt werden und die Pateinten werden oft früher oder bzw. ohne einliegende Drainagen entlassen. Seitdem wir diese Nähte durchführen, haben wir nur noch sehr selten Komplikationen, die mit Wundwasseransammlungen einhergehen. Es wird für diese Nähte selbstauflösendes Nahtmaterial verwendet. Wenn nach der Operation Einziehungen durch die Nähte sichtbar sind, verschwinden diese nach 3–6 Monaten gänzlich. Ein weiterer positiver Effekt dieser Nähte ist das gleichmäßige Verteilen der Zugkräfte auf die Naht. Hierdurch sind Wundheilungsstörungen seltener und die Narbenheilung bzw. das Narbenbild wird schöner.

Nach Positionierung der Ankernähte werden zwei von den besagten Drainagen eingelegt und über den Schambereich ausgeleitet. An den Drainagen liegt ein Sog an, um einen kontinuierlichen Abtransport von Flüssigkeit zur gewährleisten.

Der eigentliche Wundverschluss beginnt mit der Wiederherstellung bzw. Naht der festen bindegewebigen Fettzwischenschicht (Scarpafaszie). Hierdurch wird das Gewebe in der Tiefe fest vernäht bzw. verankert und durch den Zug über die Festigkeit der Faszie ein weiterer Straffungseffekt der umliegenden Areale wie Leisten und Oberschenkelregion erzielt. Gleichzeitig wird die eigentliche Wundnaht entlastet, wodurch hier die Wundheilung ungestörter ablaufen kann.

Die Naht erfolgt entweder fortlaufend oder als Einzelknopfnaht mit selbstauflösenden Fäden. Anschließend werden die Lederhaut (Corium) und dann die Oberhaut (Epidermis) jeweils mit selbstauflösenden Fäden genäht.

Der Bauchnabel wird entweder mit auflösenden Fäden oder nichtselbstauflösende Fäden vernäht, da hat jeder Chirurg seine eigene Wahrheit und Philosophie.

Ist eine Fettabsaugung zur Modellierung des Übergangs zwischen den Enden der Wundnaht und den Flanken vorgesehen, kann diese nun im nächsten Schritt erfolgen. Wir führen eine geplante Fettabsaugung dieser Regionen in der Regel nach der Beendigung der Hautnaht, zum Ende der Operation durch.

Nach Beendigung der Hautnaht oder Fettabsaugung wird auf die Wunden ein Pflasterverband aufgebracht. Wir verwenden hierfür gerne Hautklammerpflaster, darüber werden zusätzlich lang ausgezogene Kompressen über die Pflaster fixiert. Entweder wird ein angepasster Kompressionsanzug noch im OP angelegt oder ein Bauchgurt zur Kompressionsbehandlung. Die Narkose wird beendet und es erfolgt ein Transport in den Aufwachraum. Der Transport erfolgt auf dem immer noch geknickten OP Tisch, damit keine Spannung auf die Naht kommt.

Die Operationszeit variiert zwischen 1,5 und 4 Stunden, je nachdem wie aufwändig die Operation ist, mit oder ohne T-Schnitt, und Quillting-Nähte erfolgen und oder eine Fettabsaugung durchgeführt wird.

Im Bett angekommen, wird eine sogenannte Stufenbettlagerung zur Entlastung der Narbe eingestellt. Nach der Aufwachphase erfolgt die Verlegung auf die Station, wo Sie weiter betreut werden (▣ Abb. 3.35).

Die Abbildung zeigt ein typisches Ergebnis nach einer Bauchdeckenstraffung ohne

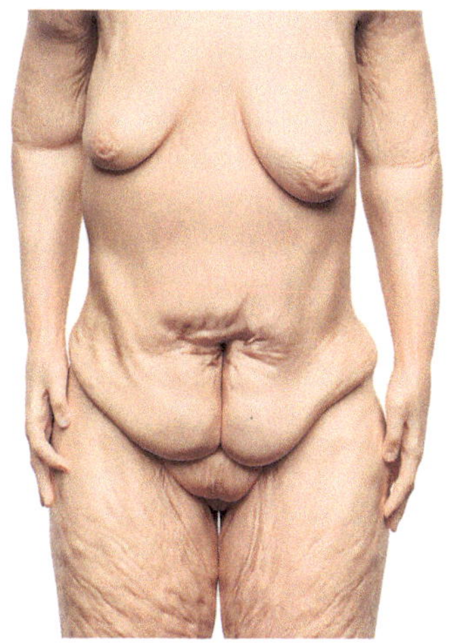

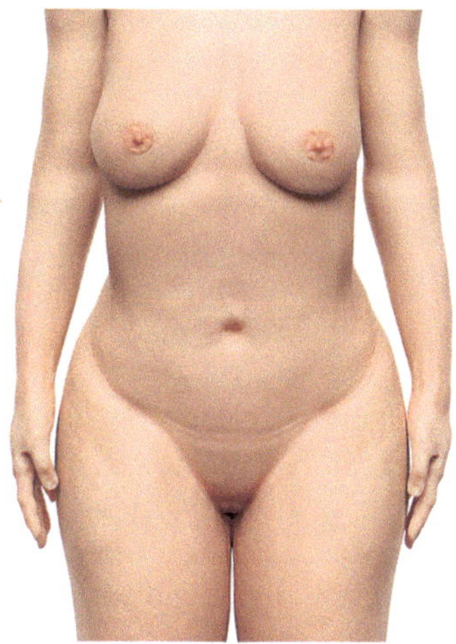

▣ **Abb. 3.35** Bauchdeckenstraffung im Vorher/Nachher Vergleich. (Mit freundlicher Genehmigung von Sven Stober)

T-Schnitt. Es sei angemerkt, dass bei der Patientin ebenso eine vergrößernde Bruststraffung durchgeführt wurde.

Per se spricht nichts dagegen, am Operationstag direkt aufzustehen, die meisten tun sich damit aber schwer und stehen erst am Folgetag nach der Operation auf. Das erste Aufstehen sollte immer unter Aufsicht und mit Hilfe einer Pflegekraft erfolgen und mit vorsichtigen und langsamen Sitzversuchen eingeleitet werden. Sofern ein Blasenkatheter gelegt wurde, sollte dieser so früh wie möglich entfernt werden – am besten, sobald das Aufstehen gut klappt und die Toilette selbstständig aufgesucht werden kann.

In den ersten Tagen sollte das Aufstehen behutsam erfolgen und die Bauchmuskulatur sollte zu keiner Zeit angespannt werden – weder beim Aufstehen noch beim Toilettengang oder Husten. Sollte es doch zu einer unvermeidbaren Anspannung kommen, sollten Sie mit beiden flachen Händen den Bauch stabilisieren und dagegen drücken. In diesen Momenten besteht die Gefahr, dass die Naht der Rektusdiastase reißt und es zu einer Nachblutung oder zu einem erneuten Auseinanderweichen der geraden Bauchmuskeln kommt. Das sollte vermieden werden. Aber nun keine Angst. Auch wenn Sie mal Druck ausüben, sollte die Naht halten.

Sie sollten einen aufrechten Gang nach der Operation nicht erzwingen, sondern in den ersten zwei Wochen soweit gebeugt gehen, dass keine Spannung auf der Narbe zu spüren ist. Sie merken ganz von alleine, wie Sie immer aufrechter gehen können. Erzwingen Sie es nicht, sich in einen Schmerz zu strecken, dadurch riskieren Sie eine Wundheilungsstörung und verbreiterte Narben. Langsam aber kontinuierlich merken Sie, wie Sie sich immer mehr und mehr aufrichten können.

Schmerzen nach der Operation sind selten. Die meisten Patienten bezeichnen den Eingriff nach der Operation als eher schmerzarm. Dennoch erfolgt eine angepasste Schmerztherapie über Medikamente, die Sie gut vertragen. Ein Magenschutz sollte einmal täglich eingenommen werden. Für den Zeitraum des stationären Aufenthaltes bzw. bis zur vollständigen

Mobilisation wird einmal täglich eine Thromboseprophylaxespritze verabreicht.

Das angelegte Kompressionsmieder oder der Bauchgurt sollten für 6–8 Wochen kontinuierlich getragen werden, auch nachts. Der Bauchgurt oder das Kompressionsmieder haben verschiedene Aufgaben. Zum einen arbeitet er gegen eine Schwellung an und arbeitet ebenso gegen eine Nachblutung in den ersten Tagen, zum anderen sorgt er dafür, dass die abgelösten Hautareale mit dem Untergrund möglichst schnell verwachsen, und er stabilisiert die frisch genähte Rektusdiastase, schützt in gewissem Umfang vor einer Überbelastung und entlastet die Wunde. Das Mieder kann zum Duschen und Waschen ausgezogen werden. In der restlichen Zeit ist es permanent zu tragen. Liegt eine medizinische Begründung für die Operation vor, kann eine Wechselversorgung ambulant rezeptiert werden. Ansonsten muss ein zweites Mieder käuflich erworben werden. Die Kosten belaufen sich zwischen 50 Euro und 200 Euro, je nach Mieder oder Gurt und Qualität des Produkts.

Erstes Duschen ist nach Entfernen der Drainagen kurz erlaubt. Wir empfehlen das Abkleben der Naht mit Duschpflastern. Ohne Pflaster sollten alle Wunden verschlossen sein. Das Duschen sollte sehr kurz gehalten werden. Nach dem Duschen sollten die Wunden ggf. die Heftklammerpflaster, falls diese feucht geworden sind, trocken geföhnt werden.

Die einliegenden Drainagen werden bei uns in der Klinik ab einer Fördermenge von 25 ml über 24 Std. ohne Sog und damit in fast allen Fällen absolut schmerzfrei entfernt. Zuvor muss die Annaht entfernt werden, aber auch das merken Sie nicht.

Die aufgeklebten Heftpflaster sollten einmalig nach 2–3 Tagen gewechselt werden. Sind die Narben reizlos und trocken, können die anschließend aufgeklebten Heftpflaster für 5–10 Tage verbleiben. Sollte eine Stelle der Pflaster durchfeuchten, sollte das Pflaster vom Arzt gewechselt bzw. entfernt werden.

Nach Abfallen der letzten Kruste (2–3 Wochen) kann mit der Silikongel- oder Silikonauflagenbehandlung begonnen werden (Abschnitt

„Narbenbehandlung"). Das ist die beste Maßnahme, um schöne Narben nach der Operation zu erhalten.

Der Klinikaufenthalt ist mit 3–7 Tagen anzusetzen, je nach Verlauf. Ein Antibiotikum wird für 1–5 Tage regelhaft verordnet; dieses Antibiotikum hat einen lediglich prophylaktischen Charakter. Immer öfter verordnen wir bei unkomplizierten Ausgangsbedingungen nur noch eine einmalige Gabe eines Antibiotikums zum Operationsbeginn.

> **Merke**
>
> Eine relativ neue und moderne Methode der Bauchdeckenstraffung in Kombination mit einer Fettabsaugung ist die sogenannte Lipo-Abdominoplastik (Fettabsaugungs-Bauchdeckenstraffung). Diese Technik hat einige entscheidende Unterschiede zur klassischen Technik. Bei dieser Technik erfolgen eine vollumfängliche Fettabsaugung der Rumpfwand und eine Straffung der Bauchdecke, aber nur mit einer kleinen Mobilisierung an Gewebe. Es wird nur das Gewebe abgelöst, welches auch tatsächlich entfernt wird. Diese Technik ist nicht für alle geeignet und muss vorab, auch wegen der erhöhten Risiken von Gewebesterben, besprochen werden.

> **Merke**
>
> Besteht eine Bauchwand oder Nabelhernie, kann diese während der Bauchdeckenstraffung verschlossen werden.

Wie bei jedem chirurgischen Eingriff kann es auch bei der Bauchdeckenstraffung zu Komplikationen kommen. Wie auch in den übrigen anderen Abschnitten finden Sie hier nur einen Auszug aller möglichen Operationsrisiken und Komplikationen. Risiken einer Bauchdeckenstraffung sind Nachblutungen, Infektionen (inkl. Bauchfellentzündungen bei Eröffnung des Bauchraumes), Aufreißen der Narbe und Wundheilungsstörungen, Schmerzen, Schwellung, Blutergüsse, Wundwasseransammlungen, Durchtrennungen von Nerven mit einem Gefühlsverlust, Gewebeuntergang, Folgeeingriffe, verbreitete Narben (es kann besonders bei Patienten, die zu einer schlechten Narbenheilung neigen, zu unschönen Narben kommen), Absterben des Bauchnabels, Asymmetrie, verbleibende Haut- Weichteilüberschüsse, Blutungen innerhalb und nach der Operation, Thrombose, Lungenembolie.

Am relevantesten und häufigsten von diesen möglichen Komplikationen ist die lokalisierte Wundheilungsstörung, gefolgt von Nachblutungen und Wundwasserbildungen.

Nachblutungen sind selten, kommen aber im klinischen Alltag vor. Sollte es zu einer Nachblutung kommen, muss im Operationsaal die Wunde eröffnet und eine Blutstillung und Blutkoagelausräumung durchgeführt werden.

Infektionen sind Raritäten und extrem selten. Infektionen werden zum einen über eine intravenöse Antibiotikagabe und oder eine Operation zur Wundreinigung behandelt. Eine sehr gute Therapieoption zur Behandlung von Infektionen ist die Einlage einer Saug-Spül-Drainage unter die Bauchdecke.

Kleine Wundheilungsstörungen sehen wir im klinischen Alltag, besonders bei noch relativ adipösen Patienten. In den meisten Fällen kann die Behandlung konservativ erfolgen, sodass keine weitere Operation notwendig ist.

Ein Gefühlsverlust im Bereich der Operation (Bauch/Unterbauch) kommt häufig vor, bedingt durch das chirurgische Durchtrennen der Nerven. Es kann bis zu zwei Jahre dauern, bis das vollständige Gefühlsempfinden wiederhergestellt ist.

Narben und ihre Behandlung werden im Abschnitt „Narben" angesprochen. Ohne Quillting-Nähte kommen Wundwasserbildungen häufig vor. Wundwasserbildungen müssen punktiert oder ggf. operiert werden.

Nach der Entlassung erfolgt die Weiterbehandlung ambulant. Je nach Entlassungstag sollte anfänglich eine regelmäßige Kontrolle zum Ausschluss einer Wundheilungsstörung, Wundwasserbildung oder einer Infektion erfolgen. Bei komplikationslosem Verlauf sollte eine Wiedervorstellung in der zweiten und dritten Woche erfolgen, anschließend eine Wiedervorstellung nach 8 Wochen und nach 6–9 Monaten.

Je nach Beruf beträgt die Arbeitsunfähigkeit mindestens 4 Wochen, in der Regel jedoch 6–8 Wochen und in sehr besonderen Fällen länger als 8 Wochen.

Generell fördert Bewegung eine schnelle Genesung. Jedoch sollte auf Sport für 4–6 Wochen verzichtet werden. Nach 4–6 Wochen frühestens kann mit leichten Ausdauerübungen begonnen werden. Joggen und Schwimmen sind aber der 6. Woche erlaubt. Nach 4 Wochen kann mit Walken begonnen werden. Für einen Zeitraum von 12 Wochen sollten keine Gegenstände mit einem Gewicht von mehr als 15 kg getragen werden.

Unser Fazit: Die Erfolgsaussichten für eine Bauchdeckenstraffung sind sehr gut. Die Bauchdeckenstraffung ist eine Routineoperation in der Plastischen Chirurgie mit überschaubaren Risiken. Kleine Wundheilungsstörungen oder Reaktionen auf die Fäden können vorkommen. Ansonsten ist der Verlauf in den meisten Fällen unkompliziert. Je nach Weichteilüberschüssen können die bereits erwähnten „Dog Ears" entstehen. Dieses liegt in den verbliebenen Überschüssen begründet. Die „Dog Ears" können gut ambulant korrigiert werden, das ist eher unproblematisch.

> **Merke**
> Fragen Sie Ihren Arzt, ob er Quillting-Nähte einsetzt! Hierdurch wird die Drainageeinlagezeit verkürzt und die Komplikationsrate gesenkt.

■ **Zusammenfassung Bauchdeckenstraffung/ Abdominoplastik**

Operationszeit: 1,5–3,5 Stunden, je nach Aufwand.

Narkoseform: Vollnarkose.

Aufenthalt: stationär.

- Thromboseprophylaxe: während des Aufenthaltes, bis zur ausreichende Mobilisierung.
- Fadenentfernung: ggf. im Bereich des Bauchnabels nach 12–14 Tagen.
- Kompressionsbekleidung: konsequent für mindestens 8 Wochen, bei Bedarf länger.
- Duschen: nach Entfernen der Drainagen, vorzugsweise mit Duschpflaster.
- Antibiotikum: Einmalgabe im Operationssaal, ggf. für den Aufenthalt.
- Schonung: 4–6 Wochen.
- Sportpause: 4–12 Wochen, je nach Sportart.
- Arbeitsunfähigkeit: 3–6 Wochen, je nach Verlauf und Beruf.

3.6.4 Das zirkuläre untere Bodylift

Nach drastischer Gewichtsabnahme ist die überwiegende Anzahl der Betroffenen nicht nur vom Bauch allein, sondern von der gesamten unteren Rumpfregion beeinträchtigt. Das ist verständlich, denn nach der Abnahme hängt meist nicht nur der Bauch alleine – das haben Sie wahrscheinlich selbst erfahren –, sondern auch Flanken (seitliche Brust- und Bauchwand), Rücken, Gesäß, Leistenregionen und Oberschenkel. Individuell ist dabei die Ausprägung der Überschüsse, wodurch auch die resultierenden Beschwerden ganz unterschiedlich sind.

Aber wäre es nicht schön, wenn durch eine einzige Operation viele dieser Areale auf einmal gestrafft werden könnten? Fast jeder, der sich mit dem Thema Wiederherstellungsoperation nach Gewichtsabnahme beschäftigt, stößt früher oder später auf das Thema „Bodylift". Andere Bezeichnungen sind zirkuläre Rumpfstraffung, Ganzkörperstraffung, Lockwood Operation oder Bodylift Operation. Dabei bedeutet das Wort Bodylift eigentlich nur Körperstraffung, der Rest ist Interpretationssache, es können sich also ganz unterschiedliche Operationen unter diesem Begriff verbergen. Es hat sich jedoch durchgesetzt, dass mit dem Begriff „Bodylift" eine zirkuläre untere Rumpfstraffung gemeint ist. Viele benennen das zirkuläre Bodylift nach Lockwood, einem texanischen Plastischen Chirurgen, der das zirkuläre Bodylift hervorgebracht und publiziert hat. Da Lockwood aber unterschiedliche Techniken, zum Teil auch in Kombination mit einer Straffung der Oberschenkelinnenseiten und weiterer Modifikationen unter dem Begriff Bodylift propagiert hat, geht der Trend dahin, dass der Begriff „Operation nach Lockwood" für ein zirkuläres Bodylift wie wir es durchführen, nicht mehr verwendet wird. Es erfolgt vielmehr eine konkrete Bezeichnung der Operation.

Das moderne Wort „Bodylift" alleine verspricht viel und scheint eine Wunderoperation hinter sich zu verbergen. Wenn Sie sich erstmals mit der Thematik befassen, kann es sehr gut sein, dass auch Sie sich ein Bodylift wünschen, und es ist richtig: das Bodylift ist der am häufigsten von Betroffenen gewünschte Eingriff – leider aber auch der am häufigsten von der Krankenkasse abgelehnte Eingriff. Oft erkennt die Krankenkasse die Notwendigkeit nicht und kürzt den Antrag eines Bodylifts auf eine Bauchdeckenstraffung herunter oder lehnt den Antrag vollständig ab.

Ein unteres zirkuläres Bodylift ist eine Kombination und Weiterentwicklung mehrerer Prozeduren zum Erreichen einer effektiven Straffung der gesamten unteren Rumpfregion. Früher wurden die einzelnen Teilschritte über mehrere Operationen durchgeführt. Durch das Bodylift konnten diese in einer Operation vereint werden.

Dabei erfolgt die Schnittführung zirkulär, also 360° um die gesamte untere Rumpfpartie. Im Bereich der vorderen Rumpfwand (also dem Bauch) ist die Schnittführung die gleiche wie die Schnittführung einer Bauchdeckenstraffung, also vom Beckenkamm der einen Seite über die Schamregion zum Beckenkamm der Gegenseite. Fortgeführt wird der Schnitt über die seitliche Flankenregion, anschließend abfallend in Richtung der Gesäßzwischenfalte. Hierdurch kann dann eine Straffung von Bauch, Flanken, Oberschenkelaußenseiten, Rücken, Gesäß und Oberschenkelinnenseiten erreicht werden. Dabei ist die Straffung der Oberschenkelinnenseiten jedoch nur eine indirekte Straffung, die

nicht durch einen Schnitt an den Oberschenkelinnenseiten, sondern durch eine Straffung des Unterhautbindegewebes erfolgt. Einige Operateure kombinieren das Bodylift mit einer direkten Oberschenkelstraffung, also mit einer Oberschenkelstraffung mit einem Schnitt an den Oberschenkelinnenseiten und/oder der Leiste. Wir nehmen Abstand davon, weil die Operation dann aus unserer Sicht zu umfänglich wird und es häufig zu Komplikationen kommt. Die Narben nach einem zirkulären Bodylift können nach Abheilung gut mit Hose, Badeanzug o.ä. kaschiert werden.

> **Merke**
> Direkte Straffungen sind Straffungen, die durch einen direkten Zugang, sprich Straffungen durch einen Schnitt, erreicht werden. Eine indirekte Straffung kann ohne Schnitt aus einem Straffen des Unterhautbindegewebes und der Neuausrichtung von Zugkräften erreicht werden.

Vor 15–20 Jahren war das Bodylift eine sehr seltene Operation und damals war die Adipositaschirurgie auch noch in ihren Kinderschuhen, aber durch die kontinuierliche Entwicklung der Adipositaschirurgie kam es sehr schnell zu sehr hohen Patientenzahlen. Mit der Zeit stieg entsprechend die Nachfrage an Bodylifts.

Die ersten Bodylifts, und auch diejenigen, die wir anfangs durchgeführt haben, waren aufregende und sehr besondere Operationen. Wir haben mindestens mit drei Operateuren operiert, die Patienten haben 3–5 Eigenblutkonserven gespendet, weil der Blutverlust recht hoch war. Die Operationen waren kompliziert und haben 6–8 Stunden und manchmal auch länger gedauert. Die Betroffenen lagen mindestens eine Woche bis zwei Wochen bei uns im Krankenhaus. Das alles ist zum Glück Geschichte und die Bodyliftoperation hat sich kontinuierlich zu einer Standardoperation weiterentwickelt. Dennoch führen nicht alle Plastischen Chirurgen Bodylifts durch, denn jeder hat seine speziellen Schwerpunkte.

Wie bei vielen Operationen gibt es auch beim Bodylift viele unterschiedliche Techniken. Wir beschränken uns auf zwei Techniken, die wir in unserem klinischen Alltag durchführen.

Je nach Körperbild und den Ausgangsbedingungen wird das Bodylift unterschiedlich geplant und durchgeführt (◘ Abb. 3.36).

In der Abbildung sehen wir eine klassische Indikation für ein Bodylift. Die erschlafften Weichteile erstrecken sich einmal um die gesamte untere Rumpfregion.

Wir unterscheiden zwei Techniken, nach denen wir Bodylifts operieren. Welche Bodylifttechnik angewendet wird, hängt maßgeblich von der seitlichen Oberschenkelregion ab. Hängen die Oberschenkelweichteile mit faltenschlagender Haut an der Außenseite tief herunter, favorisieren wir eine Technik, bei der wir besonders auch die hängenden Weichteile an den Außenseiten korrigieren können. Diese Technik entspricht weitgehend einer der Techniken des texanischen Plastischen Chirurgen Ted Lockwood. Hierbei wird zweimal in Seitenlage und einmal in Rückenlageposition operiert. Was das genau bedeutet, werden wir Ihnen gleich bei den Operationsschritten erklären.

Die jedoch am häufigsten durchgeführte Bodylifttechnik ist eine Technik, bei der lediglich einmal in einer Bauchlagerungsposition und einmal in einer Rückenlagerungsposition operiert wird.

Wie gesagt, das Bodylift bietet viele Vorteile und ein wesentlicher ist, dass mehrere Operationen in eine Operation zusammengefasst werden. Hierdurch sparen Sie sich mehrere Narkosen, Sie reduzieren die Krankenhausaufenthalte auf einen und genauso ist es auch mit Ihren Ausfällen vom Arbeits- und Sozialleben. Sie haben auch nur eine Rekonvaleszenzzeit (Erholungszeit nach einer Operation) und verringern die Anzahl Ihrer Arztbesuche vor und nach der Operation in einem erheblichen Umfang.

Der aus plastisch-chirurgischer Sicht größte Vorteil ist die gute Körperformbarkeit durch diesen Eingriff. Aber was bedeutet das – Körperformbarkeit? Angenommen, Sie wünschen sich aufgrund Ihrer Körperkontur ein Bodylift und Ihr Körper wäre auch tatsächlich dafür geeignet – die Haut und die Weichteile hängen am Bauch, an den Flanken, den Oberschenkeln, dem Rücken und am Gesäß. Würde nun lediglich der Bauch oder der Rücken alleine gestrafft werden, ist es schwierig ein wirklich gutes Ergebnis in der Gesamtbetrachtung zu erreichen. Es kann sogar sein, dass es zu einem schlechten Ergebnis führt, da das Ergebnis nicht harmonisch mit dem Restkörperbild zusammenspielt. Anders ist es aber, wenn eine zirkuläre Straffung durchgeführt werden kann. Hier kann in einer Operation eine harmonische und in sich stimmige Straffung der gesamten unteren Rumpfwand erreicht werden. Das meinen wir, wenn wir von einer guten Köperformbarkeit sprechen. Aber auch hier sind der Formbarkeit Grenzen gesetzt.

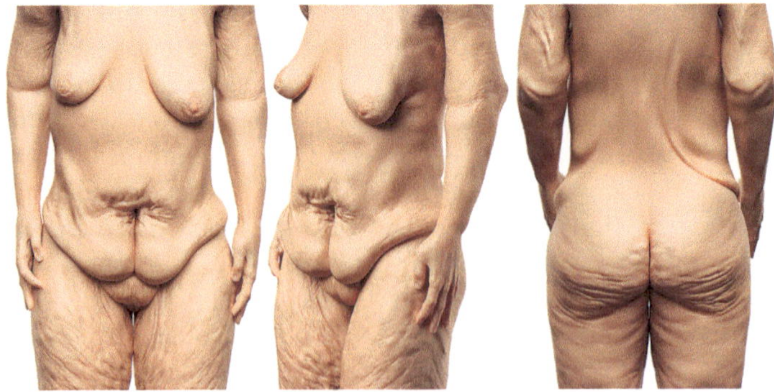

◘ **Abb. 3.36**   Erschlaffte Rumpfregion einer Betroffenen. (Mit freundlicher Genehmigung von Sven Stober)

> **Merke**
> Ein wesentlicher Vorteil des Bodylifts gegenüber einer Bauchdeckenstraffung ist, dass Abnäher (die sog. Dog Ears) als überwerfende Nahtausläufer am Ende einer Naht nicht vorkommen.

> **Merke**
> Haben Sie nur Beschwerden mit der überschüssigen Haut am Bauch? Die weiteren Regionen stören bzw. beeinträchtigen Sie nicht? Dann sollte auch nur diese behandelt werden. Das Beste wäre wahrscheinlich eine Bauchdeckenstraffung. Wenn Sie an einer generellen Erschlaffung der Rumpfweichteile leiden und Sie eine Harmonie der unteren Rumpfwand anstreben, dann ist ein Bodylift wahrscheinlich das Richtige.

Es ist vorgekommen, dass Betroffene bereits zum Erstvorstellungsgespräch eine Kostenübernahme von der Krankenkasse vorgelegt haben. Häufig haben ein Arzt einer anderen Fachrichtung oder die Betroffenen selbst einen Therapieplan erstellt und bei der Krankenkasse eingereicht. Dabei stimmen jedoch manchmal die beantragten Operationen nicht mit denen überein, die ein Plastischer Chirurg empfohlen hätte. In den meisten Fällen wurde z. B. eine Bauchdeckenstraffung beantragt und genehmigt, aber ein Bodylift wäre aus unserer Sicht eventuell besser gewesen, weil die Formbarkeit und das Ergebnis dadurch harmonischer gewesen wäre. Das besprechen und diskutieren wir mit Ihnen, bei Bedarf stellen wir mit Ihnen einen neuen bzw. einen Nachantrag für die Krankenkasse aus. Dieses ist auch ein Grund, warum wir Ihnen empfehlen sich zur Ausarbeitung eines Therapieplans bei einem Plastischen Chirurgen, der sich auf solche Operationen spezialisiert hat, vorzustellen (❑ Abb. 3.37).

Auch bei diesem Betroffenen besteht eine Indikation für ein Bodylift: Zirkuläre Haut-Weichteilüberschüsse mit abgesackten Weichteilen.

Wo es Vorteile gibt, gibt es auch Nachteile – keine Frage. Einer der Nachteile einer zirkulären Bodyliftoperation ist die längere Operationszeit im Vergleich zu einer Teilschrittoperation. Ein Bodylift dauert länger als eine Bauchdecken- und auch als eine Gesäß- bzw. Rückenstraffung. Wenn man alle Operationszeiten der Teilschritte mit der einen Operationszeit des Bodylifts vergleicht, so ist die Operationszeit des Bodylifts wesentlich kürzer. Hierdurch ist auch der Blutverlust in der Operation höher und die Narkoserisiken steigen ebenso wegen der verlängerten Operationszeit. Auch die Erholungszeit nach dem Eingriff ist verlängert, wobei hier insgesamt wesentlich kürzer, wenn wir alle anderen zusammenfassen. Die Risiken und Komplikationen eines Bodylifts werden wir am Ende des Kapitels nochmal im Detail besprechen.

Häufig setzen wir beim Bodylift wie auch bei den meisten anderen Operationen eine

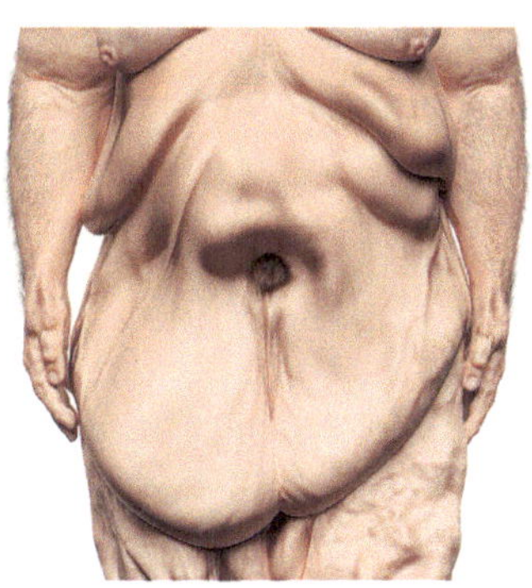
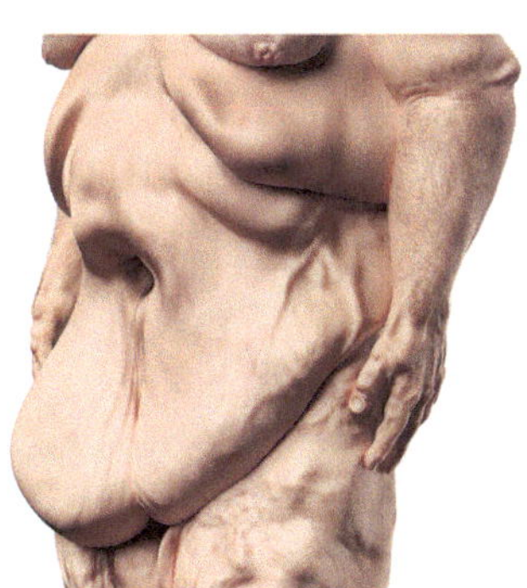
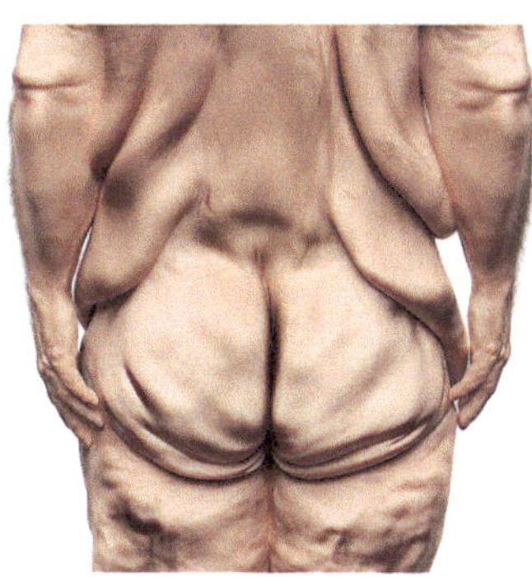

❑ **Abb. 3.37**   Erschlaffte Rumpfregion eines Betroffenen. (Mit freundlicher Genehmigung von Sven Stober)

Fettabsaugung zur weiteren Konturierung und Formung Ihres Körpers ein, andere weitere Prozeduren wie eine zusätzliche Brust- oder Oberschenkelinnenseitenstraffung führen wir nur in seltenen Fällen in Kombination durch, da das Bodylift an sich schon eine umfangreiche Operation ist.

Erfahrungen haben gezeigt, dass wenn Sie noch ein zu hohes Körpergewicht haben, das Risiko für Komplikationen einer Bodyliftoperation zu hoch ist und sich diese nicht vertreten lässt. Sollten Sie extreme Muskelmassen besitzen oder ist ihr BMI trotz wenig Fettgewebe hoch, würden wir wahrscheinlich auch bei Ihnen ein Bodylift durchführen, denn gerade körperliche Fitness ist eine sehr gute Ausgangsbedingung, um sich einem Bodylift zu unterziehen. Auch ist eine Bodyliftoperation in hohem Alter durchführbar aber alles hat natürlich seine sinnvollen Grenzen und sollte immer unter medizinischen und ethischen Gesichtspunkten abgeklärt und besprochen werden.

Sicherlich möchten Sie aber nun wissen, wie eine Bodyliftoperation im Einzelnen durchgeführt wird. Wie die Operation in den Einzelschritten abläuft hängt davon ab, nach welcher der beiden Techniken wir operieren. Beide Techniken haben Gemeinsamkeiten, aber auch Unterschiede.

Die am häufigsten durchgeführte Technik wird immer dann durchgeführt, wenn die Oberschenkelaußenseiten nicht extrem hängen und man diese nicht besonders straffen muss. Diese Technik nennen wir einfach „Bauchlage-Rückenlage", da wir Sie zuerst in Bauchlage und dann in Rückenlage operieren. Sie werden in der Operation also gedreht.

Die Alternativtechnik nennen wir hier einfach „Seiten-Seiten-Rückenlage". Da wir bei dieser Technik gut an den Oberschenkelaußenseiten ankommen müssen, werden Sie zunächst auf die linke, dann auf die rechte und im letzten Schritt auf den Rücken umgelagert. Ob wir auf der linken oder rechten Seite anfangen, ist dabei unerheblich.

Gemeinsam ist beiden ein Anzeichnen der Schnittführung vor der Operation auf der Station. Es sind dabei bei beiden Techniken unterschiedliche Schnittführungen möglich. Hier kann die Steilheit und Positionierungshöhe der nach der Operation resultierenden Narbe je nach Körperkonstitution variieren. Das Anzeichnen erfolgt wie bei der Bauchdeckenstraffung im Stehen und im Liegen.

Wir bevorzugen möglichst tief gelegene Schnittführungen, um die Narben gut kaschieren zu können. Der tiefe horizontale Schnitt, knapp über dem Schamhügel, läuft zu beiden Seiten hin zum vorderen Darmbeinstachel (dem oberen, seitlichen Becken) oder etwas tiefer und verläuft dann als Bogen rückwärtig zum Bereich der oberen Gesäßzwischenfalte. Hier treffen sich beide und ergeben ein zirkuläres Lifting. Auch bei dieser Operation gilt, dass wir auf Ihre Wünsche, wo die Narbe positioniert werden soll, in einem gewissen Maße Rücksicht nehmen können (◘ Abb. 3.38; ◘ Abb. 3.39; ◘ Abb. 3.40).

Nachdem der Transport in den Operationssaal stattgefunden hat, wird die Narkose eingeleitet. Ein Bodylift ist nur in einer Vollnarkose durchführbar. Eine Teilnarkose oder lokale Betäubung ist nicht möglich. Anschließend wird ein Blasenkatheter gelegt, der je nach Krankenhaus nur für die Operationszeit oder für einige Tage verbleibt. Andere Kliniken verzichten ganz auf einen Blasenkatheter, da dieser auch Nachteile hat, wie zum Beispiel ein erhöhtes Risiko für eine Harnwegsinfektion. Zu Ihrer Information: Ein Blasenkatheter sollte immer dann gelegt werden, wenn eine Operation länger als 3–4 Std. dauert, damit sich die Blase nicht überfüllt und kontinuierlich entleert wird. Durch den Blasenkatheter kann der Anästhesist den Flüssigkeitshaushalt und somit die Ein- und Ausfuhr des Körpers unter Narkose kontrollieren und steuern.

Nun erfolgt die Lagerung Ihres Körpers für die Operation auf dem Operationstisch.

Hier unterscheiden sich nun die beiden Techniken. Bei der häufiger durchgeführten Technik „Bauchlage-Rückenlage " werden Sie für den ersten Operationsschritt auf den Bauch gedreht. Es erfolgt nun eine Straffung von Rücken, Gesäß

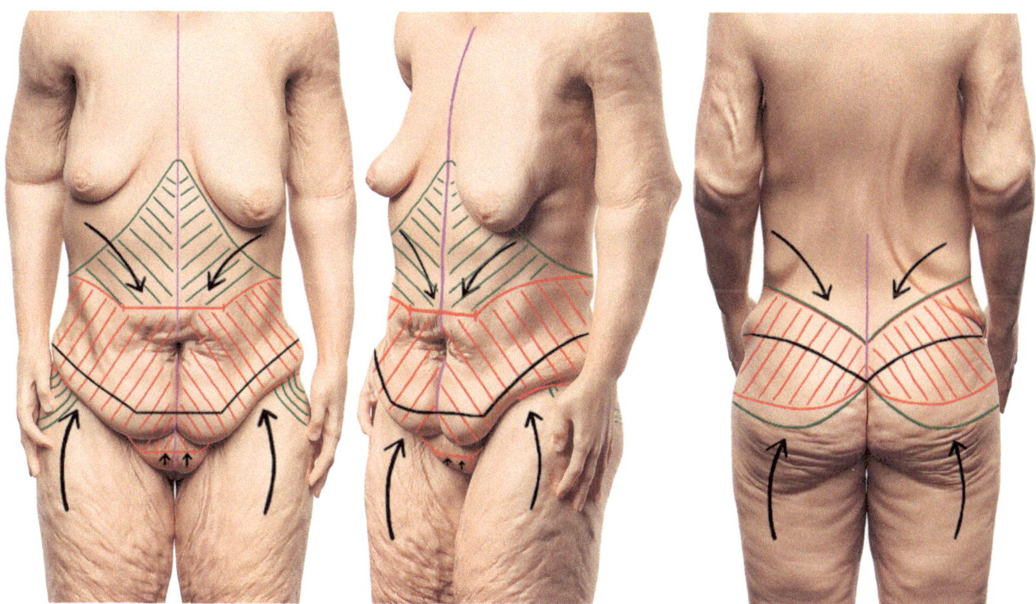

Abb. 3.38 Beispielhafte Bodyliftanzeichnung. (Mit freundlicher Genehmigung von Sven Stober)

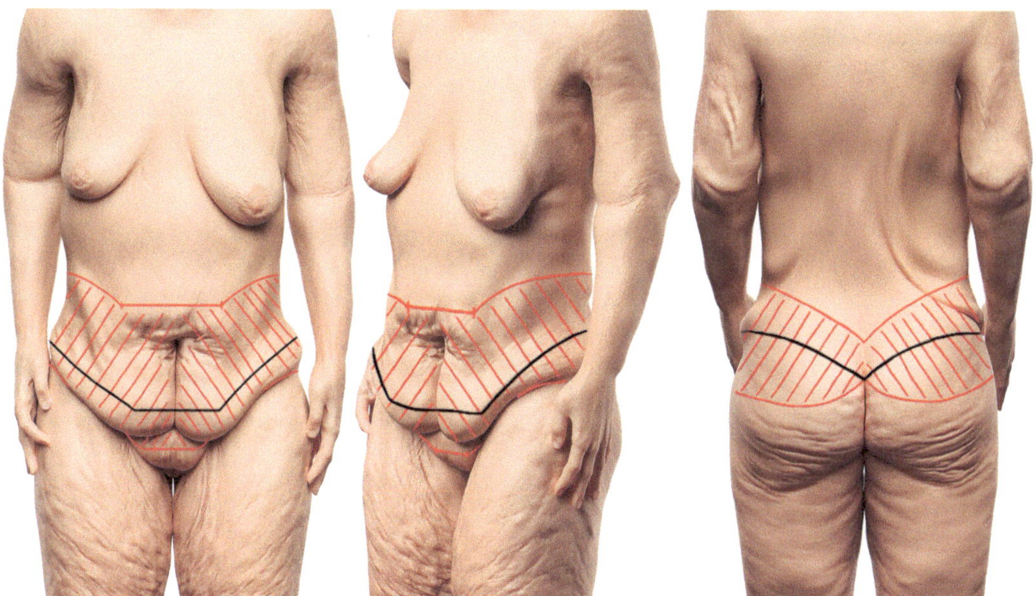

Abb. 3.39 Alles rot Eingezeichnete wird entfernt, die schwarze Linie zeigt die spätere Narbe. (Mit freundlicher Genehmigung von Sven Stober)

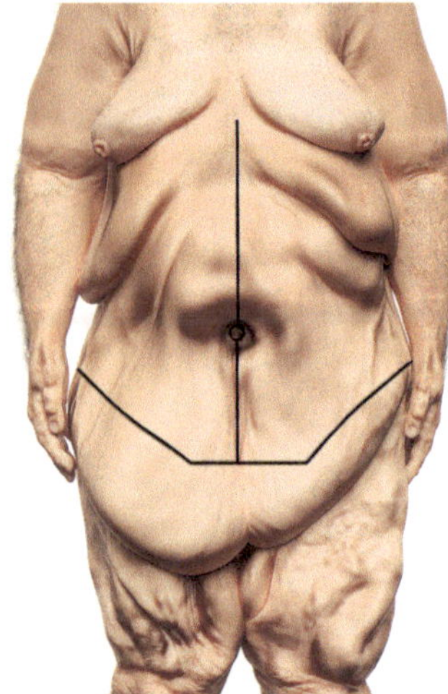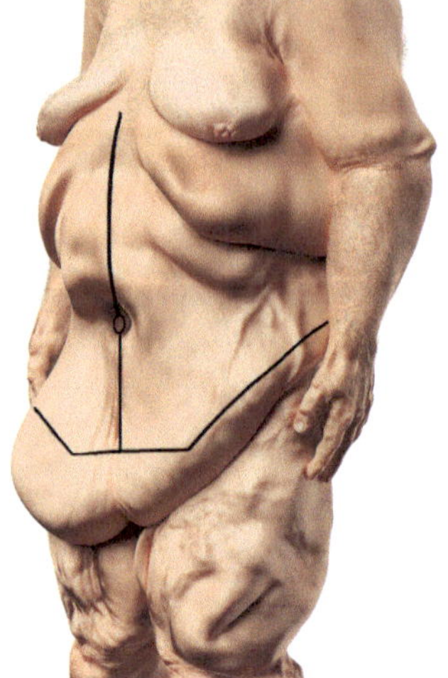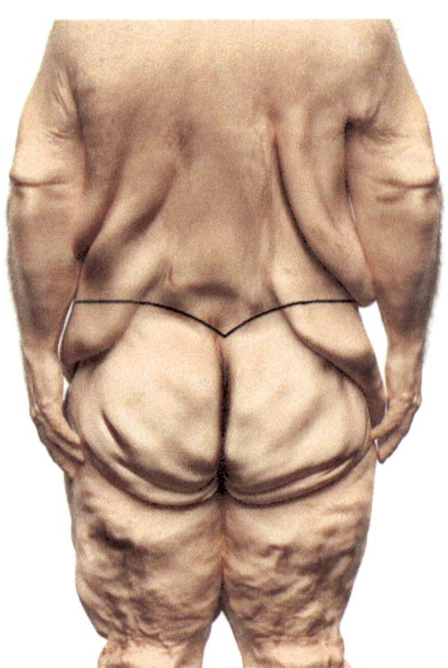

Abb. 3.40   Planzeichnung eines Bodylifts mit T-Schnitt an der vorderen Rumpfwand. (Mit freundlicher Genehmigung von Sven Stober)

und den seitlichen Flanken und partiell der Oberschenkelaußenseiten. Im Gegensatz dazu werden Sie bei der „Seiten-Seiten-Rückenlage" Technik in einer Rechts- oder Linksseitenlage positioniert und mit speziellen Stützen fixiert. Bei dieser Technik erfolgt im ersten Schritt eine Straffung der Flanken, besonders der Oberschenkelaußenseiten sowie der Hälfte des Rückens und Gesäßes.

Bei beiden Techniken erfolgt lediglich ein „oberes" Gesäßlifting. Das bedeutet, dass keine Straffung im Bereich der Gesäßumschlagsfalten stattfindet. Die Weichteile des „oberen Gesäßliftes", die normalerweise hier verworfen werden, können für eine Gesäßvergrößerung genutzt werden. Sprechen Sie Ihren Plastischen Chirurgen an. Er wird Ihnen die Vorteile, Nachteile und Möglichkeiten erläutern. Die Kosten für eine Gesäßvergrößerung sind selbst zu tragen (Abb. 3.41).

Ein Gesäßlifting im Bereich der Gesäßumschlagsfalte ist von dem oberen Gesäßlifting abzugrenzen und müsste als solches beantragt oder durch eine Eigenleistung übernommen werden, Infos zum Gesäßlifting finden Sie im entsprechenden Kapitel.

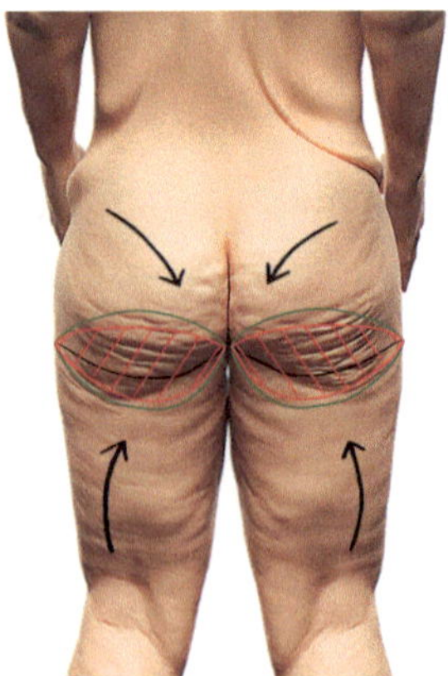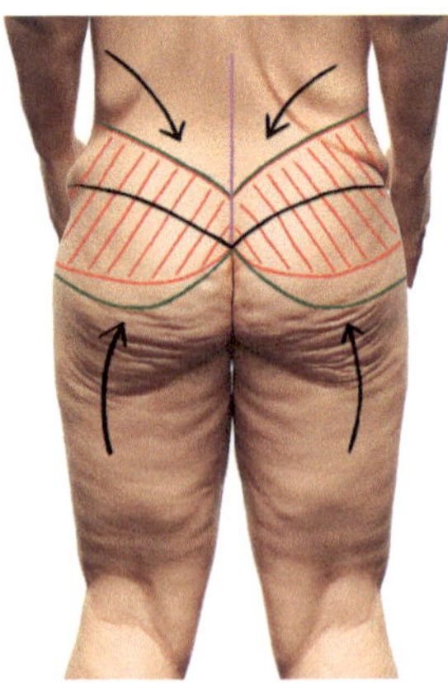

Abb. 3.41   Auf dem linken Bild ist eine untere Gesäßstraffung, auf dem rechten Bild ist eine obere Gesäß- bzw. Rückenstraffung eingezeichnet. (Mit freundlicher Genehmigung von Sven Stober)

Nach dem Hautschnitt werden die überschüssigen Haut- Weichteile abgelöst und so weit entfernt, bis eine ausreichende Straffung erreicht ist. Wichtig ist beim Bodylift, wie auch bei der Oberschenkelstraffung, dass die abgelösten Weichteile fest am Körper an sogenannten Ankerpunkten fixiert werden, damit die Wunden nicht auseinandergerissen werden, wenn Sie stehen, der Straffungseffekt nachhaltig ist und sich die Narben nicht verbreitern. Diese Ankerfäden sind meistens aus nicht auflösendem Nahtmaterial; die Nähte bleiben somit in der Regel für immer in Ihrem Körper, stören Sie aber nicht. Anfangs können die Fäden unangenehm sein, besonders wenn diese an Knochenpunkten wie z. B. Beckenkamm fixiert wurden. Nur in seltenen Fällen müssen die Fäden später aufgrund von Beschwerden entfernt werden.

Neben den Ankerfäden verwenden wir noch weitere innere Fäden, um eine langfristige Straffung zu schaffen. Hierzu verwenden wir Fäden, um die Fettfaszie (bindegewebige Schicht aus festem Gewebe innerhalb des Fettgewebes) straff zu vernähen und damit eine stabile Situation und Straffung zu schaffen. Nur durch eine stabile Naht der Fettfaszie ist ein Bodylift überhaupt gut möglich. Ansonsten besteht die Gefahr, dass das Gewebe beim Aufstehen auseinander reißt.

Es ist dem texanischen Plastischen Chirurgen Ted Lockwood zu verdanken, dass wir die Bodylifts heute so durchführen können, wie wir es tun. Ted Lockwood hat diese Fettfaszien, die auch als „SFS" (superficial-fascial-system = oberflächliches Bindegewebssystem) bezeichnet werden, erforscht und publik gemacht. Diese Faszien haben je nach Körperregion noch weitere Bezeichnungen.

Nach Naht der Fettfaszie erfolgt der Wundverschluss mit einer tiefen und oberflächlichen Hautnaht über selbstauflösendes Nahtmaterial. Ein provisorischer Verband wird angelegt und Sie werden umgelagert.

In den Bereich der Flanken und des Rückens werden 2–4 Drainagen eingelegt und, wie Sie im Abschnitt über Bauchdeckenstraffung gelesen haben, werden am Bauch in der Regel zwei Drainagen eingelegt. Insgesamt werden somit 4–6 Drainagen platziert.

Bei der „Seiten-Seiten-Rückenlage" Technik erfolgt eine Umlagerung auf die Gegenseite und dieselben Schritte werden wie auf der zuvor operierten Seite wiederholt. Im dritten Schritt bei dieser Technik und im zweiten Schritt der „Bauchlage-Rückenlage" Technik erfolgt eine Umlagerung in Rückenlage und das Bodylift wird an der vorderen Rumpfwand vervollständigt. Dabei erfolgen nun exakt dieselben Schritte wie sie bei einer Bauchdeckenstraffung erfolgen.

Zusammengefasst: Nach der Umlagerung auf den Rücken erfolgt nach erneutem Abwaschen und Abdecken der Hautschnitt im Bereich der Schambehaarung, fortgeführt zu den Seiten hin, bis der Schnitt die Narben von der Rücken-Gesäß-Flankenstraffung trifft. Das umliegende Gewebe wird nun kopfwärts in Richtung Bauchnabel von der Bauchmuskulatur getrennt. Beim Bauchnabel angekommen, wird dieser mit seinem Hautanteil umschnitten und verbleibt an seiner Durchblutung von den Blutgefäßen aus dem Bauchraum. Die Ablösung der Haut- und Unterhaut wird weiter kopfwärts Richtung Brustbein abgehoben. Jetzt ist Zeit für die innere Straffung; die geraden Bauchmuskeln (siehe Straffungsoperationen – Anatomie) sind paarig angelegt, verlaufen beide in einer Scheide („Rektusscheide"), die wiederum über eine bindegewebige Schicht die beiden geraden Muskeln miteinander verbindet. Diese sind meist weit auseinandergewichen und führen zu einer Instabilität der vorderen Rumpfwand sowie einer Vorwölbung der inneren Organe nach außen.

Diese Vorwölbung wird im folgenden Schritt zusammengeführt und vernäht. Hierdurch werden die Organe in den Bauchraum zurückgedrängt und es erfolgt eine innere Formung mit Taillierung.

In den Nahtbereich der Rektusscheide wird lokales Betäubungsmittel eingebracht, damit Sie nach der Operation möglichst keine Schmerzen haben.

Anschließend setzen wir die überschüssigen Areale fest. Dafür wird der Operationstisch in eine Hüftbeugestellung gebracht, damit sich die oberen und unteren Wundränder nähern und wir möglichst viel Gewebe entfernen und einen guten Straffungseffekt erzielen können.

Die Überschüsse werden entfernt und zwei Drainagen werden eingelegt. Seien Sie schon jetzt unbesorgt, das Entfernen der Drainagen kann zwar etwas unangenehm sein, aber schmerzhaft ist es nicht. Der Wundverschluss beginnt mit den sogenannten „Quillting-Nähten", bei denen die abgelöste Bauchdecke von kopfwärts nach fußwärts an die Bauchwand fixiert wird, um den Totraum zu schließen, den wir beim Ablösen erzeugen und dadurch eine der häufigsten Komplikationen, die Serombildung, zu vermeiden. Zudem wird die Spannung auf die Wunde verringert, da die Zugkräfte verteilt werden, wodurch die Wundheilung und das Narben positiv beeinflusst werden.

Beim Erreichen des Bauchnabels wird die neue Nabellochposition festgesetzt und der Bauchnabel über einen Schnitt ausgeleitet.

Der Wundrand wird über mehrere Schichten verschlossen. Die bindegewebige Fettfaszie wird auch hier wieder unter leichter Spannung mit selbstauflösenden Fäden vernäht. Hierdurch kann dann zum einen eine stabile Situation und zum anderen auch eine indirekte Straffung der Oberschenkelinnenseiten erreicht werden. Diese indirekte Oberschenkelstraffung hört sich besser an als sie tatsächlich ist. Es resultiert ein eher leichter Straffungseffekt, der in keiner Art und Weise mit einer direkten Straffung (mit einem Schnitt direkt über dem Oberschenkel) zu vergleichen ist. Fragen Sie Ihren behandelnden Arzt konkret über Beispiele anhand Fotos, wo die indirekte Straffung der Oberschenkelinnenseiten zu sehen ist. So können Sie sich besser vorstellen, wie viel mit einer indirekten Oberschenkelstraffung im Rahmen einer Operation erreicht werden kann.

Der Wundverschluss wird nun durch eine tiefe und oberflächliche Hautnaht mit selbstauflösenden Fäden durchgeführt.

Der Bauchnabel wird je nach Vorliebe der Klinik, in der Sie behandelt werden, entweder mit selbstauflösenden oder Fäden oder mit nicht selbstauflösenden Fäden vernäht. Wir tendieren zu nicht selbstauflösenden Fäden in diesem Bereich und entfernen die Fäden nach 12–14 Tagen. Damit haben wir sehr gute Erfahrungen gemacht.

Anschließend werden Klammerpflaster auf die Wunden geklebt, ausgezogene Kompressen darüber fixiert und der Kompressionsanzug angelegt.

Die Operationszeit beträgt zwischen zweieinhalb und fünf Stunden, je nach Aufwand und geplanten zusätzlichen Operationen.

Sollte zur weiteren Formung eine Fettabsaugung während des Bodylifts geplant sein, so kann diese zu jedem Moment der Operation durchgeführt werden. Bei vielen Patienten empfehlen wir diese, um ein besseres Ergebnis zu erreichen. Ein fester Bestandteil ist diese aber nicht.

Es kommt immer wieder die Frage auf, ob ein T-Schnitt (Fleur-de-lis) im Bereich des Bauches bzw. des Rückens während eines Bodylifts möglich ist. Ja, möglich ist es, aber selten notwendig, da durch die zirkuläre Straffung auch die Überschüsse gut verteilt werden können. Es hängt also vollkommen davon ab, wie die Ausgangsbedingungen sind und was notwendig ist.

Nach einem Bodylift ist ein Kompressionsanzug ist für mindestens 8 Wochen konsequent zu tragen. Dabei sollte der Anzug Tag und Nacht getragen werden. In den folgenden Abbildungen sehen Sie Vorher/Nachher Beispiele von zirkulären Bodylift Operationen (◘ Abb. 3.42, ◘ Abb. 3.43, ◘ Abb. 3.44, ◘ Abb. 3.45).

Sie liegen nach der Bodyliftoperation auf dem Rücken in einer gebeugten Position, wir nennen das „Stufenbettlagerung". Hierdurch wird die Naht entlastet. Im Prinzip dürfen Sie schon am Tag der Operation aufstehen, die wenigsten machen das aber. Spätestens am zweiten Tag sollten Sie zunächst mit Hilfe und, sobald Sie sicher damit sind, sich auch selbstständig mobilisieren. Je besser Sie sich mobilisieren, desto schneller verläuft der Genesungsprozess und viele Risiken (wie das Risiko einer Thrombose) reduzieren sich deutlich.

Wenn Sie anfangs aufstehen, so können Sie aufgrund der Spannung am Bauch nur gebeugt gehen. Versuchen Sie nicht, sich gegen Schmerzen aufzurichten, Sie reißen dann nur an den Narben und können damit ein Aufreißen der Wunde verursachen. Sie werden von alleine merken, dass Sie von Tag zu Tag aufrechter

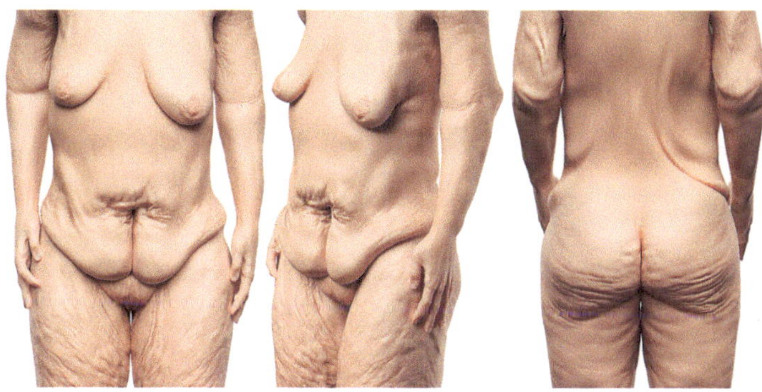

Abb. 3.42 Ausgangssituation vor dem Bodylift. (Mit freundlicher Genehmigung von Sven Stober)

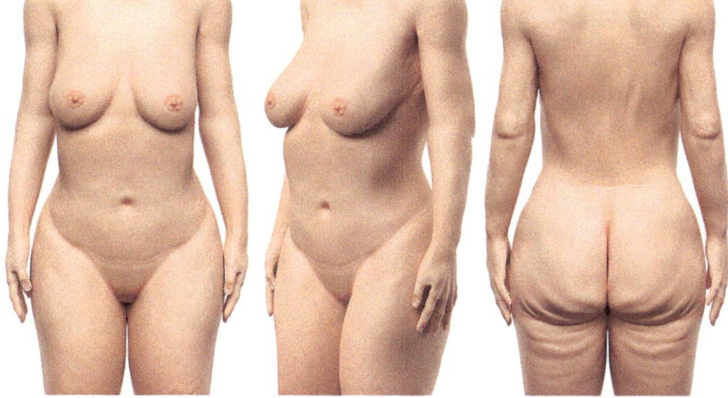

Abb. 3.43 Mögliches Ergebnis nach einem Bodylift und Brustkorrektur. (Mit freundlicher Genehmigung von Sven Stober)

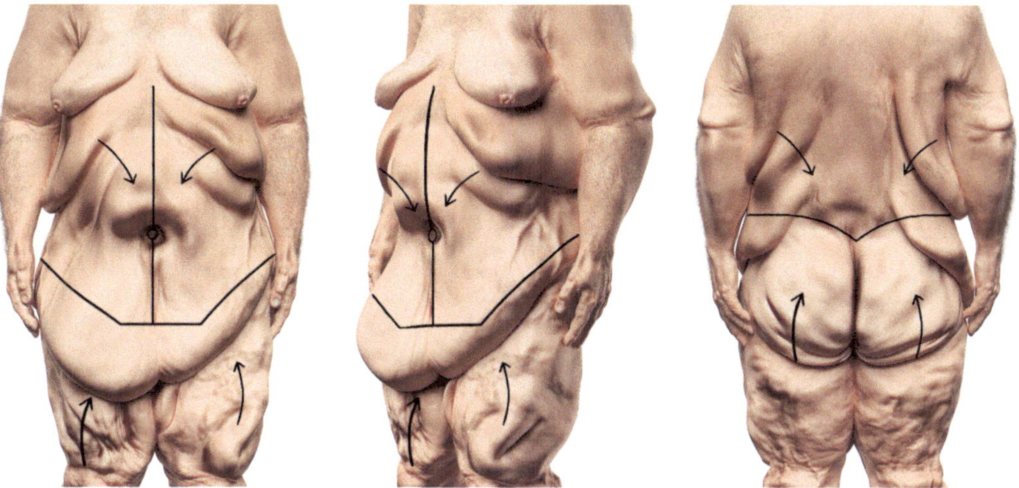

Abb. 3.44 Ausgangssituation bei einem Betroffenen vor einem Bodylift. (Mit freundlicher Genehmigung von Sven Stober)

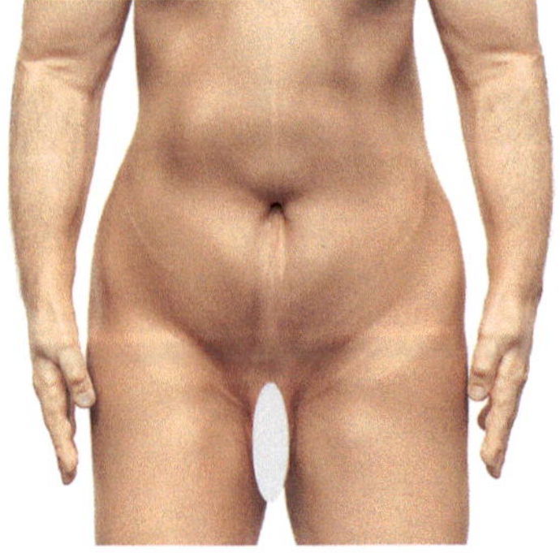 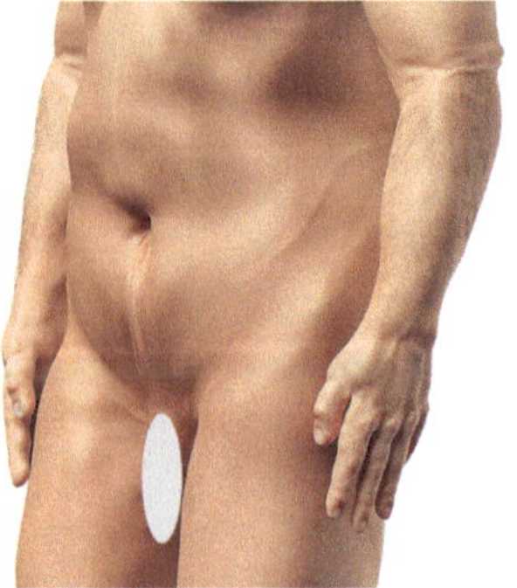 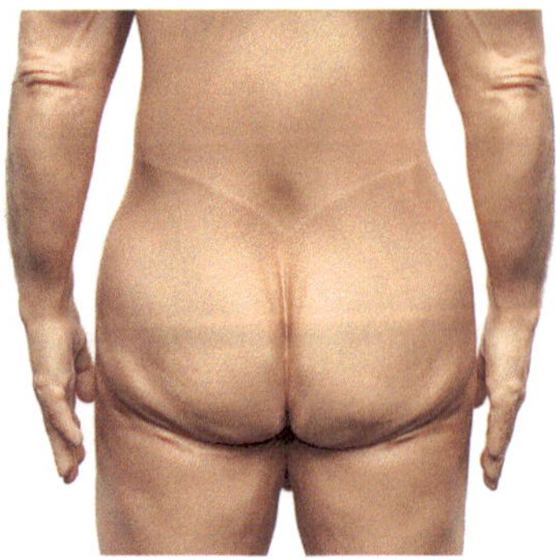

Abb. 3.45 Mögliches Ergebnis nach einem Bodylift mit T-Schnitt im Bereich der vorderen Rumpfwand. (Mit freundlicher Genehmigung von Sven Stober)

gehen können. Nach der 2. bis 3. Woche gehen Sie wieder gerade. Der stationäre Krankenhausaufenthalt dauert zwischen drei und sieben Tagen.

Nach der Operation sollten Sie versuchen, nicht zu niesen oder bei festem Stuhlgang in den Bauch zu pressen. Sollten Sie dieses dennoch nicht vermeiden können, sollten Sie mit Ihren beiden Händen die Bauchmuskulatur schützen und gegenpressen, damit die innere Naht der Rektusdiastase nicht reißt.

Die einliegenden Drainagen werden meist im stationären Verlauf entfernt, wenn diese nicht mehr als 25 ml/24 Std. fördern. Sollte die Fördermenge auch zur Entlassung hin noch zu hoch sein, kann eine Entlassung mit noch einliegenden Drainagen erfolgen. Jedoch sollten Nachkontrollen alle 2–3 Tage stattfinden, damit die Drainagen nicht zu lange im Körper verbleiben. Sie sollten die tägliche Fördermenge der Drainagen mit einem wasserfesten Farbmarker auf der Drainageflasche mit einem Strich markieren. Es ist eine Gratwanderung mit den Drainagen; zu frühes Entfernen (bei zu hoher Fördermenge) bedeutet, dass sich viel Wundsekret in der Wunde sammelt und es dadurch zu einer Komplikation kommen kann. Auf der anderen Seite ist ein zu langes Belassen der Drainagen auch kontraproduktiv, da sich Keime über das Schlauchäußere in die Wunde einbringen können und für eine Infektion verantwortlich sein können.

Insgesamt sollten Sie sich für sechs bis acht Wochen schonen. Unserer Erfahrung nach sind Sie mindestens vier Wochen lang arbeitsunfähig, eher sechs Wochen. Die Arbeitsunfähigkeit kann sich dabei bei komplizierten Verläufen bis auf zwölf Wochen verlängern, je nach Abheilung und Genesungsprozess. Ebenso sollten Sie für 8–12 Wochen Gegenstände mit einem Gewicht größer als 15 kg nicht heben, damit die Nähte der inneren Straffung (Rektusnaht) nicht reißen.

Leichte körperliche Betätigungen können ab der zweiten Woche erfolgen, Schwimmen – sofern alle Wunden verheilt sind – nach 6–8 Wochen und Joggen ist nach frühestens 8 Wochen erlaubt.

Die Narben sollten nach dem Duschen oder Baden trocken geföhnt werden und sobald alle Wunden abgeheilt sind, können Sie diese zur Narbenbehandlung mit Silikongel einmal täglich massieren. Näheres finden Sie im Abschnitt über Narbenbehandlung.

Sollten sich kleine offene Wundheilungsstörungen zeigen, sollten diese täglich ausgeduscht und mit Polyhexanid 0,02 % oder 0,04 % behandelt werden. Dazu befragen Sie aber bitte Ihren Arzt im Vorwege.

Beim Bodylift gibt es wie bei allen Straffungsoperationen Risiken. Aufgrund der verlängerten Operationszeit sind die Risiken während der Operation höher als bei anderen Operationen. Hierzu zählen Blutverlust (mit dem Risiko der Gabe von Blutprodukten), Lagerungsschäden,

Thrombosegefahr und Unterkühlung mit der Folge einer verlängerten Erholungsphase nach der Operation. Zudem haben Sie beim Bodylift eine wesentlich größere Wundfläche und auch Wundnaht, sodass Sie auch ein höheres Risiko an Wundheilungsstörungen im Nahtbereich, Ansammlung von Wundflüssigkeit, verbreiterte Narben und Asymmetrien haben.

Wann sollte kein Bodylift durchgeführt werden? Quere Narben im Bereich des Bauches oder unteren Rückens können ein Bodylift erschweren oder auch gegen ein Bodylift sprechen. Wie bei anderen Operationen ist es auch hier wichtig zu wissen, durch was für Operationen die Narben entstanden sind und wie alt die Narben sind. Des Weiteren müssen bekannte Nebenerkrankungen wie eine Erkrankung der Herzkranzgefäße, Diabetes mellitus (Zuckerkrankheit), Gerinnungsstörungen oder Rauchen und geplante Schwangerschaften mit dem Arzt vor einem Eingriff besprochen werden. Wie auch bei einer Bauchdeckenstraffung kann vor dem Bodylift eine Sonographie notwendig sein, das ist aber eher die Ausnahme.

Die meisten Ärzte des medizinischen Dienstes kennen sich nur relativ wenig mit Straffungsoperationen aus, Unterschiede zwischen Fettschürzenentfernungen und Bauchdeckenstraffungen oder gar einem Bodylift sind meist nicht bekannt und das Wissen, warum in vielen Fällen ein Bodylift vorzuziehen ist oder warum nicht, entzieht sich leider oftmals den Kenntnissen. Zum Glück ist hier jedoch eine deutliche, positive Entwicklung zu verzeichnen und auch der MDK arbeitet stetig daran, sein Wissen in diesem Bereich auszubauen. Leider ist es aber immer noch oft so, dass fachfremde Ärzte (z. B. Unfallchirurgen, Allgemeinmediziner oder Gynäkologen) über plastisch-chirurgische Sachverhalte entscheiden.

Besonders interessant ist, dass auch eine Wissenslücke über die Vergütung eines Bodylifts beim MDK besteht. Fälschlicherweise denken die Gutachter, dass ein Bodylift die Krankenkasse mehr kostet als eine Bauchdeckenstraffung. Das ist ein Trugschluss, da für beide Operationen derzeit noch dieselbe Vergütung an das Krankenhaus erfolgt, denn dieses ist nicht aufwandsgerecht und muss in Zukunft geklärt bzw. geändert werden. Lediglich Krankenhäuser mit Sonderverträgen können für das Bodylift mehr abrechnen als für eine Bauchdeckenstraffung. Wiederum beantragen andere Chirurgen eine Sonderbezahlung in den Anträgen zur Kostenübernahme.

Oft werden die Bodylifts durch den MDK mit der Begründung „keine medizinische Indikation" abgelehnt, was bedeutet: Es gibt für ein Bodylift keinen medizinischen Grund. In den meisten Fällen stellen wir Ihnen dann ein weiteres Schreiben für die Krankenkasse aus und erklären den Sachverhalt besonders, dass für die Krankenkasse derzeit durch ein Bodylift keine Mehrkosten entstehen, aber die Vorteile für Sie als Betroffene immens hoch sind. Durch diese Argumentation stimmt die Krankenkasse einem Bodylift dann manchmal zu, in anderen Fällen lässt sich die Krankenkasse jedoch nicht überzeugen.

> **Merke**
> Die Kosten für eine Operation werden über sogenannte DRGs (Disease related Groups) abgerechnet. Einfach ausgedrückt: Jede Krankheit fällt mit Ihrer Therapie in eine Bezahlungsgruppe. Dabei fällt die Adipositas als Krankheit zusammen mit allen Straffungsoperationen, sei es eine Oberarm-, Bauchdecken-, oder Oberschenkelstraffung genauso in dieselbe DRG, die K07z wie auch das Bodylift.

Fazit: Das Bodylift ist eine Operation mit enormem Potenzial, es kann eine die gesamte untere Rumpfregion positiv verändern und eine Straffung von Bauch, Flanken, Rücken, Gesäß und Oberschenkeln leisten.

Kosten: Wird ein Bodylift als Selbstzahlerleistung durchgeführt, so muss mit einem Betrag von 9000–15.000 Euro zuzüglich Mehrwertsteuer, je nach Aufwand, kalkuliert werden.

■ **Zusammenfassung Bodylift**

Operationszeit: 2,5–5 Stunden.

Narkoseform: Vollnarkose.

Aufenthalt: stationär.

Nachbehandlung im Überblick:

- Thromboseprophylaxe: bis zur ausreichenden Mobilisierung.
- Fadenentfernung: die Fäden sind selbstauflösend, ggf. müssen die Fäden am Bauchnabel entfernt werden.
- Kompressionsbekleidung: konsequent für mindestens 8 Wochen, bei Bedarf länger.
- Duschen: nach Entfernung der Drainagen kurzes Duschen, vorzugsweise mit Duschpflastern.
- Antibiotikum: während des stationären Aufenthaltes.
- Schonung: 6–8 Wochen.
- Sportpause: 8 Wochen.
- Arbeitsunfähigkeit: 6 Wochen und je nach Arbeit.

3.7   Oberschenkelstraffung

Leiden Sie an erschlaffter Haut im Bereich der Oberschenkelinnenseiten, die immer aneinander reibt, sich rötet und wund wird? Dann gehören Sie wahrscheinlich zu der Gruppe von Betroffenen, die über eine Oberschenkelstraffung nachdenken. Nach einer Bauchdeckenstraffung und Bruststraffung wünschen sich die meisten eine Entfernung der störenden Überschüsse an den Oberschenkelinnenseiten.

Wenn es um das Thema Oberschenkel bzw. Beine geht, sehen wir viele Betroffene die trotz einer Gewichtsabnahme an immer noch sehr oder sogar extrem voluminösen Beinen leiden. Den Gesamtkörper genau betrachtet, zeigt sich häufig ein deutliches Ungleichgewicht der Fettverteilung bei diesen Patienten. Das Fett ist zugunsten der Hüften, Oberschenkel, Unterschenkel und manchmal auch der Oberarme verteilt.

Die Betroffenen, bei denen wir dieses beobachten, sind fast ausschließlich Frauen. Die Betroffenen berichten, dass dieses Ungleichgewicht der Fettverteilung oft schon seit der

Pubertät oder Geburt des ersten Kindes besteht bzw. sich verschlimmert hat. Diese Erkrankung der „dicken Beine" hat einen Namen und wird Lipödem genannt. Dieses Lipödem ist vom Lymphödem, einer Erkrankung mit ähnlicher Erscheinung abzugrenzen. Das Lipödem ist eine Erkrankung, die von den Fettzellen ausgeht, das Lymphödem ist eine Erkrankung des lymphatischen Systems. Beiden gemeinsam ist eine andauernde, z.T. aber auch variierende Schwellung der Extremitäten (Beine/Arme). In seltenen Fällen kann eine Kombination, ein sog. Lip-Lymphödem vorliegen. Dieses besteht aber meist nur in fortgeschrittenen Stadien des Lipödems.

> **Merke**
> Das lymphatische System ist Teil des Immunsystems. Es hat die Aufgaben der Immunabwehr und des Rücktransports von Gewebswasser (Lymphe) aus dem Körpergewebe zurück in den Blutkreislauf.

Lipödembetroffene leiden zuerst an einer Fettgewebsverteilungsstörung mit zu viel Fettgewebe an dafür veranlagten Stellen wie den Hüften, Oberschenkeln, Oberarmen und weiteren Regionen. Dabei ist der Restkörper nicht davon betroffen. Leider fällt das Lipödem bei stark Übergewichtigen oft nicht auf und sie werden einfach als „dick" abgestempelt. Aber ein Lipödem hat an sich nichts mit Fettleibigkeit zu tun, denn auch nach einer Gewichtsabnahme verbleibt das Lipödem, vielleicht mit einem geringeren Fettgewebsvolumen, aber dennoch mit einer deutlichen Verteilungsungleichheit des Fettgewebes und Schwellungen der Beine bzw. Arme.

Die Ursache des Lipödems ist dabei noch unbekannt. Es werden vererbliche Faktoren ebenso wie hormonelle und andere Gründe diskutiert. Das Ödem des Lipödems entwickelt sich aus der Fettverteilungsstörung heraus. Auch die Ödemursache ist abschließend noch nicht vollständig geklärt. Es werden folgende Ursachen diskutiert: Bedingt durch eine „Undichtigkeit der Blut- und Lymphgefäße" tritt mehr Flüssigkeit in den Zellzwischenraum über. Auch wird eine vermehrte Wassereinlagerung in den Fettzellen diskutiert.

Die Betroffenen beklagen ein Druck- bzw. Zerreißungsgefühl der betroffenen Areale und es wird berichtet, dass bis zu sehr starke Schmerzen bei Belastung aber auch in Ruhe auftreten. Neben einer zum Teil ausgeprägten Berührungsempfindlichkeit entwickeln sich oft schmerzhafte Blutergüssen.

Je nach Stadium geht das Lipödem mit einer sich verändernden Haut einher. In den Anfangsstadien liegt eine leichte „Orangenhaut" vor. Diese kann sich zu groben und ausgedehnten Dellen und prallen Hautlappen weiterentwickeln.

Dem Lipödem gegenüber liegt beim Lymphödem eine Erkrankung des Lymphtransportes zugrunde. Dabei können die Lymphbahnen oder die zwischengeschalteten Lymphknoten für den Transportschaden verantwortlich sein. Ursachen für ein Lymphödem sind angeborene und erworbene Ursachen. Erworbene Ursachen sind dabei häufig Operationen, die das Lymphsystem verletzen oder Bestrahlungen.

Bei beiden Erkrankungen ist es wichtig, diese zu erkennen und von einem Speziallisten behandeln zu lassen. Eine Heilung beim Lipödem ist nicht möglich, aber eine so deutliche Besserung, dass es fast keine Beschwerden mehr macht. Ein Lymphödem kann dagegen heilbar sein.

Die Basisbehandlung beider ist die konservative, sprich nicht operative, Behandlung. Diese setzt sich aus Lymphdrainagen und einer Kompressionsbehandlung zusammen. Ist das Ödem dadurch nicht nachhaltig verbesserbar, so können operative Maßnahmen eine Linderung bringen. Beim Lipödem führen wir Fettabsaugungen über mehrere Operationen durch. Dabei werden zum Teil Volumina von 30 Litern und mehr über mehrere Operationen abgesaugt. Anschließend, wenn sich die überschüssige Haut nicht zusammenzieht, kann eine Straffung von Beinen und Armen notwendig sein.

Anders beim Lymphödem. Hier ist das operative Vorgehen ein anderes. Im ersten Schritt versuchen wir in unserer Klinik, einen Kurzschluss zwischen dem venösen und lymphatischen System herzustellen. Dieses bezeichnen wir als lymphovenösen Kurzschluss. Alternativ können Lymphknoten mitsamt der Durchblutung in das Lymphödemareal transplantiert werden.

Auch eine Fettabsaugung kann im letzten Schritt die richtige Maßnahme sein. Leider ist die Behandlung dieser beiden Erkrankungen keiner speziellen Fachabteilung zugeschrieben und die Behandlung wird durch verschiedene Fachmediziner wie Gefäßchirurgen, Dermatologen und Plastischen Chirurgen durchgeführt.

Hier gilt es also einen Speziallisten zu fragen und zu finden. Achten Sie darauf, dass Ihr Behandler auch alle Methoden der Lip-Lymphödembehandlung anbietet. Ein Arzt, der nur Fett absaugt und weder die Oberschenkel strafft noch Lymphbahnen wiederherstellen kann, ist nicht der richtige Ansprechpartner.

Zurück zur Problemzone der Oberschenkel nach Gewichtsverlust. Trotz Sport, Massagen und Kompressionsbehandlung bildet sich die Haut nicht wie gewünscht zurück. Leider ist oft nur durch eine Operation eine nachhaltige Straffung der Oberschenkel zu erreichen.

Die Kosten für eine Oberschenkelstraffung werden von der Krankenkasse nur übernommen, wenn auch tatsächlich Beschwerden vorliegen. Typische Beschwerden sind auch hier ein störender Weichteilüberschuss (Haut) an den Innenseiten der Oberschenkel, an den Knieinnenseiten und Bereichen oberhalb der Knie. Diese Weichteilüberschüsse hinken wie auch die Überschüsse an anderen Arealen der Schwerkraft hinterher und behindern dadurch den natürlichen Bewegungsablauf. An richtigen Sport ist oft nicht zu denken.

Oftmals reiben die Hautüberschüsse so aneinander, dass sich auch hier eine feuchte Kammer bildet und es zu wiederholtem Wundscheuern kommt. Besonders an den Oberschenkelinnenseiten sind diese Wunden im Vergleich mit denen anderer Regionen hartnäckiger und schwerer zu behandeln, was aber auch aufgrund der Region und der stetigen Bewegung in diesem Bereich nachvollziehbar ist. Oft klemmen sich die Weichteile auch in der Hose oder der

Unterwäsche schmerzhaft ein. Nicht zu vernachlässigen ist auch die subjektiv feststellbare Entstellung der Körperform.

Eine gute Voraussetzung für eine Oberschenkelstraffung ist ein annähernd normales Körpergewicht, möglichst kein Übergewicht. Je weniger Unterhautfettgewebe vorhanden ist, desto besser lässt sich die Straffung durchführen, desto niedriger ist das Risiko und desto besser ist das Ergebnis.

Auch bei den Oberschenkeln unterscheiden wir eine reine Erschlaffung der Haut von einer Erschlaffung der Haut in Kombination mit noch vorhandenen Fettpolstern (◻ Abb. 3.46).

Je nach Ausprägung der Überschüsse kommen auch hier unterschiedliche Techniken zum Einsatz. Aufgrund der Erfahrungen der vergangenen Jahre, dass die Oberschenkelstraffung häufig mit Komplikationen wie Wundheilungsstörungen und Lymphgefäßverletzungen einhergehen, haben sich die Techniken kontinuierlich weiterentwickelt und werden es auch noch weiterhin tun.

Mittlerweile werden die meisten Oberschenkelstraffungen über Fettabsaugungen vorbereitet oder zumindest in Kombination mit einer Fettabsaugung operiert. In den Kliniken der Autoren kommt eine Oberschenkelstraffung ohne Fettabsaugung quasi gar nicht in Frage. Denn hierdurch lässt sich ein tiefer Gewebeschnitt vermeiden und die Risiken für Wundheilungsstörungen, Infektionen und Lymphbahnverletzungen minimieren.

Im Prinzip unterscheiden wir einen reinen Leistenschnitt von einem vertikalen Schnitt im Bereich der Oberschenkelinnenseiten, sowie einer Kombination aus beiden.

Dabei können über den reinen Leistenschnitt nur Überschüsse im inneren oberen Bereich der Oberschenkel gestrafft werden. Reichen die Überschüsse über das mittlere Drittel der Oberschenkelinnenseiten nach fußwärts weiter oder es liegt eine umfängliche Erschlaffung vor, so sollte ein zusätzlicher vertikaler Schnitt erfolgen.

Die Oberschenkelstraffung ist deutlich von einer Gesäßstraffung zu trennen. Beides kann miteinander kombiniert werden, kommt aber nur sehr selten vor. Im Gegensatz zur Oberschenkelstraffung erfolgt bei der Gesäßstraffung

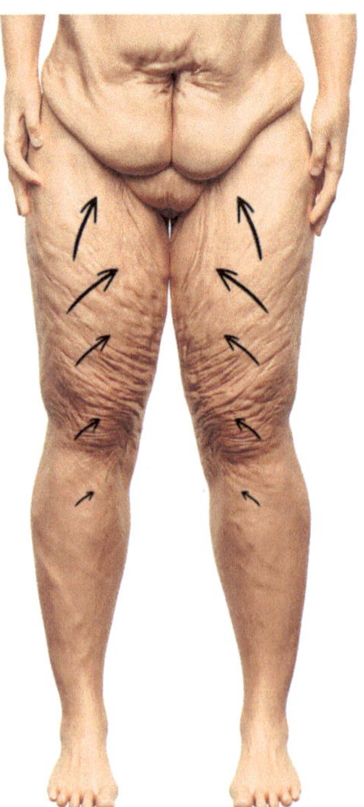
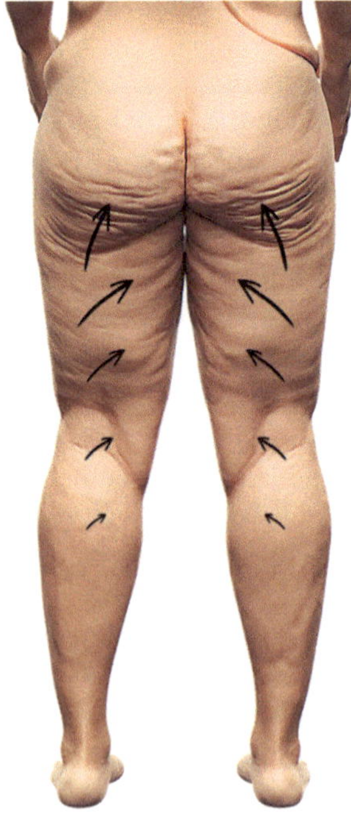

◻ Abb. 3.46 Ausgangssituation bei erschlafften Weichteilen im Bereich beider Oberschenkel. (Mit freundlicher Genehmigung von Sven Stober)

ein Schnitt in der Gesäßumschlagsfalte, über den das Gesäß gestrafft wird. Zwar endet die Narbe bzw. der Schnitt der Oberschenkelstraffung in der Gesäßfalte, strafft das Gesäß aber nicht wirklich mit.

Je nachdem wieviel Restfettpolster vorhanden sind, muss im Vorwege entschieden werden, ob nicht eine separate Fettabsaugung zur Vorbereitung einer Straffung sinnvoll ist. In einigen Fällen sind sogar mehrere Fettabsaugungen zur Vorbereitung einer Straffung sinnvoll. Das Vorgehen sollte vorab über den individuellen Therapieplan festgesetzt werden.

Vor der Operation erfolgt eine Anzeichnung durch den Operateur. Dabei werden auch Fotos zur Dokumentation angefertigt und die wichtigen Schnittlinien markiert (◘ Abb. 3.47).

Die Abbildung zeigt ein typisches Anzeichnen vor einer Oberschenkelstraffung. Dabei variieren die blauen Markierungen für die Fettabsaugung je nach Ausgangslage, Kostenübernahme durch die Krankenkasse und der Notwendigkeit für die Straffung. Rot sind die Areale markiert, die entfernt werden sollen. Die schwarzen Linien markieren die zu erwartenden Narben.

Im Operationssaal erfolgen nach Einleitung der Narkose zunächst die Lagerung und dann das Einbringen der „speziellen Kochsalzlösung", um die Fettabsaugung vorzubereiten (nähere Informationen im ► Abschn. 3.1).

Anschließend werden die Innenseiten, aber darüber hinaus meist auch die Vorderseiten und Außenseiten abgesaugt. Dieses geschieht zur Formung des Übergangs zwischen den Straffungsarealen und den angrenzenden Oberschenkelregionen.

Früher erfolgte ein Schnitt in der Leiste und vertikal am Oberschenkel ohne eine Absaugung im Vorfeld. Sofern noch überschüssiges Fettgewebe vorhanden war, wurden diese Überschüsse direkt über den Schnitt entfernt. Problematisch war dabei jedoch, dass dieses direkte Wegschneiden von Gewebe einen wesentlich tieferen Schnitt hinterlässt als bei der Methode mit Fettabsaugung benötigt wird. Gerade bei diesen tiefen Schnitten kommt es häufig zu einer Verletzung von Lymphgefäßen und weiteren Strukturen wie Blutgefäßen. Kam es in diesen Situationen zu einer Infektion – und die Oberschenkelstraffung hat besonders aufgrund der Lokalisation (Anogenital) an sich ein

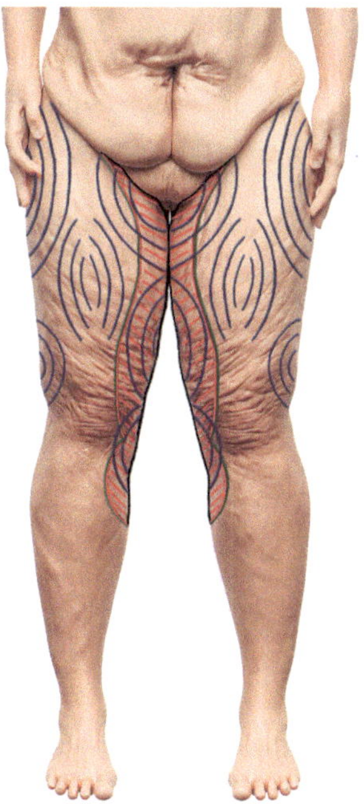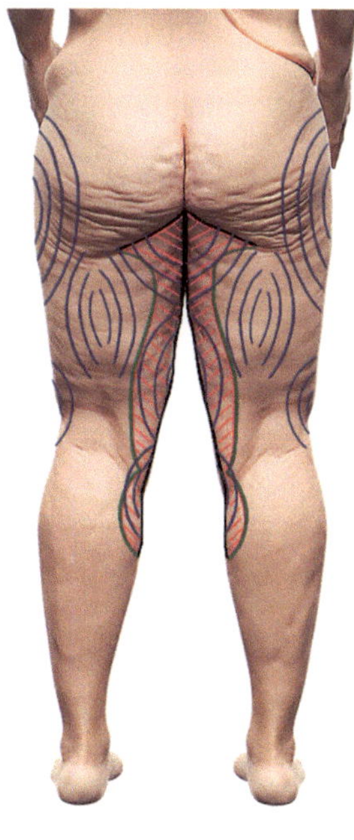

◘ **Abb. 3.47**   Anzeichnen vor einer Oberschenkelstraffung. (Mit freundlicher Genehmigung von Sven Stober)

erhöhtes Infektionsrisiko – , so handelte es sich um eine relativ ausgedehnte und schwerwiegende Infektion.

Hinzu kommt, dass die Wundheilung im Allgemeinen und auch in Infektionssituationen viel schlechter bei der tief schneidenden Methode war.

Aus dem oben Genannten wird ersichtlich, warum wir regelhaft über eine Fettabsaugung die Straffung vorbereiten. Die Fettabsaugung erfolgt gründlich und ausgedehnt, damit nur wenig Fett verbleibt. Im nächsten Schritt wird dann die überschüssige Haut entfernt. Je nach geplantem Schnitt entweder nur in der Leiste oder beginnend auf Höhe der Knie bis hoch in die Leiste. Die Hautentfernung erfolgt im Bereich der Oberschenkelinnenseiten ganz oberflächlich, sodass sogar oft die tiefe Hautschicht (Lederhaut) belassen wird. Die Weichteile werden dann eingefaltet, ineinander eingeschlagen und vernäht.

Wenn in der Leiste ein Schnitt erfolgt, dann wird dieser zwar auch oberflächlich angelegt um Lymphbahnverletzungen zu vermeiden, aber ganz so oberflächlich wie im Oberschenkelbereich ist dieser hier nicht möglich. Auch hier wurde früher tiefer geschnitten und ungewollte Komplikationen waren häufig.

Bei sehr ausgeprägten Hauterschlaffungen werden die Weichteile der Oberschenkel mit sog. inneren Ankernähten am Becken während der Operation aufgehängt. Diese Ankernähte haben die Funktion, den Straffungseffekt zu halten und ein durch die Schwerkraft bedingtes Absinken der Oberschenkelinnenseitenweichteile zu verhindern. Hierfür werden nicht selbstauflösende Fäden verwendet, damit der Effekt möglichst langfristig bestehen bleibt. Diese Fäden verbleiben für immer im Körper. Regelhaft werden ein bis zwei Drainagen in die Wunde zur Ableitung von Wundsekret eingelegt.

Der Hautschnitt wird unter Verwendung moderner Nahtmaterialien verschlossen. Alle Hautnähte sind selbstauflösend. Zusätzlich wird auf die Hautnaht ein Hautkleber oder Klammerpflaster aufgetragen. Das hat den Vorteil einer weiteren Abdichtung der Wunde gegenüber Keimen in der Genitalregion. Nach Anlage eines Verbandes wird eine Kompressionshose angelegt. Die im Operationssaal angelegte Kompressionshose ist 8 Wochen konsequent zu tragen. Der stationäre Krankenhausaufenthalt dauert zwischen zwei und fünf Tagen (◘ Abb. 3.48, ◘ Abb. 3.49).

Die Bilder zeigen eine Oberschenkelstraffung mit T-Schnitt und Fettabsaugung vorher und nachher als Schema. Reelle Ergebnisse können abweichen.

Eine Lymphdrainage kann zeitnah nach der Operation (ein bis zwei Wochen) eingeleitet werden. Es dürfen aber keine Schmerzen dabei spürbar sein, ansonsten sollten Sie die Lymphdrainage einfach um ein paar Tage verschieben.

Am Operationstag dürfen Sie bereits aufstehen, aber die wenigsten fühlen sich dazu in der Lage und stehen erst einen Tag nach der Operation auf. Dabei sollte das erste Aufstehen immer in Begleitung einer Fachpflegekraft geschehen.

Wir empfehlen eine körperliche Schonung je nach Operationsumfang für 6–8 Wochen. Sport sollte frühestens nach 8 Wochen aufgenommen werden.

Nach einer Oberschenkelstraffung fragen unsere Patienten häufiger nach Schmerzmitteln als nach anderen Operationen. Dennoch halten sich die Schmerzen absolut in Grenzen.

Sobald die Drainagen entfernt worden sind, darf geduscht werden. Dabei sollte das Duschen auf alle Fälle kurz gehalten werden. Die Narben sollten anfangs nach dem Duschen oder Baden trocken geföhnt werden.

- **Zusammenfassung „nur" Fettabsaugung/ Liposuktion**

Operationszeit: 45 Min. bis mehrere Stunden.

Narkoseform: Lokale Betäubung, Dämmerschlaf oder Vollnarkose.

Aufenthalt: ambulant oder stationär, je nach Umfang.

Nachbehandlung im Überblick:
- Thromboseprophylaxe: mindestens 5 Tage und ausreichende Mobilisierung.

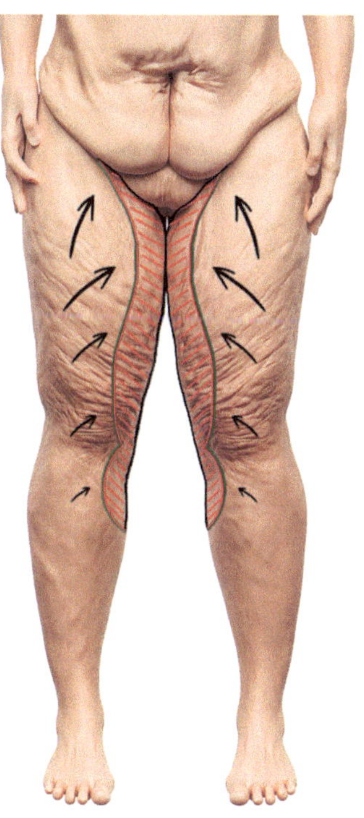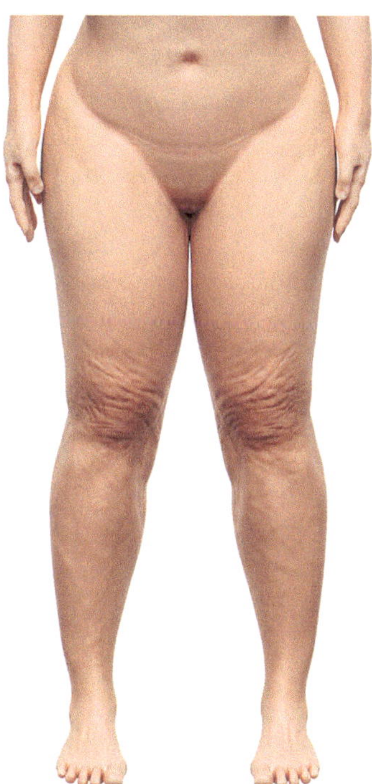

Abb. 3.48 Vorher/Nacher Bilder einer Oberschenkelstraffung. (Mit freundlicher Genehmigung von Sven Stober)

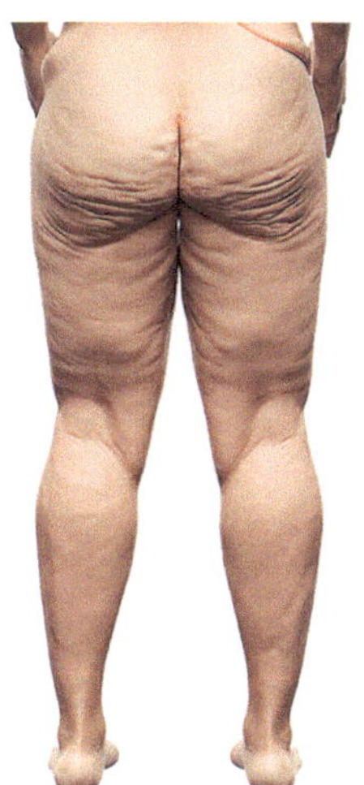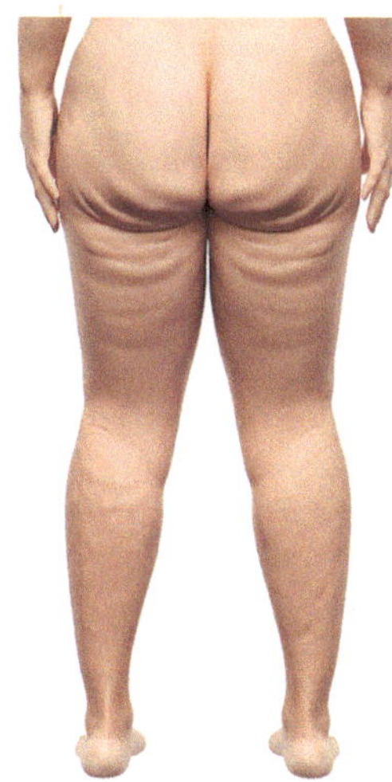

Abb. 3.49 Vorher/Nacher Bilder einer Oberschenkelstraffung. (Mit freundlicher Genehmigung von Sven Stober)

- Fadenentfernung: nicht notwendig, die Fäden sind selbstauflösend.
- Kompressionsbekleidung: konsequent für mindestens 8 Wochen, bei Bedarf länger.

- Lymphdrainage: ab dem 5. Tag wenn Kreislauf stabil. Patient muss schmerzfrei sein.
- Duschen: ab sofort erlaubt, siehe Bemerkungen im Text.
- Antibiotikum: wenn überhaupt, nur Einmalgabe im Operationssaal.
- Schonung: je nach Umfang der Fettabsaugung unterschiedlich.
- Sportpause: 4–6 Wochen, je nach Umfang.
- Arbeitsunfähigkeit: 3 Tage bis 4 Wochen, je nach Umfang und Arbeit.

Besondere Risiken einer Oberschenkelstraffung sind: Wundheilungsstörungen, Verletzung von Lymphgefäßen (Lymphödem), Ansammlung von Wundflüssigkeit, Wunden die aufreißen und Narben die ungünstig verheilt sind, leichte Asymmetrien. Weitere Risiken werden im Beratungsgespräch von Ihrem behandelnden Arzt im Detail besprochen.

Wird eine Oberschenkelstraffung auf eigene Kosten durchgeführt, so ist mit Kosten in Höhe von 3500 bis 8500 Euro zuzüglich Mehrwertsteuer zu rechnen.

Fazit: Eine Oberschenkelstraffung ist eine Operation, die z.T. mit großen Narben einhergeht. Die Ausdehnung der Narben sollte Ihnen im Vorwege anhand von Vorher/Nachher Bildern aufgezeigt werden. Um Oberschenkel mit deutlichen Hautüberschüssen nachhaltig zu behandeln, ist eine Oberschenkelstraffung die einzig gute Möglichkeit.

- **Zusammenfassung Oberschenkelstraffung**

Operationszeit: 1,5–4 Std., je nach Aufwand.
    Narkoseform: Vollnarkose.
    Aufenthalt: stationär.
    Nachbehandlung im Überblick:
- Thromboseprophylaxe: mindestens 5 Tage, bis zur ausreichenden Mobilisierung.
- Fadenentfernung: nicht notwendig, die Fäden sind selbstauflösend.
- Kompressionsbekleidung: konsequent für mindestens 8 Wochen, bei Bedarf länger.
- Lymphdrainage: nach einer Woche erlaubt, wenn Kreislauf stabil. Sie muss schmerzfrei sein.
- Duschen: nach Entfernung der Drainagen, siehe Bemerkungen im Text.
- Antibiotikum: mindestens Einmalgabe im Operationssaal.
- Schonung: je nach Umfang der Fettabsaugung unterschiedlich.
- Sportpause: 4–6 Wochen, je nach Umfang.
- Arbeitsunfähigkeit: 3 Tage bis 4 Wochen, je nach Umfang und Arbeit.

3.8   Gesäßstraffung

Eine reine Gesäßstraffung ist eine relativ selten nachgefragte Operation. Vorab zum Verständnis: Wir müssen eine obere Gesäßerschlaffung von einer unteren Gesäßerschlaffung unterscheiden. Beide liegen meist in einer Kombination vor. Eine obere Gesäßerschlaffung bedeutet, dass Haut- und Weichteile oberhalb Gesäßbacken erschlafft sind und die Gesäßbacken dadurch herabhängen.

Eine tiefe Gesäßerschlaffung bedeutet, dass die Weichteile besonders an der Gesäßumschlagsfalte zum Oberschenkel hin erschlafft sind.

Diejenigen, die tatsächlich einen starken Haut- und Gewebeüberschuss am unteren Gesäß haben, leiden meist und einem besonders hohen Leidensdruck. Vielleicht leiden Sie auch unter diesen Weichteilüberschüssen am unteren Gesäß? Dann können Sie bestätigen, dass hierdurch ein normales Sitzen fast unmöglich ist. Wir müssen uns die Haut-Weichteilüberschüsse am Gesäß so vorstellen, als ob man auf einem instabilen, flachen Wasserkissen sitzt, denn die überschüssige Haut am Gesäß weist keine stabile Unterhautverbindung zum tiefen Gewebe auf. Daher kommt es zu einem unruhigen Sitzen mit ständigem hin und her Rutschen auf dem Gesäß. In den Hautfalten bildet sich dann auch hier oft eine feuchte Kammer, die ein zusätzliches Verrutschen der Hautfalten zueinander verschlimmert. Hinzu kommen oft Schmerzen durch eine Rötung und oder Einklemmung der Hautfalten.

Aus unserer Sicht haben gerade diese Patienten ein Recht auf Wiederherstellung, da das gesamte, tägliche Leben durch diese überschüssige Haut eingeschränkt ist.

Für beide, die obere und untere Gesäßerschlaffung, werden unterschiedliche Operationen empfohlen – ggf. auch eine Kombination, denn bei einer starken oberen Gesäßerschlaffung mit tief nach unten hängenden Gesäßbacken liegt fast immer auch eine tiefe Erschlaffung des Gesäßes vor. Eine obere Gesäßerschlaffung erfolgt meist über ein zirkuläres Bodylift. Das Gesäß wird nach oben (kopfwärts) geliftet und kann in derselben Operation bei Bedarf über die Eigengewebsüberschüsse vergrößert werden und erfährt hierdurch eine Modellage. Näheres dazu finden Sie im Abschnitt über das zirkuläre Bodylift.

Das untere Gesäßlifting entfernt die sich überschlagenden und überschüssigen Weichteile im Bereich der Gesäßumschlagsfalte (◧ Abb. 3.50).

Eine Kostenübernahme für eine untere Gesäßstraffung durch die Krankenkasse ist

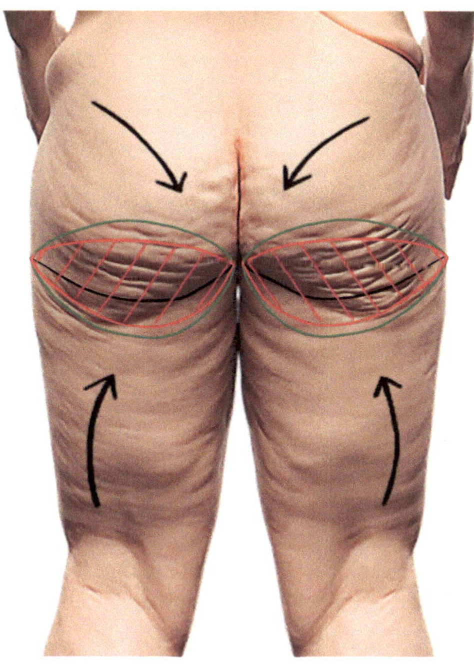

Abb. 3.50 In der Abbildung ist eine typische Anzeichnung für eine Gesäßstraffung abgebildet. Die rot markierten Areale werden entfernt. Die schwarze Linie zeigt die später resultierende Narbe. (Mit freundlicher Genehmigung von Sven Stober)

selten, da die Kassen und der medizinische Dienst oftmals die Problematik nicht nachvollziehen können. Vor einer unteren Gesäßerschlaffung wird im Stehen die Gesäßfalte markiert; anschließend werden die Überschüsse ober- und unterhalb der Gesäßfalte festgelegt. Nach Einleitung der Narkose erfolgt eine Umlagerung auf Bauchlage. Das überschüssige Gewebe wird entfernt und es werden Drainagen eingelegt. Die Wunde wird dann schichtweise mit selbstauflösendem Nahtmaterial verschlossen. Anschließend erfolgt das Abkleben der Wunde mit einem Pflaster oder Hautkleber.

Merke

Sollten Sie über eine Brustvergrößerung nachdenken und an einer Gesäßerschlaffung leiden, so können diese Überschüsse aus der Gesäßumschlagsfalte zur Brustvergrößerung verwendet bzw.

transplantiert werden. Diese Operation ist aufwändig und wird im Abschnitt zur Brust im Detail dargestellt. Dieses ist eine ganz smarte Methode, denn die sonst weggeworfenen Überschüsse finden einen sinnvollen Einsatz zur Brustvergrößerung durch Eigengewebe. Die Methode wird häufig bei Patientinnen nach einer Brustkrebserkrankung durchgeführt. Dennoch ist diese Transplantation – wir nennen eine solche in der plastischen Chirurgie Lappenplastik – aufwändig. Warum die Operation aufwändig ist, liegt an der Transplantation an sich, denn es muss auch die Blutversorgung des Gewebes mittransplantiert werden, damit das Gewebe im Bereich der Brust einwächst. Das bedeutet, dass das Gewebe am Gesäß mit seinen feinen und kleinen Blutgefäßen entnommen und an den Blutgefäßen der Brustwand angeschlossen werden muss. Eine Transplantation dauert zwischen 3 und 5 Std. In seltenen Fällen, man spricht von 1 %–5 %, kann es zu einem Absterben des Gewebes in der Brust kommen. Sollte es dazu kommen, muss es einen Ausweichplan geben, um am Ende eine gleichseitige Brustgröße zu erreichen. Hier gibt es unterschiedliche Konzepte, die alle zum Ziel führen und die Ihr Behandler im Detail mit Ihnen besprechen sollte. Durch eine Eigengewebsvergrößerung verlängert sich der stationäre Aufenthalt im Krankenhaus auf etwa 10 Tage.

Aber zurück zur Gesäßstraffung. Nach der Operation wird eine Kompressionshose angelegt. Diese ist für 8 Wochen konsequent zu tragen. Am Tag der Operation dürfen Sie aufstehen, nur selten wird der Eingriff ambulant, fast immer stationär durchgeführt. Lediglich kleine Überschüsse mit umschriebenen Schnitten können ambulant behandelt werden. Eine stationäre Behandlung erfolgt in der Regel für 2–5 Tage (**Abb. 3.51**).

Sie dürfen duschen, sobald die Drainagen entfernt wurden. Sie sollten erst nach

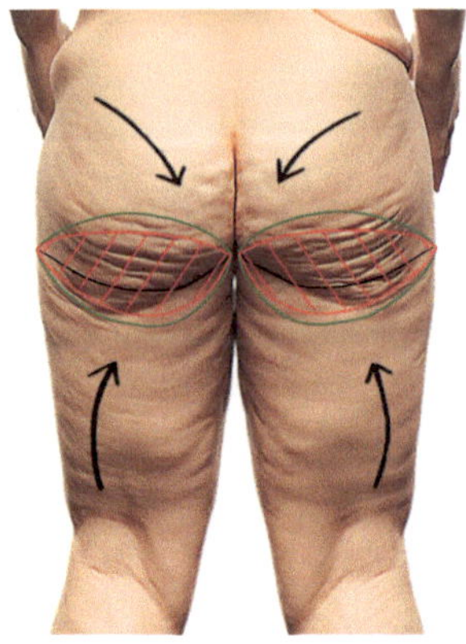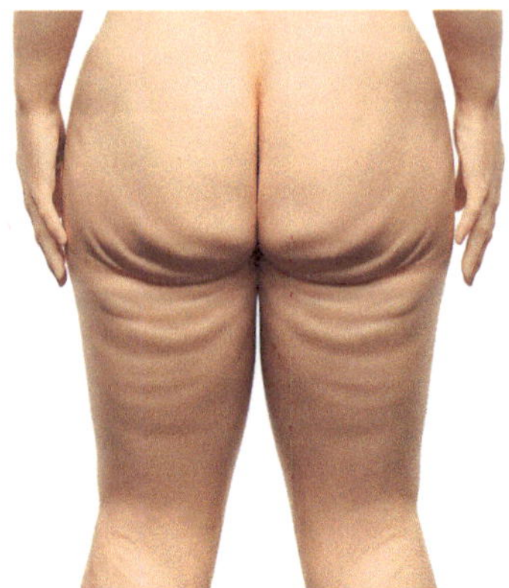

Abb. 3.51 In der Zeichnung wird die Ausgangssituation vor und das Ergebnis nach einer Gesäßstraffung gezeigt. (Mit freundlicher Genehmigung von Sven Stober)

2–3 Wochen vorsichtig beginnen zu sitzen, Stehen ist sofort erlaubt.

Risiken der Gesäßstraffung sind ähnlich wie bei anderen Straffungsoperationen. Hier stehen Infektionen und Wundheilungsstörungen an erster Stelle. Insgesamt treten diese aber selten auf.

Es sollte darauf geachtet werden, dass nicht zu viel Gewebe und Polster entfernt werden, damit Sie noch gut und schmerzfrei sitzen können. Einige wenige Patienten beschreiben, dass Schmerzen beim Sitzen durch die Narben verursacht werden. Diese vergehen meistens in der Regel in einem Zeitrahmen von einem, bis zu maximal zwei Jahren.

Kosten für einen solchen Eingriff liegen bei Selbstzahlung der Leistung, je nach Technik, zwischen 3500 und 6000 Euro, je nachdem wie aufwändig und umfangreich der Eingriff ist.

- **Zusammenfassung Gesäßstraffung**

Operationszeit: 1–2 Std.

Narkoseform: Vollnarkose.

Aufenthalt: ambulant oder stationär, je nach Umfang.

Nachbehandlung im Überblick:

- Thromboseprophylaxe: bis zur ausreichenden Mobilisierung.
- Fadenentfernung: nicht notwendig, die Fäden sind selbstauflösend.
- Kompressionsbekleidung: konsequent für mindestens 8 Wochen, bei Bedarf länger.
- Duschen: nach Entfernung der Drainagen.
- Antibiotikum: nur Einmalgabe im Operationssaal.
- Schonung: Sitzen vermeiden für 2–3 Wochen.
- Sportpause: 4–6 Wochen, je nach Umfang.
- Arbeitsunfähigkeit: 4–6 Wochen, je nach Tätigkeit.

3.9   Gesichtserschlaffung

Gewichtsschwankungen werden als erstes im Gesicht erkannt, und besonders drastische Gewichtsabnehmer gehen mit einer deutlichen Volumenveränderung und Hauterschlaffung der Gesichts-Hals-Region einher.

Aber was genau verändert sich? Wie am restlichen Körper folgen die Weichteile im Gesicht der Schwerkraft (Abb. 3.52).

Wir unterscheiden mehrere Partien der erschlafften Gesichtshaut, und je nachdem wo eine Erschlaffung behandelt werden soll, unterscheiden wir unterschiedliche Operationen. Diese Eingriffe zur Gesichtsverjüngung werden nachvollziehbar nicht von der Krankenkasse übernommen und müssen selbst getragen werden. Da diese Eingriffe

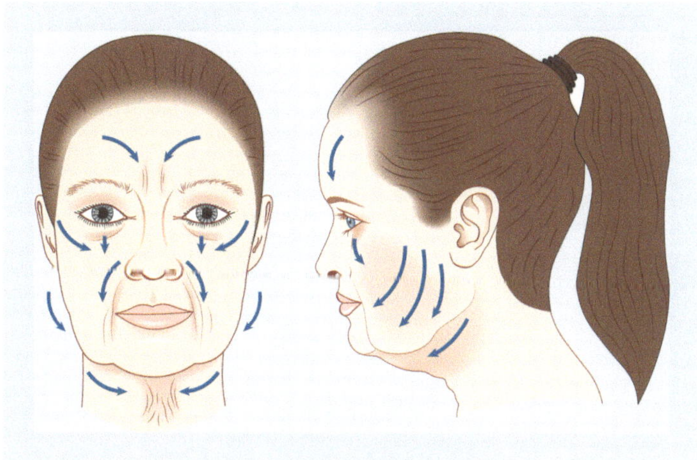

Abb. 3.52 Erschlaffte Gesichtsweichteile

von Betroffenen nach Gewichtsabnahme eher selten nachgefragt werden, gehen wir auf die drei häufigsten Gesichtsstraffungsoperationen ein.

3.9.1 Stirnlift – Stirnstraffung

Abgesunkene Augenbrauen in einer Kombination mit einer erschlafften Stirnpartie sind ein Grund für ein Stirnlifting. Dabei erfolgte früher ein großer Schnitt im Bereich der Haar-Kopfhautgrenze und eine Entfernung der überschüssigen Haut. Heute kann man ein Augenbrauen- bzw. Stirnlifting gut durch eine endoskopische Operation (Schlüssellochtechnik) durchführen. Dabei werden dann drei kleine Schnitte an der Kopfhaut nahe der Stirn platziert und eine Straffung durchgeführt. Eine kleine Verankerung bzw. Schraube wird eventuell für 3 Wochen platziert. Der Eingriff kann ambulant oder bei Bedarf stationär erfolgen (■ Abb. 3.53).

3.9.2 Facelift – Gesichtshautstraffung

Häufig ist für eine Gesichtshautstraffung, ein sogenanntes „Facelift", die beste Möglichkeit, das Mittel- und Untergesicht zu straffen (■ Abb. 3.54).

Dabei können die abgesunkenen Gesichtsweichteile wieder an ihre ursprüngliche Position verlagert und die überschüssige Haut entfernt werden. Die Schnittführung reicht beim klassischen Facelift vom Haaransatz vorbei am Ohr (manchmal auch im Ohr) und schließlich um das Ohr Richtung Hinterkopf und läuft in den Haaren aus. Die Naht ist in der Regel nach der Abheilungsphase nicht zu sehen, zumindest nicht auffällig. Innere Aufhängenähte sorgen für ein lang anhaltendes Ergebnis, eine Drainage wird eingelegt und die Haut mit dünnen Fäden genäht, die nach sieben bis zehn Tagen entfernt werden müssen. Der Eingriff dauert zwischen zwei und vier Stunden und kann, je nach Ausdehnung, ambulant oder stationär erfolgen. Ein Facelift kann über ganz unterschiedliche Techniken durchgeführt werden. Auch sind viele Modifikationen wie ein Mittelgesichtslift o.ä. möglich. Die Details wird Ihnen bei Bedarf Ihr Plastischer Chirurg erläutern. Die Kosten eines Facelifts variieren sehr stark und liegen zwischen 3000 und 8000 Euro zuzüglich der Mehrwertsteuer (■ Abb. 3.55).

Eine Halsstraffung ist zur Behandlung einer erschlafften und hängenden Halsregion sinnvoll. Auch ein Doppelkinn oder veränderte Halskontur kann über eine Halsstraffung gut behandelt werden.

Dabei können bei bestehenden Restfettdepots abgesaugt oder über einen kleinen Schnitt

◻ Abb. 3.53 Anzeichnung Stirnstraffung (endoskopisch) und Vorher- Nachher Beispiel

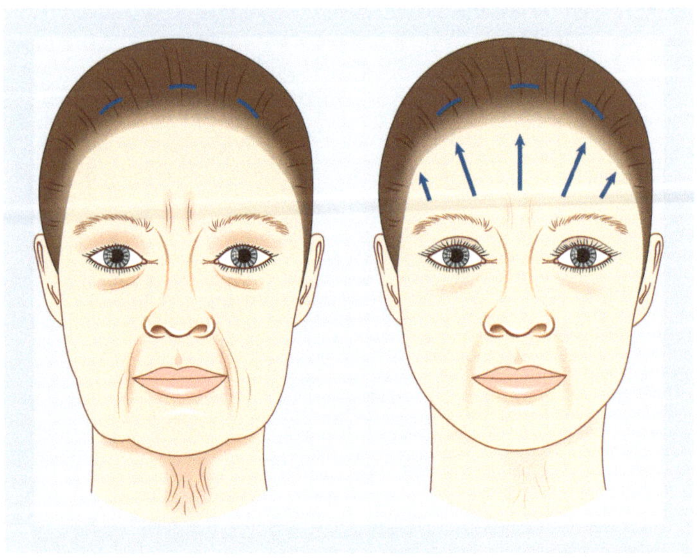

◻ Abb. 3.54 Anzeichnung Facelift und Vorher- Nachher Beispiel

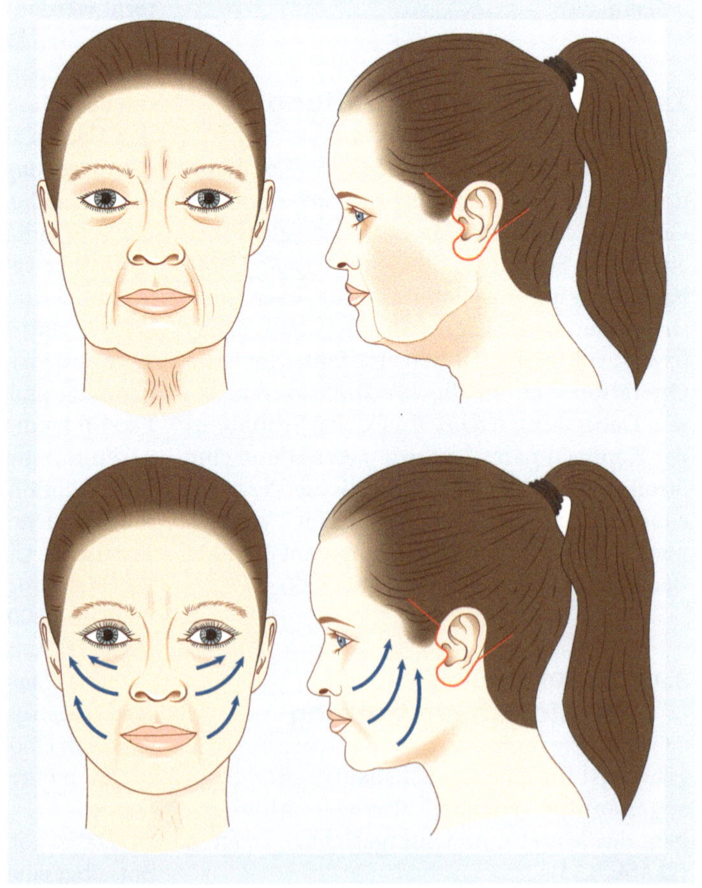

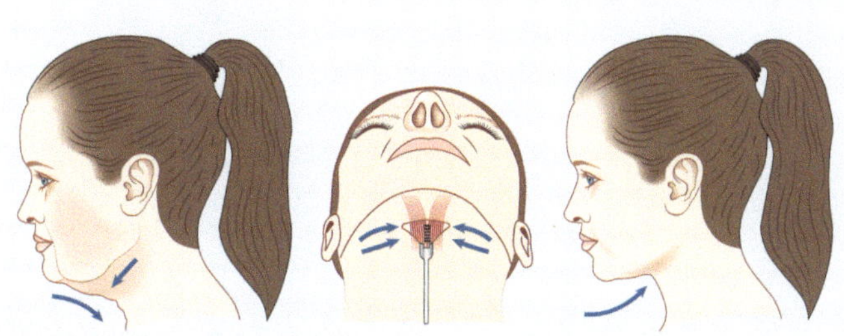

Abb. 3.55 Anzeichnung Halsstraffung und Vorher-Nachher Beispiel

die Halsmuskulatur gestrafft und überschüssige Haut entfernt werden.

Operationen im Gesicht können die Ausstrahlung enorm verändern. Aber auch diese Operationen haben Risiken und können mit Komplikationen einhergehen. Komplikationen sind beispielsweise Nachblutungen und Verletzungen der Gesichtsnerven (Nerven für die Beweglichkeit des Gesichtes und jene, die für die Gefühlsversorgung verantwortlich sind), Seitenungleichheiten und Absterben von Hautarealen.

Risiken, Komplikationen und deren Vermeidung

Zaher Jandali

© Springer-Verlag GmbH Deutschland, ein Teil von Springer Nature 2018
Z. Jandali, K. Müller, L. Jiga (Hrsg.), *Wiederherstellungsoperationen nach starker Gewichtsabnahme*,
https://doi.org/10.1007/978-3-662-57382-2_4

4.1 Risiken

Beschäftigt man sich gedanklich mit einer Operation und der dadurch verbesserten Lebensqualität und Freude am Leben danach, darf man die möglichen Risiken und Komplikationen einer Operation nicht aus dem Auge verlieren. Es zeugt von einer guten Plastischen Chirurgie, wenn Sie der Operateur explizit über die besonderen Risiken einer Operation gründlich aufklärt.

Wie in den Kapiteln vorab erwähnt, ist es sehr wichtig, dass Sie mit einem bestmöglichen Gesundheitszustand in die Operation gehen. Alle Grund- und Nebenerkrankungen wie eine Zuckerkrankheit, Bluthochdruck etc. sollten bestmöglich eingestellt sein. Nehmen Sie aufgrund einer Lungen-, rheumatischen, oder anderen Erkrankung ein Kortisonpräparat, so sollte vorweg abgeklärt werden ob dieses abgesetzt werden kann. Kortison kann die Wundheilung beeinträchtigen und verzögern.

Ihr Körper sollte fit vor der Operation sein, denn die Heilungsphase nach einer Operation greift auf körperliche Reserven zurück. Ein trainierter Körper (z.B. Ausdauersport) durchlebt eine Operation und die darauffolgende Heilungsphase viel einfacher als ein nicht trainierter Körper. Auch wenn Sie schon lange keinen Sport mehr getrieben haben, es ist nie zu spät.

Sie sollten das Rauchen vor einer Operation vorzeitig einstellen. Näheres hierzu in ▶ Kap. 3.

Jeder Chirurg, der operiert, hat auch Komplikationen. Hat er keine, so operiert er nicht oder er flunkert. Dabei ist ein gutes Komplikationsmanagement ein wichtiges Qualitätsmerkmal eines guten Facharztes.

Das sogenannte Aufklärungsgespräch muss mindestens 24 Std. vor der Operation erfolgen. Auch wenn Sie diese Aufklärung unterschrieben haben, so können Sie zu jeder Zeit von der Operation ohne das Nennen eines Grundes zurücktreten. Es dürfen Ihnen in der Regel, egal ob die Operationskosten von der Krankenkasse oder von Ihnen selbst getragen werden, keine Kosten durch ein Absagen der Operation entstehen.

Die hier aufgeführten Risiken sind nur ein Auszug möglicher Operationsrisiken, die besonderen Risiken, die bei Ihnen ggf. bestehen, muss ihr behandelnder Arzt im Detail mit Ihnen vor der Operation besprechen.

Jetzt möchten wir zunächst auf ganz allgemeine Risiken eingehen

Jede Operation, die mit einer Narkose einhergeht, hat ein Narkoserisiko: Operationen in einer lokalen Betäubung haben ein deutlich geringeres Risiko an narkoseassoziierten Komplikationen als eine Vollnarkose. Beispielsweise gibt es bei Fettabsaugungen große Studien, in denen nachgewiesen wurde, dass die Gefahr einer Thrombose oder Lungenembolie bei Durchführung der Operation in einer lokalen Betäubung wesentlich geringer ist als bei einer Vollnarkose. Weitere Risiken der Narkose finden Sie im Abschnitt Narkoseverfahren.

4.1.1 Allgemeine operative Risiken

Wir erleben es selbst, eine Nachblutung kann vorkommen. Warum ist das so? Arbeiten wir nicht genau oder konzentriert genug? Doch! Seien Sie versichert, bei jeder Operation geben die Ärzte Ihr Bestes für Ihre Gesundheit und für das bestmögliche Ergebnis, aber eine Nachblutung lässt sich einfach nicht immer ausschließen. Dabei ist es am häufigsten, dass sich ein zuvor verödetes Blutgefäß wieder öffnet. Dieses kann zum Beispiel durch einen Blutdruckanstieg nach der Operation passieren, wie es etwa bei Stress oder Pressen beim Toilettengang vorkommt. Manchmal ist auch einfach kein Grund per se ersichtlich und die Situation muss als gegeben hingenommen werden. Sie fragen sich sicherlich nun, wie man merkt, ob man eine Nachblutung hat. Es gibt mehrere Hinweise für eine Nachblutung. Der einfachste und ersichtlichste Hinweis ist eine Blutungsförderung über die Wunde oder einliegenden Drainagen. Bei einer frischen akuten Blutung ist helles Blut zu erkennen.

> **Merke**
> Wenn Sie eine kontinuierliche Blutung
> über die Wunde oder in die Drainagen
> mit hellem Blut sehen, sollten Sie das
> Pflegepersonal umgehend informieren.

Haben Sie starke Schmerzen und ein starkes Spannungsgefühl oder gar eine zunehmende Schwellung (z.B. nach Bauchdeckenstraffung oder Brustoperation), kann auch das ein Hinweis auf eine Nachblutung sein. Weitere Hinweise auf eine Nachblutung können auch eine Schwäche und oder Schwindel sein.

Was passiert, wenn Sie eine Nachblutung haben? Sobald eine Nachblutung festgestellt wird, kommt es ganz darauf an, wie stark die Blutung ist. Bei akuten Blutungen erfolgt zeitnah eine erneute Operation (in der Regel in einer Vollnarkose) und es wird eine Blutstillung durchgeführt. Auch ein entstandener Bluterguss wird gesäubert. Meist werden zusätzliche Drainagen eingelegt und die Wunde anschließend wieder verschlossen. Das ist alles keine Katastrophe; wichtig ist, dass die Blutung gestoppt wird. Kommt es zu einem zu hohen Blutverlust, so muss eine Blutkonserve gegeben werden. Dies ist jedoch äußerst selten.

Fettabsaugungen sind hier gesondert zu betrachten, da es hier oft zu einem Austritt von blutig verdünnter Flüssigkeit kommt. Dies ist bis zu einer gewissen Menge tolerabel. Eine erneute Operation zur Blutstillung ist hier nicht notwendig. Aber sollte es nach einer Fettabsaugung zu einem kontinuierlichen Austritt von unverdünntem Blut kommen, sollten Sie Ihren Arzt kontaktieren.

Auch kann es zu einer Blutung in bzw. während einer Operation kommt, kann diese in den meisten Fällen sehr gut kontrolliert werden; nur in Ausnahmesituationen müssen Fremdblutkonserven gegeben werden.

Kommt es zu Komplikationen, so sind es am häufigsten die umschriebenen Wundheilungsstörungen, die auftreten. Wesentlich seltener sind Infektionen der Wunde und noch viel seltener breiten sich diese aus. Im schlimmsten Falle können sich diese sogar zu einer Blutvergiftung entwickeln. Dies wäre eine schwere Komplikation, die einer stationären oder sogar intensivmedizinischen Behandlung bedarf.

Die angesprochenen Wundheilungsstörungen im Bereich der Operationsnarbe treten besonders häufig bei Pateinten mit Vorerkrankungen auf, wie zum Beispiel bei der Zuckererkrankung (Diabetes). Ebenso spielt der Operationsbezirk eine wesentliche Rolle. Damit ist gemeint, wo die Operation durchgeführt wird. Ein Operationsbereich an der Brust oder der Brustwand infiziert sich wesentlich seltener als eine Oberschenkelstraffung. Ganz klar, die Oberschenkelregion ist sehr nah am Ano-Genitalbereich, wo viele Keime die für Infektionen angesiedelt sind. Auch treten Wundheilungsstörungen an bewegten Arealen, z.B. Oberschenkeln oder Achselhöhle, häufiger als an unbewegten (z.B. Bauch) auf.

Umschriebene bzw. lokale Wundheilungsstörungen werden in der Regel konservativ, sprich ohne Operation, behandelt. Die Behandlung umfasst eine regelmäßige Wundsäuberung, Auftragen von desinfizierender Salbe und der Auflage sauberer Verbände. Beispiel einer desinfizierenden Salbe ist Lavanid Gel, dabei ist jedoch die „Marke" nicht ausschlaggebend, sondern der Inhaltsstoff ist entscheidend – es sollte Polyhexanid 0,04 % oder 0,02 % sein.

Wann sollte Polyhexanid 0,04 % oder Polyhexanid 0,02 % verwendet werden? Das höher konzentrierte 0,04 % sollte bei stark verunreinigten bzw. infizierten Wunden, oder zu Beginn der Behandlung einer Wundheilungsstörung eingesetzt werden. Hat sich die Wunde gesäubert und heilt nun sauber ab, kann für diesen ggf. längeren Zeitraum Polyhexanid 0,02 % verwendet werden. Die Wundreinigung sollte anfangs 1–2 Mal täglich erfolgen, anschließend sollten Wunde und Haut trocknen. Dann, je nach Wunde, sollte eine Fettgaze (eine Wundauflage, die ein Verkleben des äußeren Verbandes mit der Wunde verhindert) inkl. der desinfizierenden Salbe (Polyhexanid) aufgetragen werden. Zum Schluss ist ein Pflasterverband oder eine Binde, ggf. mit Kompresse, zur Fixierung anzulegen.

Ab einem gewissen Stadium dürfen Wunden
ausgeduscht werden, aber dies muss vorab mit
dem Arzt besprochen werden, da nicht alle
Wunden dafür geeignet sind.

Eventuell wird ein Antibiotikum in Tablettenform empfohlen – dieser Empfehlung sollten
Sie unbedingt folgen. Größere Wundheilungsstörungen sollten zeitnah operiert werden.
Generell können Wundheilungsstörungen mit
verbreiterter Narbe einhergehen, die später
im Verlauf korrigiert und damit unauffälliger
gemacht werden können.

Überall wo Gewebeschichten voneinander
getrennt werden, kann es zu einer Wundwasseransammlung in den neu vorgeformten Toträumen kommen. Dieses Wundwasser entsteht
über ein Ausschwitzen der inneren Wundflächen oder aber auch durch die Verletzung von
Lymphgefäßen. Wir unterscheiden dabei diese
Formen, welche wir als Lymphfisteln/Lymphozeelen oder Serome bezeichnen. Sehr oft löst
sich das Problem von ganz alleine durch einfaches Abwarten und ein Belassen der Drainagen.
Selten muss operativ nachgeholfen werden,
wobei oft Wundreinigungen reichen können.
Manchmal jedoch müssen Maßnahmen wie
Antibiotikaspülungen und lymphgefäßchirurgische Maßnahmen ergriffen werden.

Kommen wir zu den sich an Operationen
anschließenden Schwellungen. Schwellungen
nach einem Eingriff sind ganz natürlich. Diese
Gewebeschwellungen nehmen bis zum zweiten
bzw. dritten Tag nach der Operation zu und bilden
sich anfangs zügig über 3–5 Wochen bis auf eine
Restschwellung zurück. Diese Restschwellung
kann sehr hartnäckig sein und sich nur sehr
langsam zurückbilden. Es kann bis zu 3–6 Monate
dauern, bis die letzte Schwellung abgeklungen ist.

Überall wo operiert wird, werden auch die
feinen Gefühlsnerven durchtrennt, was bedeutet, dass es ganz natürlich auch zu einer vorübergehenden Gefühlsminderung und -empfindung
kommt. Bei einer Bauchdeckenstraffung zum
Beispiel ist der Unterbauch zunächst gefühlsgestört, dies legt sich mit der Zeit, da sich die
Nerven neu organisieren. Jedoch kann das bei
sehr ausgedehnten Eingriffen 1–2 Jahre dauern,
bis überall wieder eine annähernd normale
Empfindung vorliegt. Ähnlich ist es auch bei
den Brustwarzen nach einer Bruststraffung
oder Brustverkleinerung. Hier sollte in der Regel
das Gefühlsempfinden der Brustwarze wenige
Monate nach Operation wieder vollständig vorhanden sein. Ausnahmen bilden die beschriebenen Brustwarzentransplantationen bei der
männlichen Brustwandstraffung, hier kommt
es lediglich zu einem Schutzempfinden.

Dennoch bleibt das Risiko bei allen Operationen, dass eine Gefühlsminderung im Operationsbezirk bzw. und dessen Umgebung
verbleibt.

Beim Thema Brust angekommen sollte auch
hier erneut das Thema Verlust der Stillfähigkeit angesprochen werden. Ebenso kann es zu
einem vollständigen Absterben der Brustwarze
kommen. Dies ist extrem selten, kann aber
dennoch vorkommen. Über weitere chirurgische
Maßnahmen kann eine Brutwarze im Bedarfsfall
wiederhergestellt werden. Die Ergebnisse einer
Brustwarzenwiederherstellung sind recht gut,
aber dennoch nichts ist so gut wie das Original.

Außer der Brustwarze können auch andere
Gewebeareale durch eine Infektion oder Minderdurchblutung absterben. Handelt es sich dabei
um umschriebene Regionen, so können diese der

Selbstheilung überlassen werden. Kommt es zu ausgedehnten Gewebeuntergängen, so sind auch hier eine oder mehrere Operationen notwendig – dies sind jedoch extrem seltene Komplikationen.

Ein besonderes Risiko bei der Bauchdeckenstraffung ist das Absterben des Bauchnabels. Oft wächst neue Haut in den Bauchnabel von ganz alleine; in den seltensten Fällen muss auch hier mit einer Operation nachgeholfen und der Restnabel entfernt werden. Viele Patienten fragen vor der Operation, ob man zur Verringerung des Risikos den Bauchnabel nicht einfach weglassen kann. Sicher wäre das möglich, aber die gesamte ästhetische Körperachse wäre dadurch gestört und ist daher überhaupt nicht zu empfehlen.

Wie im ► Abschn. 4.3 beschrieben, können sich Narben verbreitern. Aber das Verbreitern kann dabei sehr unterschiedlich sein. Eine einfache Verbreiterung oder Überwucherung kann über konservative Maßnahmen wie Silikon als Gel oder Platte und Kompression sehr gut behandelt werden. Anders ist es bei stark verbreiterten Narben, die eventuell auch schmerzhaft sind, oft einreißen oder die Bewegung einschränken. Hier können ggf. weitere operative Maßnahmen notwendig sein. Meist aber nach langem Abwarten, damit die Narbe in eine inaktive Phase übergeht.

> **Merke**
> Eine operative Narbenkorrektur sollte frühestens 6 Monate, besser 12 Monate nach der Wundheilungsstörung erfolgten.

Eine absolute Gleichheit von Narbenverläufen und dem Operationsergebnis ist sehr selten, eine relative Gleichheit, sodass kein Unterschied auffällt, ist sehr häufig. Dennoch kommt es manchmal zu leichten Ungleichheiten (Asymmetrie) und selten zu sichtbaren bzw. störenden Ungleichheiten. Hier können dann operative Eingriffe zur Korrektur notwendig sein. Auch können nach Straffungsoperationen weitere Überschüsse verbleiben.

Bei jeder Operation besteht das Risiko, in oder nach der Operation eine Thrombose bzw. Lungenembolie zu erleiden. Im schlimmsten Fall kann man aufgrund einer schweren Komplikation auf einer Intensivstation behandlungsbedürftig sein oder sogar versterben.

Nach der Operation gilt es, Erkrankungen wie Lungenbelüftungsstörungen, Thrombosen und Lungenembolien vorzubeugen. Tief durchatmen ist die Devise; nach einem Eingriff können Schmerzen dafür verantwortlich sein, dass Sie nicht mehr richtig durchatmen. Hierdurch kann es zu Lungenbelüftungsstörungen und, sogar noch schlimmer, zu Lungenentzündungen kommen.

Aber nicht nur das tiefe Durchatmen, sondern auch Übungen mit dem sog. Triflow helfen, die Lunge gut zu belüften (◘ Abb. 4.1; ◘ Abb. 4.2).

> **Merke**
> Fragen Sie im Krankenhaus nach einem Triflow, um Ihre Atemübungen durchführen zu können.

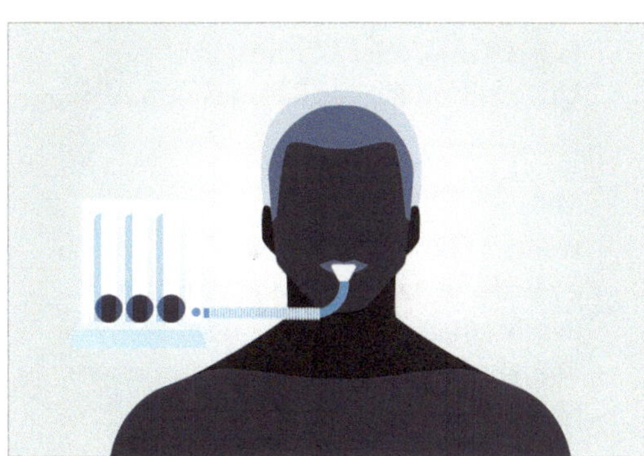

◘ **Abb. 4.1**   Atemübung mit dem Triflow

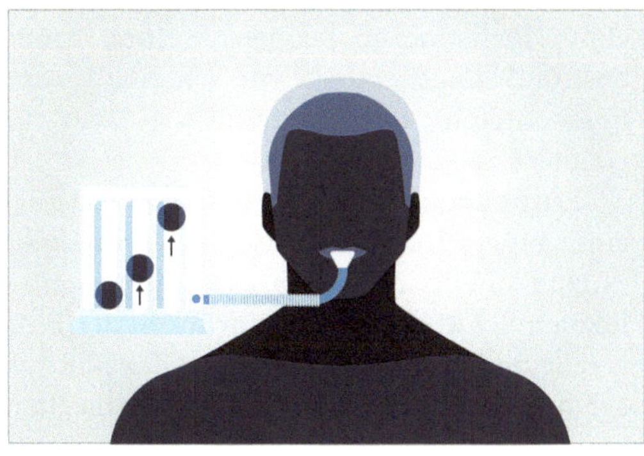

◘ **Abb. 4.2**   Atemübung mit dem Triflow

Zur Durchführung der Lungenbelüftungsübung mit dem Triflow nehmen Sie das Mundstück des Triflow in den Mund, dichten mit den Lippen das Mundstück ab und atmen so tief ein, dass die Kugeln nacheinander langsam nach oben steigen. Dabei ist es besser, nur eine oder zwei Kugeln so lange wie möglich oben zu halten, als hastig zu versuchen, alle drei Kugeln nach oben zu ziehen. Diese Übung sollten Sie am besten stündlich wiederholen und dabei über fünf Versuche die Kugeln nach oben zu ziehen.

Drehen Sie den Triflow und atmen Sie aus und versuchen Sie, ebenso alle Kugeln so lange wie möglich oben zu halten.

Sie fragen sich nun, wie Sie eine Lungenembolie bemerken. Folgende Symptome können auf eine Lungenarterienembolie hinweisen:

1. Atemnot beim Ein- oder Ausatmen, ggf. beschleunigte Atmung.
2. Schmerzen beim Atmen und Brustschmerzen die auch ausstrahlen können.
3. Herzrasen.
4. Angst, ggf. mit Schweißausbrüchen.
5. Schwindel, Abgeschlagenheit, Ohnmacht.
6. Husten und/oder Bluthusten.
7. Ungewöhnliche Geräusche beim Atmen.

> **Merke**
> Wenn Sie Beschwerden beim Atmen oder einer der in der Tabelle aufgeführten Beschwerden haben, stellen Sie sich bitte umgehend bei Ihrem Arzt oder in einer Notaufnahme vor.

Aber Sie können noch mehr aktiv für Ihre Gesundheit machen. Beugen Sie einer Thrombose und Lungenembolie vor. Wie eine Thrombose entsteht, haben wir im ▶ Abschn. 3.1 erläutert.

Kurz zusammengefasst, das Blut dickt nach einer Operation durch den Blutverlust oder Entzug an Flüssigkeit aus, es kommt zu einer lokalen Schwellung mit Abdrücken der Blutgefäße und einer Verminderung des Blutflusses zurück zum Herzen. Hinzu kommt dann noch die Bettlägerigkeit, wodurch der Kreislauf heruntergefahren wird. Diese und weitere Gründe sind für die Ausbildung einer Thrombose verantwortlich. Kommt es zu einer Thrombose, dann meist in den Venen des Unterschenkels, von dort kann sich ein Thrombus aus dem Gefäß lösen und über das Herz in die Lunge wandern. Die Wanderung des Thrombus in die Lunge erfolgt über die Lungenarterie, daher der Name auf „Lungenarterienembolie". In der Lunge angekommen, schneidet der Thrombus, je nachdem ob er ein großes oder kleines Gefäß verstopft, diesen Bereich von der Lunge von seiner Funktion Blut mit Sauerstoff zu versorgen ab. Eine Lungenembolie ist ein Notfall, der intensivmedizinischer Behandlung bedarf und im schlimmsten Falle auch mit dem Tod einhergehen kann. Das ist zum Glück eine extreme Rarität.

Um einer Thrombose vorzubeugen, sollten Sie sich so früh wie möglich nach der Operation mobilisieren. Sobald Sie problemlos an der Bettkante sitzen können, sollten Sie so früh wie möglich, zunächst unter Begleitung und dann alleine, in den Stand wechseln. Kurz vor dem Bett stehen bleiben, horchen Sie auf Ihren Körper und er wird Ihnen sagen, ob Sie schon die ersten Schritte machen können. Zunächst auf Zimmerebene und dann auf Stationsebene. Das Gehen ist immens wichtig, da hierdurch nicht nur der Kreislauf angeregt wird, sondern auch weil durch das Gehen die Muskelpumpe in den Waden aktiviert wird. Die Muskelpumpe in den Waden unterstützt einen Blutrückfluss aus den Beinen zum Herzen.

Aber auch Bewegungsübungen im Bett helfen einer Thrombose vorzubeugen. Hierzu zwei Übungen, die Sie alleine im Bett durchführen können.

Früh mögliche Bewegungsübungen nach einer Verletzung oder OP aktivieren die Muskeln und trainieren die Venen in den Beinen. Beim Pumpen des Bluts werden die Venen durch die Bewegungen der Muskeln von den Fußsohlen bis zu den Oberschenkeln unterstützt. Auch bei Verband oder Gips hat die Bewegung der freien Gliedmaßen oberste Priorität!

1. Übung:

Legen Sie sich auf den Rücken, die Arme locker neben den Körper und die Fußspitzen zeigen nach oben. Nun beugen und strecken Sie die Fußspitzen 15 Mal (Abb. 4.3).

2. Übung:

Setzen Sie sich auf einen Stuhl und stellen Sie Ihre Füße dabei flach auf den Boden. Dann heben Sie die Fußspitzen beider Füße an und drücken dabei die Fersen auf den Boden. Bitte kurz halten und danach beide Füße mit Druck auf die Zehenspitzen abrollen und die Fersen anheben. Diese Übung sollte 15 Mal wiederholt werden (Abb. 4.4).

Wie bemerken Sie eine mögliche Thrombose?

- Zunehmende Schwellung der Beine mit Schwere- und/oder Spannungsgefühl.
- Schmerzen im Bein, oft besonders in den Unterschenkeln im Bereich der Waden (Druckschmerz).
- Überwärmung oder Blaufärbung der Haut.

Merke

Wenn Sie Beschwerden haben, die Sie vermuten lassen, dass Sie eine Thrombose haben könnten, dann stellen Sie sich bitte umgehend bei Ihrem Arzt oder in einer Notaufnahme vor.

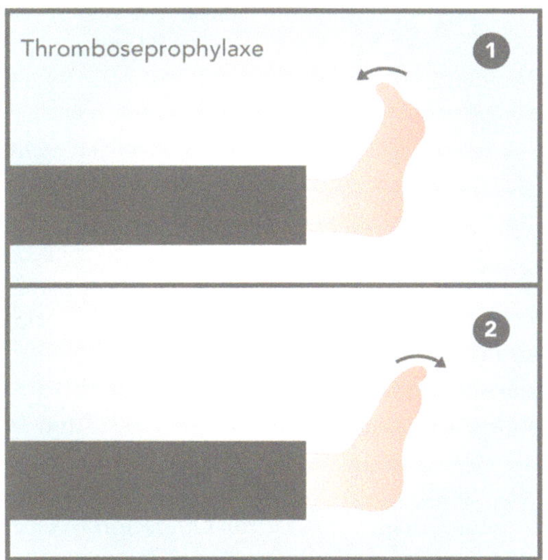

 Abb. 4.3   Übung zur Thromboseprophylaxe

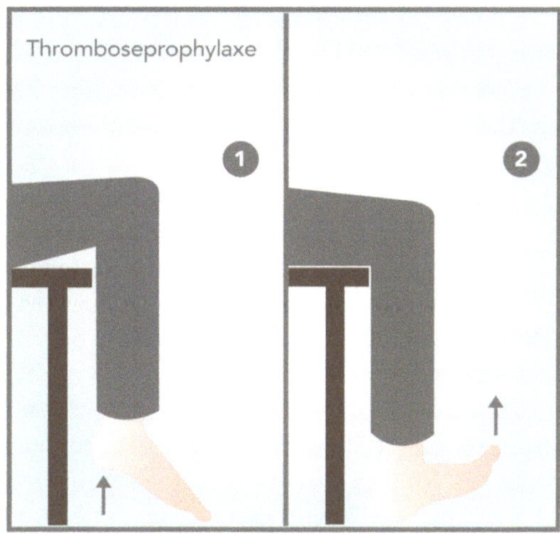

 Abb. 4.4   Übung zur Thromboseprophylaxe

Wichtig für einen ausgeglichenen Wasserhaushalt ist es, nach einer Operation ausreichend zu trinken und ausgeglichen zu essen. In den ersten Tagen sollten Sie auf deftige Speisen, die die meisten von Ihnen eh nicht mehr essen mögen, verzichten und leichte Mahlzeiten zu sich nehmen.

4.2   Nachbehandlung

Nach der Entlassung aus dem Krankenhaus erfolgt die Weiterbehandlung ambulant beim niedergelassen Chirurgen oder bei Ihrem behandelnden Plastischen Chirurgen. Je nach Operation und der stationären Aufenthaltsdauer sollten Sie sich anfänglich zu regelmäßigen Kontrollen vorstellen.

Zwar ist bereits nach zwei Wochen die Gefahr einer Infektion sehr niedrig und Spätinfekte sind selten, jedoch kann es zu bis zum Ende der dritten Woche noch zu einem Aufreißen der Wunde kommen, daher die Zeitspanne von 3 Wochen. Nach der dritten Woche empfehlen wir größere Zeitabstände zwischen den Kontrollen. Wenn überhaupt noch notwendig, dann einmal in der Woche und dann nach 8 Wochen und nach 6–9 Monaten zur Abschlusskontrolle. Bei Problemen, Fragen oder Beschwerden empfehlen wir eine zeitnahe Vorstellung beim Operateur. Sie sollten keine Sorgen lange mit sich herumtragen.

Wenn Ihre Wunden mit einem Heftklammerpflaster abgeklebt sind, so können diese einfach auf der Wunde bleiben. Sie werden nach ärztlicher Anweisung gewechselt oder bis zum Abfallen belassen.

Nur selten führen wir einen frühen Wechsel der Heftklammerpflaster durch, um uns einmal die Wunden genau anzusehen. Zu entfernen sind diese sofort, wenn die Wunde unter dem Heftklammerpflaster anfängt zu nässen oder zu riechen.

Sollten Sie mit einer Drainage entlassen worden sein, so kann diese beim weiterbehandelnden Kollegen bei einer Drainagefördermenge < 25 ml/24 entfernt werden. Die Drainagen sind in der Regel über eine Annaht gesichert, die vorab gelöst werden muss. Wir ziehen die Drainagen immer nach Entfernung des Soges und seien Sie versichert, das Entfernen der Drainagen ist in der Regel schmerzfrei.

Eine häufige Frage ist: „Ab wann darf ich wieder duschen?" Auch hier gibt es in Fachkreisen ganz unterschiedliche Aussagen und Ansichten. Wir empfehlen ein erstes Duschen nach 2–3 Tagen, aber wie vorab beschrieben müssen die Drainagen entfernt worden sein. Dabei sollten aber folgende Dinge beachtet werden: Wenn Sie die Kompressionswäsche das erste Mal außerhalb des Krankenhaues z.B. zum Duschen ablegen wollen, so empfehlen wir Ihnen dieses in einer liegenden Position durchzuführen (Bett, Sofa o.ä.). Vorab sollten Sie etwas Leichtes, Kleines gegessen und über den gesamten Zeitraum ausreichend getrunken haben, zudem sollte eine weitere Person dabei helfen oder zumindest in der unmittelbaren Nähe sein, denn es kann durch das Öffnen der Kompressionswäsche zu einer Kreislaufschwäche kommen. Dadurch, dass die Kompression geöffnet wird, kann vermehrt Flüssigkeit in das Bindegewebe der abgesaugten Areale eintreten, wodurch es zu einer Volumenverschiebung in Ihrem Flüssigkeitshaushalt kommt. Schwindel, „schwarz vor den Augen" und/oder Übelkeit können eintreten. Daher ist es gut, wenn jemand an Ihrer Seite ist und Ihnen bei Bedarf helfen kann. Nach dem Ausziehen des Kompressionsanzuges sollten Sie sich dann zunächst vorsichtig auf die Bettkante setzen, kurz warten damit sich der Kreislauf auch an diese Position anpassen kann, und nach einigen Minuten dann in den Stand gehen. Bevor Sie nun direkt loslaufen, bleiben Sie kurz stehen und warten auch hier auf Ihre Anpassungsreaktion des Körpers und gehen erst dann los, wenn Ihr Körper Ihnen das „OK" Signal gibt. Die Narben/Wunden können Sie gerne zum Duschen mit Duschpflastern einfach abkleben, kurz duschen und dann das Duschpflaster entfernen. Sollten die Heftklammerpflaster nass werden, so müssen diese trocken geföhnt werden. Halten Sie das Duschen sehr kurz in den ersten Tagen und duschen Sie nicht zu heiß, was auch auf den Kreislauf schlagen kann. Das Duschen darf mit Shampoo und Duschgel erfolgen. Dann aber schnell wieder raus aus der Dusche, abtrocknen und in einen frischen Wechselanzug, der alte kann dann in der Zwischenzeit gewaschen werden.

> **Merke**
> Duschpflaster sind in der Apotheke erhältlich und können zum Duschen auf die Wunden aufgeklebt werden. Nach dem Duschen sind die Duschpflaster zu entfernen.

Auf Schwimmen sollten Sie bei ausgedehnten Absaugungen für mindestens 4–6 Wochen verzichten. Leichte sportliche Betätigungen wie Walken sind nach 2–3 Wochen möglich. Exzessiver Sport sollte hier auch 4–6 Wochen warten.

Bei nur wenigen Operationen werden nichtselbstauflösende Fäden verwendet. Diese sollten nach 12–14 Tagen entfernt werden.

Jede Immobilisation (sprich Bewegungseinschränkung) geht mit einer Thrombosegefahr einher. Daher ist es wichtig, nach der Operation sofort aufzustehen und sich möglichst früh nach der Operation zu bewegen. Dabei gilt „Bewegung JA, Belastung NEIN". Dieses sollten sie auch für die ersten Wochen nach der Operation zuhause so halten. Überanstrengen Sie sich zuhause nicht. Dabei ist von Operation zu Operation eine unterschiedlich konsequente und lange Schonung notwendig. Im Krankenhaus wird Ihnen eine Thromboseprophylaxespritze täglich gegeben, manchmal ist es notwendig nach der Entlassung diese weiter zu spritzen, da in den meisten Fällen eine ausreichende Mobilisation vorliegt.

Wie im ▶ Abschn. 4.1 beschrieben, können kleine Wundheilungsstörungen der Selbstabheilung überlassen werden, nähere Informationen zur Behandlung finden Sie im entsprechenden Abschnitt.

Nach fast allen Operationen wird Kompressionsbekleidung angelegt, entweder direkt im OP oder im Verlauf der Behandlung. Diese soll dringend kontinuierlich für etwa 8 Wochen getragen werden. Dabei tragen viele Betroffene die Kompressionsbekleidung länger, da diese eine angenehmes, stabiles Gefühl vermittelt. Die Funktion der Kompressionswäsche ist vielfältig. Kurz zusammengefasst sorgt diese dafür, dass die voneinander getrennten Gewebeschichten miteinander verkleben und heilen. Zudem hilft die Kompression eine starke Schwellung zu verhindern und den Schwellungsrückgang des Gewebes und die Formung der Straffungsoperation zu fördern.

Zum Duschen kann die Kompressionswäsche ausgezogen werden.

Wir empfehlen das frühe Beginnen mit einer Lymphdrainage. Eine Lymphdrainage ist eine manuelle Behandlung, bei der überschüssiges Gewebewasser aus dem Gewebe herausmassiert wird. Meist werden Lymphdrainagen von Physio- oder Ergotherapeuten angeboten und durchgeführt. Diese kann nach einer, spätestens nach zwei Wochen begonnen werden Typische Operationen, bei denen eine Lymphdrainage hilft, sind Oberarm- und Oberschenkelstraffungen. Wichtig dabei ist, dass die Lymphdrainage schmerzfrei ist. Sollten Sie Schmerzen während der Lymphdrainage verspüren, dann sollten Sie den inneren Wunden noch einige Tage zur Erholung geben und einige Tage später einen neuen Anlauf mit der Lymphdrainage versuchen. Eine Stunde Lymphdrainage kostet in etwa je nach Region zwischen 45 und 60 Euro, wenn diese selbst gezahlt wird. Die Lymphdrainage sollte im Idealfall zwei- bis dreimal in der Woche wiederholt werden und lange fortgesetzt werden, bis ein Großteil der Schwellung abgeklungen ist.

Zum Thema Sport. Generell fördert Bewegung eine schnelle Genesung. Ab wann Sie wieder mit Sport beginnen dürfen, hängt ganz von der Operation ab. Wir geben Ihnen hier nun einige Beispiele, aber fragen Sie Ihren Arzt, denn jede Operation hat Ihre eigene Nachbehandlung.

Nach einer Bauchdeckenstraffung oder einem Bodylift sollten Sie bis zu 3 Monate nichts heben über einem Gewicht von 15 kg. Dies empfehlen wir, damit die Naht der Rektusdiastase nicht reißt, das heißt 3 Monate keine Belastung auf die Bauchmuskulatur. Nach einer Bauchdeckenstraffung dürfen Sie nach 4–6 Wochen mit leichtem Walken und Kardio-Übungen starten. Voraussetzung ist, alle Wunden sind gut verheilt. Joggen und Schwimmen sind aber nach der 6. Woche erlaubt. Nach einer Oberschenkelstraffung gilt ähnliches.

Zur Nachbehandlung zählt auch die Narbenbehandlung, hierzu empfehlen wir Ihnen ▶ Abschn. 4.3.

4.3   Wundnaht und Narbenpflege

Die Visitenkarte eines Plastischen Chirurgen ist die Narbe, die nach jedem operative Eingriff im Bereich sichtbarer Haut verbleibt. Daher wird auf die Narbe ein besonderes Augenmerk gelegt.

Um auf die Narbenheilung und Behandlung einzugehen, muss kurz auf die Wundheilung eingegangen werden. Dabei kann man grob die Wundheilung in vier Phasen zusammenfassen. In der ersten Phase, der Exsudationsphase reinigt sich die Wunde. Diese Phase geht nach etwa 24 Std. in die Proliferationsphase, einer Aufbauphase von neuem Gewebe über. In der dritten Phase, der Epithelisationsphase, beginnt sich eine neue Haut nach etwa 4 Tagen zu bilden. Ist diese Phase abgeschlossen, beginnt die vierte und letzte Phase, die Maturationsphase oder auch Narbenreifungsphase genannt. In dieser Phase modelliert und passt sich die Narbe den Umgebungsbedingungen an. Es erfolgt eine Zunahme der Reißfestigkeit durch eine Vernetzung und Ausrichtung der Kollagenfasern. Der Wassergehalt nimmt ab, eine Schrumpfung der Narbe erfolgt. Die Narbe verändert ihre Farbe und verändert sich von einem intensiven Rot durch Abnahme des Gefäßreichtums in eine blasse Farbe. Diese Phase kann bis zu zwei Jahren dauern.

Narben können sehr unterschiedlich sein, im Idealfall ist eine Narbe unauffällig, flach, blass, fein, weich und schmerzlos, im andern Fall genau gegenteilig: auffällig, erhaben, gerötet, verbreitert, verhärtet und schmerzhaft. Auch Wetterfühligkeit sind typische Narbenbeschwerden.

Neben einer unkomplizierten Narbenheilung bzw. Narbenreifung mit einer gewünschten schönen Narbe unterscheiden wir krankhafte Narbenformen, die als „hypertrophe" oder „keloidale" Narben bezeichnet werden.

Hypertrophe Narben weisen eine Tendenz auf, verbreitert zu sein und über das Hautniveau erhaben zu sein. Dabei respektieren die hypertrophe Narben die Narbenränder. Das Einhalten der eigenen Narbenränder ist gleichzeitig das Hauptunterscheidungsmerkmal zu den keloidalen Narben. Nach Erreichen einer bestimmten Größe geht die hypertrophe Narbe in eine stabile Phase und ggf. in eine Regression über. Keloide können stetig weiterwachsen und erreichen nicht immer eine stabile Phase.

Zur Ausbildung von hypertrophen Narben ist eine familiäre Veranlagung nicht nachgewiesen, bei Keloiden spielen Rasse und familiäre Veranlagung eine entscheidende Rolle. Mikroskopisch weisen hypertrophe Narben abgeflachte Kollagenbündel in horizontaler Richtung auf.

Keloidale Narben weisen einige Unterschiede auf. Keloide respektieren nicht die Narbenbegrenzungen, Keloide „springen". Das bedeutet, dass neben der Narbe z.B. 1–2 cm das Narbenkeloid wuchert, ohne Kontakt zur ursprünglichen Narbe zu haben.

Keloide und hypertrophe Narben entstehen vorzugsweise in Bereichen mit viel Bewegung bzw. Spannung. Keloide, besonders aber auch hypertrophe Narben entstehen im Bereich bestimmter Areale wie dem Brustbein, der Schulter, dem äußeren Oberarm, dem Rücken, Ohrläppchen und weiteren.

Mikroskopisch sind die Kollagenfasern im Vergleich zur hypertrophen Narbe nicht parallel, sondern zufällig und damit durcheinander angeordnet.

Keloide sind mit Wundheilungsstörungen, Hautspannung, Fremdkörper und wiederholten Verletzungen assoziiert.

Folgende Faktoren können die Narbenheilung beeinflussen:

- Individuelle, angeborene Anlage der Narbenheilung.
- Lokalisation und Positionierung der Narbe.
- Technik der Wundnaht.
- Spannung der Narbe beim Wundverschluss.
- Nahtmaterial (auflösend, selbstauflösend und wie langsam auflösend).
- Immobilisation der Narbe zur Abheilung.
- Wundpflege und Wundzustand.
- Kompression und Silikonauflagen.
- Sonnenexposition.
- Narbenmassage.

Wir möchten auf einige Faktoren kurz näher eingehen.

> **Merke**
> Die individuelle Veranlagung der Narbenheilung ist der entscheidendste Faktor, ob eine Narbe unauffällig oder auftragend wird.

Narben sind immer dann auffallend, wenn Sie gleich in den Blick des Betrachters fallen. Dies ist immer dann der Fall, wenn die Narben ungünstig positioniert sind, die Narben eine andere

Farbe als die Umgebungsfarbe aufweisen, die Narben wulstig oder verbreitert sind.

Bevor eine Narbe platziert wird, denken wir natürlich zuerst darüber nach, ob die Narbe überhaupt wirklich notwendig ist. Der nächste Schritt der Narbenpositionierung ist, die Narbe möglichst in den sog. „skin releaxed tension lines", den „Spannungslinien der Haut" zu setzen. Orthogonal zur tiefer liegenden Muskelkontraktionsachse sind diese Linien auf der Haut zu finden und die Schnitte darin platzierbar. Die Narbe sollte möglichst kurz gehalten werden.

Auch die Technik der Wundnaht ist für die Narbenheilung wichtig. Es werden dabei Einzelknopfnähte (Einzelnähte) von fortlaufenen Nähten, sowie selbstauflösendes von nicht selbstauflösendem Nahtmaterial unterschieden.

Bei den meisten Straffungsoperationen kommen selbstauflösende und fortlaufende Techniken zum Einsatz. Durch die fortlaufende Technik werden Strickleitermuster auf der Haut vermieden.

Eine Narbe sollte nach der Operation weder glatt noch auf Hautniveau sein. Das scheint im ersten Moment komisch zu klingen: aber hier folgen die Gründe:

Werden Wundränder bzw. die Narbe wulstartig gegeneinander aufgestellt und wie eine Ziehharmonika zusammengezogen, resultiert nach der Operation ein schönes Narbenbild. Durch das Aufeinanderstellen und die Ziehharmonikakonfiguration hat die Narbe Spielraum gegenüber Zugkräften. Hierdurch hat die Narbe Zeit, unauffällig abzuheilen und in der Phase nach der Operation glättet sich die Narbe kontinuierlich. Nach 3–6 Monaten ist ein erstes Ergebnis zu sehen, nach 1–2 Jahren stellt sich ein Endzustand ein.

Narben sollten immer möglichst ohne Spannung vernäht werden. Hiermit ist jedoch nicht gemeint, dass keine Straffung mit einer Spannung durchgeführt werden sollte, sondern dass auf die Narbe an sich keine Spannung wirken sollte. Damit die Narbe spannungsfrei abheilen kann, werden unterschiedliche Schichten vernäht. Die tiefen Faszien (flächenhafte Bindegewebsflächen) werden miteinander vernäht, um die größten Spannungen und Zugkräfte

auszuschalten. Die Coriumnähte oder Nähte der Lederhaut werden häufig mit sich sehr langsam auflösenden Fäden in einer Einzelknopfnahttechnik genäht, da diese Nähte der Lederhaut lange die Spannung von der obersten Hautschicht der Oberhaut (Epidermis) fernhalten sollen. Die Oberhaut wird regelhaft fortlaufend mit sich relativ rasch auflösenden Fäden genäht.

Zug- und Dehnungskräfte, die auf Narben wirken, verursachen häufig ungünstige Resultate. Daher sollten die Narben entlastet und geschont werden. Dieses gilt in vielerlei Hinsicht. Zum einen kann das auf körperliche Schonung bezogen werden, zum anderen kann dies über eine Schienung der Narbe mit Heftpflastern oder Klebestreifen erfolgen. Die in Längsachse zur Narbe aufgebrachten Klebestreifen sorgen für eine Schienung der Narben und Verminderung von Kräften, die auf die Narbe einwirken.

> **Merke**
> Besonders die Narben im Bereich der Oberarme neigen dazu, sich zu verbreitern. Die Lederhaut (Corium) in diesem Areal ist sehr dünn und nicht so kräftig wie in anderen Körperregionen. Daher kann diese Schicht nach der Naht manchmal nicht ausreichend die Spannung von der obersten Hautschicht Epidermis fernhalten, wodurch eine verbreiterte Narbe resultieren kann.

In der frühen Phase nach der Operation werden die Verbände von Ihrem Arzt gewechselt. Sobald Sie angeleitet werden, sollten Sie die Wunde bzw. Narbe stetig pflegen und sauber halten.

Eines der besten und effektivsten Mittel zur Narbenbehandlung (mit Narbe ist die Wundnaht gemeint, nachdem die letzte Kruste abgefallen ist) ist die Behandlung mit Silikon und Kompression. Silikon ist in vielen Studien als ein wirksames Mittel zur Prävention und Behandlung von Narbenbildern getestet worden. Der Wirkmechanismus ist noch nicht abschließend geklärt; ein wichtiger Wirkmechanismus scheint die Wasserdampf-Transmission

(Wasserdampf-Abgabe) zu sein. Andere vermuten eine Veränderung der Ladung in der Narbe. Normale Haut hat eine Transmission von ca. 8,5 g/m² Wasserdampf pro Stunde, hypertrophe Narben und schlecht heilende Narben haben einen wesentlich niedrigeren mit etwa 4,5 g/m². Durch das Silikon (Folie oder Gel) kommt es zu einer Versiegelung, welche die Wasserdampfabgabe der Narbe positiv beeinflusst.

Silikongel wird ein- bis zweimal täglich dünn aufgetragen. Silikonfolien verbleiben unter Kompression für mindestens 6 Monate bis 2 Jahre auf den Narben. Täglich sollte die Silikonfolie mit normaler Handseife abgewaschen werden und einmal in der Woche sollte die Silikonauflage für 5 Minuten aufgekocht werden. Gute Silikonprodukte haben eine sehr lange Haltbarkeit.

> **Merke**
>
> Solange eine Narbe noch gerötet und erhaben ist, ist sie in der aktiven Reifungsphase und organisiert sich noch. In dieser Phase kann die Narbe noch sehr gut mit konservativen Maßnahmen wie Silikonauflage und Kompression behandelt werden.

Schützen Sie Ihre Narbe vor Sonnenstrahlen. UV-Strahlen können Pigmentierungsstörungen und ebenso auch hypertrophe Narben verursachen. Daher empfehlen wir das Vermeiden von Sonnenstrahlung oder das Auftragen von mindestens Sonnenschutzfaktor 30 auf die Narbenregion. Der Sonnenschutz sollte für mindestens ein Jahr angewendet werden.

Eine aktive Narbenmassage kann einer unschönen Narbenbildung vorbeugen. Nach anfänglicher Abheilung der Narbe kann durch eine tägliche Narbenmassage die Narbe weicher und geschmeidiger gemacht werden. Durch die Massage wird die Durchblutung der Narbe verbessert. Dadurch wird der Flüssigkeitsstoffwechsel der Narbe positiv beeinflusst und das Kollagen der Narbe wird weicher, elastisch und

flexibel, wodurch sich das anfänglich erhabene Niveau der Narbe senkt.

Wir empfehlen Ihnen drei Massagerichtungen. Dabei kann eine Feuchtigkeitslotion zur Verbesserung der Gleitfähigkeit verwendet werden, auch kann das Silikongel beim Auftragen einmassiert werden. Die Massagen sind zirkuläre, horizontale und vertikale Massagen. Dabei führen Sie zwei bis drei Finger zusammen und führen bei der zirkulären Massage runde Bewegungen unter leichtem Druck auf die Narbe durch. Bei der horizontalen Methode massieren Sie die Narbe von einem zum anderen Ende. Bei der vertikalen Massage kommen leichte Auf- und Abwärtsbewegungen zum Einsatz. Sie sollten während der Massage zwischen diesen unterschiedlichen Techniken wechseln.

> **Merke**
>
> Sobald die letzte Kruste einer Narbe abgefallen ist (ca. 12–16 Tage), kann mit der Silikonbehandlung begonnen werden.

Die Kostenübernahme durch die Krankenkasse

Tim C. Werner

© Springer-Verlag GmbH Deutschland, ein Teil von Springer Nature 2018
Z. Jandali, K. Müller, L. Jiga (Hrsg.), *Wiederherstellungsoperationen nach starker Gewichtsabnahme*,
https://doi.org/10.1007/978-3-662-57382-2_5

5.1   Einführung

5.1.1   Übergewicht und Adipositas

Übergewicht (BMI 25–29,9 Punkte) ist eine harmlose Angelegenheit. Die Adipositas, also die krankhafte Fettleibigkeit ab einem BMI von 30 Punkten, muss jedoch als schwerwiegende und unheilbare Erkrankung begriffen werden, die sich weltweit epidemieartig ausbreitet. Mittlerweile sind mehr Menschen über- als unterernährt, das Rauchen wurde als größte Gesundheitsgefahr abgelöst. 1,5 Mrd. Menschen sind übergewichtig, zusätzlich sind fast 700 Mio. Menschen adipös, Tendenz stark steigend.

Übergewicht birgt für einige Erkrankungen, ein erhöhtes, für andere ein vermindertes oder unverändertes Risiko; die Gesamtsterblichkeit ist bei Übergewicht nicht erhöht. Adipositas birgt für mehr Erkrankungen ein erhöhtes, für weniger ein vermindertes oder unverändertes Risiko, die Gesamtsterblichkeit ist um ca. 20 % erhöht.

Insgesamt werden die Risiken des Übergewichts tendenziell überschätzt, die Risiken der Adipositas unterschätzt.

5.1.2   Adipositaschirurgie in Deutschland

Die deutsche Bevölkerung leidet nicht nur unter einem erschwerten Zugang zu konservativen, d.h. nicht-chirurgischen Therapien zur Gewichtsreduktion, sie ist auch massiv unterversorgt mit adipositaschirurgischen Verfahren. Die Bundesrepublik Deutschland ist mit knapp 14 Eingriffen je 100.000 Einwohner seit Jahren mit großem Abstand Schlusslicht in Europa (zum Vergleich: Frankreich: 57 Operationen je 100.000 Einwohner; Schweden: 78 Operationen je 100.000 Einwohner; Belgien: 104 Operationen je 100.000 Einwohner). Dieser beklagenswerte Umstand hat seinen Grund zunächst in der sehr zurückhaltenden, sehr oft auch gesetzeswidrigen Genehmigungspraxis der gesetzlichen Krankenkassen. Hinzu kommt, dass adipöse Patienten,

bei welchen die klare medizinische Notwendigkeit zu einer Operation zur Gewichtsreduktion besteht, in der Regel trotz Vorlage einer vertragsärztlichen Verordnung von Krankenhausbehandlung (im Volksmund „Einweisungsschein") nicht stationär aufgenommen werden, solange dem Krankenhaus nicht zusätzlich noch eine schriftliche Kostenübernahmeerklärung der Krankenkasse vorgelegt wird (▶ Abschn. 5.2.1). Der Streit um die Kosten wird also auf dem Rücken der Patienten ausgetragen.

Die Zahl der betroffenen Patienten, die sich dagegen wehren, steigt seit ca. zehn Jahren stark an. Während im Jahr 2008 von den deutschen Sozialgerichten nur eine Hand voll Urteile zur bariatrischen Chirurgie gesprochen worden waren, wurden 2017 wöchentlich neue Entscheidungen zum Thema gefällt (eine Auswahl relevanter Urteile ist zu finden unter: www.adipositas-anwalt.de/urteile.htm). Die gesetzlichen Krankenversicherungen sehen sich einer Flut von Widersprüchen und Klagen ausgesetzt. Die wenigen Krankenhäuser, die adipöse Patienten ohne eine im Vorfeld eingeholte Zustimmung der Krankenkasse operieren, müssen ihre Rechnungen vor den Sozialgerichten einklagen. In den meisten Fällen enden solche Prozesse mit einer Niederlage der Krankenkasse. Patienten, die eine Operation einklagen, verlieren ebenfalls sehr selten (Ausnahme: Bayern). Es tut sich also etwas und die Tendenz weist in die richtige Richtung.

5.1.3   Wiederherstellungschirurgie nach Gewichtsverlust

Ganz anders im Bereich der Wiederherstellungschirurgie. Damit gemeint ist die chirurgische Entfernung überschüssiger Haut nach erheblichem Gewichtsverlust (zum Beispiel die Entfernung überschüssiger Haut an der Rumpfwand, sog „Abdominoplastik"). Patienten leiden nach einer Gewichtsabnahme in Folge einer Magenoperation nämlich nicht nur unter Bewegungseinschränkungen. Es bestehen regelmäßig auch krankhafte Hautveränderungen, etwa im Sinne von hartnäckigen Entzündungen oder im Sinne von Pilzbefall in den Hautfalten. Der einzige Therapieansatz, der hier Heilung verspricht, besteht in der chirurgischen Beseitigung der überschüssigen Haut. Die alleinige Behandlung der Beschwerden (sog. „symptomatische Behandlung"), etwa durch den Hautarzt, ist und bleibt eine Scheinalternative.

In diesem Bereich entscheiden nicht nur die Krankenkassen überwiegend gegen den Patienten, auch die Gerichte sind sehr zurückhaltend. Zuletzt hat etwa das Landessozialgericht Berlin-Brandenburg entschieden, dass ein Anspruch auf Straffung von Oberarmen, Oberschenkeln und Brüsten nicht besteht (Urteil vom 11. Oktober 2017, Az. L 9 KR 324/13).

Bemerkenswert an dieser Entscheidung ist der Umstand, dass das vom Gericht eingeholte unabhängige Sachverständigengutachten den mit der Klage geltend gemachten Anspruch eindrucksvoll gestützt hatte.

Eine positive Tendenz wie im Bereich der Adipositaschirurgie ist leider nicht zu erkennen. Dennoch lohnt es sich, gegen ablehnende Entscheidungen der Krankenkassen vorzugehen, auch und gerade vor dem Hintergrund des noch jungen Paragrafen 13 Absatz 3a SGB V (► Abschn. 5.2.3).

5.2 Antrag, Widerspruch und Klage

5.2.1 Wiederherstellungschirurgie als Regelleistung der Gesetzlichen Krankenversicherung

Hautstraffungsoperationen sind als Krankenhausbehandlungen grundsätzlich Leistungen der Gesetzlichen Krankenversicherung (GKV). Theoretisch (d.h. in der besten aller Welten) läuft es wie folgt ab: Der Patient erhält eine Krankenhausbehandlung aufgrund einer ärztlichen Verordnung eines Haus- oder Facharztes (im Volksmund „Einweisungsschein"). Nach Abschluss der Behandlung schickt das Krankenhaus seine Rechnung an die Krankenkasse des Patienten.

Verweigert die Krankenkasse die Zahlung dieser Rechnung, so muss sich das Krankenhaus mit der Krankenkasse um das Geld streiten, notfalls vor Gericht. Der Patient darf damit nicht behelligt werden. Wichtig: Auch wenn das Krankenhaus den Streit um das Geld verliert, muss der Patient die Operation nicht bezahlen. Dies alles ist der ausdrückliche Wille des Gesetzgebers (sog. „Sachleistungsprinzip").

Eine ärztlich verordnete Krankenhausbehandlung muss bei der Krankenkasse nicht beantragt werden. Es gilt (Sozialgericht München, Urteil vom 16. April 2015, Az. S 2 KR 974/14):

> » Der Weg zu einer Sachleistung in einer stationären Einrichtung, die Vertragsklinik der Beklagten ist, führt gemäß § 39 SGB V über zwei Wege, einmal die Aufnahmeentscheidung der Vertragsklinik oder über eine vertragsärztliche Verordnung von stationärer Krankenhausbehandlung.
>
> Unter keinem Rechtsgrund ergibt sich die Notwendigkeit, dass Versicherte bei stationärer Krankenhausbehandlungsbedürftigkeit im Vorfeld einen Antrag bei der Beklagten stellen. (ebd.)

In der Lebenswirklichkeit wird der geschilderte und vom Gesetz so vorgeschriebene Ablauf jedoch zu Lasten der Patienten abgewandelt: Im Bereich der Wiederherstellungschirurgie verlangen die Krankenhäuser von den Patienten regelmäßig – und systemwidrig – zusätzlich zu der ärztlichen Verordnung noch eine schriftliche Kostenzusage der Krankenkasse. Das Sachleistungsprinzip wird also untergraben. Genau damit fangen die Probleme für die Patienten an.

Soll heißen: So lange eine ärztliche Verordnung von Krankenhausbehandlung nicht ausreicht, um als kranker und behandlungsbedürftiger Patient stationär aufgenommen und mit einer Wiederherstellungsoperation versorgt zu werden, so lange ist der ehemals adipöse Patient darauf angewiesen – fast möchte man sagen, dazu verdammt –, bei seiner Krankenkasse einen Antrag auf Kostenübernahme zu stellen. Nochmals: Das deutsche Recht kennt eine Vorabgenehmigungspflicht von Krankenhausbehandlung unter stationären Bedingungen nicht.

Gegen ablehnende Entscheidungen sind Widerspruch und Klage möglich, davon handelt dieses Kapitel. Zuvor erfolgt jedoch ein kurzer Blick auf die wichtigsten Paragraphen:

§ 2 Absatz 2 SGB I (Sozialstaatsprinzip)

„Die nachfolgenden sozialen Rechte sind bei der Auslegung der Vorschriften dieses Gesetzbuches und bei der Ausübung von Ermessen zu beachten; dabei ist sicherzustellen, dass die sozialen Rechte möglichst weitgehend verwirklicht werden."

§ 12 Absatz 1 SGB V (Wirtschaftlichkeitsgebot)

„Die Leistungen müssen ausreichend, zweckmäßig und wirtschaftlich sein; sie dürfen das Maß des Notwendigen nicht überschreiten. Leistungen, die nicht notwendig oder unwirtschaftlich sind, können Versicherte nicht beanspruchen, dürfen die Leistungserbringer nicht bewirken und die Krankenkassen nicht bewilligen."

§ 13 Absatz 3 SGB V (Kostenerstattung)

„Konnte die Krankenkasse eine unaufschiebbare Leistung nicht rechtzeitig erbringen oder hat sie eine Leistung zu Unrecht abgelehnt und sind dadurch Versicherten für die selbstbeschaffte Leistung Kosten entstanden, sind diese von der Krankenkasse in der entstandenen Höhe zu erstatten, soweit die Leistung notwendig war."

§ 13 Absatz 3a SGB V (Genehmigungsfiktion)

„Die Krankenkasse hat über einen Antrag auf Leistungen zügig, spätestens bis zum Ablauf von drei Wochen nach Antragseingang oder in Fällen, in denen eine gutachtliche Stellungnahme, insbesondere des Medizinischen Dienstes der Krankenversicherung (Medizinischer Dienst), eingeholt wird, innerhalb von fünf Wochen nach Antragseingang zu

entscheiden. Wenn die Krankenkasse eine gutachtliche Stellungnahme für erforderlich hält, hat sie diese unverzüglich einzuholen und die Leistungsberechtigten hierüber zu unterrichten. Der Medizinische Dienst nimmt innerhalb von drei Wochen gutachtlich Stellung."

„Kann die Krankenkasse Fristen nach Satz 1 oder Satz 4 nicht einhalten, teilt sie dies den Leistungsberechtigten unter Darlegung der Gründe rechtzeitig schriftlich mit. Erfolgt keine Mitteilung eines hinreichenden Grundes, gilt die Leistung nach Ablauf der Frist als genehmigt. Beschaffen sich Leistungsberechtigte nach Ablauf der Frist eine erforderliche Leistung selbst, ist die Krankenkasse zur Erstattung der hierdurch entstandenen Kosten verpflichtet."

§ 27 Absatz 1 Satz 1 SGB V (Krankenbehandlung)

„Versicherte haben Anspruch auf Krankenbehandlung, wenn sie notwendig ist, um eine Krankheit zu erkennen, zu heilen, ihre Verschlimmerung zu verhüten oder Krankheitsbeschwerden zu lindern."

Die erstgenannte Vorschrift ist von wesentlicher Bedeutung, da sie das im Grundgesetz verankerte Sozialstaatsprinzip aufgreift und ausfüllt. Für den Bereich der Gesetzlichen Krankenversicherung (Fünftes Buch des Sozialgesetzbuches, SGB V) beschreibt sie einen weiten Ermessensspielraum für Krankenkassen und Gerichte und mahnt eine wohlwollende Prüfung an.

5.2.2 Das Antragsverfahren

Der Antrag bei der Krankenkasse erfolgt schriftlich und durch den Patienten selbst, ggf. in Zusammenarbeit mit dem Haus- bzw. Facharzt oder dem Krankenhaus, bei welchem der beantragte Eingriff durchgeführt werden soll. Der Antrag ist an keine besondere Form gebunden, sollte aber unbedingt von dem Versicherten selbst geschrieben und unterschrieben sein. Der Versand per E-Mail wahrt die Schriftform nicht. Die empfehlenswerteste Form der Übermittlung ist der Postversand als Einschreiben mit Rückschein. Eine persönliche Antragstellung in den Räumen der Krankenkasse schadet dem Patienten und sollte deshalb unbedingt unterbleiben.

Es empfiehlt sich dringend, das Vorgehen im Antragsverfahren mit einem Rechtsanwalt zumindest abzustimmen. Denn: Seit dem Inkrafttreten des Patientenrechtegesetzes im Jahre 2013 ist das Antragsverfahren viel komplizierter geworden (▶ Abschn. 5.2.3). Ob eine Krankenkasse im Antragsverfahren ihren gesetzlichen Verpflichtungen nachkommt, kann nur ein Volljurist prüfen. Wer hier selbst Fehler macht oder einen Fehler der Krankenkasse nicht erkennt, dem drohen ganz erhebliche Nachteile.

Der Antrag sollte aus maximal einem Satz bestehen, im Übrigen lässt man die Anlagen sprechen. Dieser eine und einzige Satz lautet (zum Beispiel die Entfernung überschüssiger Haut im Bereich der unteren Rumpfwand über eine sog. Bauchdeckenstraffung „Abdominoplastik"): „Hiermit beantrage ich die Gewährung einer Bauchdeckenstraffung als Sachleistung unter vollstationären Bedingungen." Jedes weitere Wort ist ein Wort zu viel. Sind mehrere Körperpartien betroffen, so könnte der Antrag etwa lauten: „Hiermit beantrage ich die Gewährung dreier postbariatrischer Wiederherstellungsoperationen (1. Bauchdeckenstraffung; 2. Oberschenkelstraffung beidseits; 3. Brust- und laterale Thoraxstraffung) als Sachleistung unter vollstationären Bedingungen."

Die Beifügung von Anlagen ist nicht erforderlich , aber empfehlenswert (Sozialgericht München, Urteil vom 16. April 2015, Az. S 2 KR 974/14).

Im Prinzip reicht ein ausführliches Gutachten eines Plastischen Chirurgen (ggf. nebst Fotodokumentation) sowie ein hautärztliches Attest. Die oft flehentlich vorgetragenen Rufe der Krankenkassen nach „vollständigen Anträgen" (was auch immer darunter zu verstehen sein mag) können also getrost ignoriert werden.

5.2.3 Exkurs: Die Genehmigungsfiktion, § 13 Absatz 3a SGB V

§ 13 Absatz 3a SGB V wurde durch das Gesetz zur Verbesserung der Rechte von Patienten (Patientenrechtegesetz, PatRG) eingeführt und ist seit dem 26. Februar 2013 in Kraft. Verfolgt wird das Ziel, die Entscheidungsprozesse der Krankenkassen im Interesse der Patienten zu beschleunigen. Deshalb werden den Krankenkassen durch diese Vorschrift im Antragsverfahren bestimmte Fristen auferlegt, die verhindern sollen, dass Versicherte unzumutbar lange auf eine Entscheidung warten müssen. Der Schutzzweck dieses Paragraphen liegt also darin, Versicherte in dem vom Grundgesetz besonders geschützten Bereich der Gesundheit vor den Folgen eines unangemessen langen Antragsverfahrens zu schützen.

Im Einzelnen regelt § 13 Absatz 3a SGB V, dass Krankenkassen über Anträge ihrer Versicherten innerhalb von drei Wochen (ohne Hinzuziehung des MDK) bzw. fünf Wochen (bei Hinzuziehung des MDK) entscheiden müssen. Der Versicherte muss (mündlich oder schriftlich) darüber informiert werden, wenn der MDK eingeschaltet wird (sog. „Mitteilung nach § 13 Absatz 3a Satz 2 SGB V"). Unterbleibt die Mitteilung, dass der MDK eingeschaltet wird oder erreicht diese Mitteilung den Versicherten nicht oder erst nach Ablauf von drei Wochen, so gilt die Drei-Wochen-Frist (Bundessozialgericht, Urteil vom 8. März 2016, Az. B 1 KR 25/15 R). Den Zugang dieser Mitteilung muss die Krankenkasse beweisen (Landessozialgericht Berlin-Brandenburg, Urteil vom 23. Juni 2017, Az. L 1 KR 247/16).

Der Versand einer Mitteilung über die Einschaltung des MDK per einfachem Brief ist für eine Krankenkasse deshalb mit ganz erheblichen Risiken verbunden.

Den Krankenkassen wird in § 13 Absatz 3a SGB V zusätzlich aufgegeben, den Versicherten rechtzeitig, ausdrücklich und schriftlich zu informieren, wenn es nicht möglich ist, die geltende Frist einzuhalten (sog. „Mitteilung nach § 13 Absatz 3a Satz 5 SGB V"). Den Zugang dieser Mitteilung muss die Krankenkasse beweisen. Auch hier gilt: Der Versand einer solchen Mitteilung per einfachem Brief ist für eine Krankenkasse hoch riskant.

Zusätzlich muss im Rahmen einer Mitteilung nach § 13 Absatz 3a Satz 5 SGB V die zu erwartende Bearbeitungsverzögerung auf den Tag genau angegeben werden.

Dabei hat der Gesetzgeber in der Gesetzesbegründung ausdrücklich klargestellt, dass Organisationsmängel und Arbeitsüberlastung der Krankenkassenmitarbeiter keine hinreichenden Gründe für eine Fristüberschreitung sind. Auch Verzögerungen im Hause des MDK entbinden die Gesetzlichen Krankenkassen nicht von der Einhaltung der gesetzlich geregelten Fristen.

Folgende Fallkonstellationen stellen **keine** Mitteilungen nach § 13 Absatz 3a Satz 5 SGB V dar:

- Der MDK nimmt Kontakt mit dem Versicherten auf.
- Die Krankenkasse teilt mit, den Antrag erhalten zu haben und informiert über eine Weiterleitung an den MDK.
- Die Krankenkasse fordert weitere Unterlagen an und kündigt an, nach Erhalt dieser ergänzenden Unterlagen den MDK mit dem Fall befassen zu wollen.
- Die Krankenkasse erinnert daran, dass noch weitere Unterlagen benötigt werden.
- Die Krankenkasse ermahnt den Versicherten letztmals, doch bitte endlich die angeforderten ergänzenden Unterlagen einzureichen, anderenfalls müsse man den Antrag ablehnen.
- Die Krankenkasse lädt den Versicherten zu einem Termin beim MDK, der innerhalb der Fünf-Wochen-Frist liegt.
- Die Krankenkasse lädt den Versicherten zu einem Termin beim MDK, der außerhalb der Fünf-Wochen-Frist liegt (Anmerkung: Ein solcher Termin muss nicht wahrgenommen werden, das Antragsverfahren ist durch den Eintritt der Genehmigungsfiktion beendet).
- Die Krankenkasse bittet darum, der Versicherte möge sich noch gedulden.

Der Versicherte sollte sich niemals auf Korrespondenz mit dem MDK einlassen. Es besteht keinerlei Rechtsbeziehung zwischen dem Versicherten und dem MDK. Wenn überhaupt, sollte nur mit der Krankenkasse korrespondiert werden.

Läuft die Frist ab und erfolgt keine Mitteilung eines hinreichenden Grundes, so gilt der Antrag automatisch als bewilligt. Der Versicherte wird vom Gesetz so gestellt, als habe er eine schriftliche Kostenübernahme seiner Krankenkasse erhalten (sog. „Genehmigungsfiktion"). Mit dem Eintritt dieser Genehmigungsfiktion ist das Antragsverfahren beendet. Der Antragsteller hat dann ein Recht auf Bezahlung der beantragten Operation durch seine Krankenkasse.

Im Kern der neuen Rechtslage steht also der Umstand, dass die Prüfung der medizinischen Notwendigkeit nach spätestens fünf Wochen per Gesetz und zu Gunsten des Antragstellers endgültig beendet wird. Diese Rechtsfolge tritt ein, wenn die Krankenkasse innerhalb der geltenden Frist weder über den Antrag entschieden noch eine Mitteilung nach § 13 Absatz 3a Satz 5 gemacht hat (siehe oben). Nach dem Eintritt der Genehmigungsfiktion wird die Krankenkasse mit ihren Argumenten, insb. dem Argument, die Wiederherstellungsoperation sei medizinisch nicht notwendig, nicht mehr angehört. Die medizinische Diskussion ist dann ein-für allemal beendet. Die Krankenkasse wird also gezwungen, die medizinische Notwendigkeit als gegeben anzuerkennen. Damit wird sie für ihr Fristversäumnis bestraft und angehalten, sich in zukünftigen Fällen gesetzestreu zu verhalten.

Nach dem Eintritt der Genehmigungsfiktion kann der Versicherte die per Genehmigungsfiktion genehmigte Operation auf eigene Kosten durchführen lassen. Die Krankenkasse ist dann zur Erstattung der Operationskosten verpflichtet (▶ Abschn. 5.3).

Wird eine Erstattung verauslagter Operationskosten nicht begehrt, was bei Wiederherstellungsoperationen wegen der hohen Kosten die Regel ist, so kann der Versicherte von seiner Krankenkasse verlangen, die Kostenübernahme für die noch durchzuführende Operation gegenüber dem Krankenhaus schriftlich zu bestätigen.

Weigert sich die Krankenkasse, so kann direkt, d.h. ohne vorgeschaltetes Widerspruchsverfahren, Klage erhoben werden, die sog. „Leistungsklage" (Bundessozialgericht, Urteil vom 11. Juli 2017, Az. B 1 KR 26/16 R).

Den Krankenkassen ist es nach dem Inkrafttreten der Neuregelung nicht gelungen, die neuen und sehr stark verkürzten Fristen in ihre Verwaltungsabläufe einzuflechten: Die Mitteilung nach § 13 Absatz 3a Satz 5 SGB V erfolgt sehr oft nicht, nicht rechtskonform oder zu spät. Die Folge ist eine Flut von Genehmigungsfiktionen, die erst seit Mitte 2017 langsam abebbt. Seit Inkrafttreten des Patientenrechtegesetzes am 26. Februar 2013 hat der Autor dieses Kapitels mehrere hundert Fälle betreut, in welchen eine Genehmigungsfiktion nach § 13 Absatz 3a Satz 6 SGB V eingetreten war. Zu Spitzenzeiten hatte jeder zweite Fall einen Bezug zur Genehmigungsfiktion.

Noch immer münden etwa am Beginn eines neuen Jahres sehr viele Anträge in eine Genehmigungsfiktion, die kurz vor Weihnachten (d.h. am letzten Werktag vor Heiligabend) des Vorjahres gestellt worden waren.

Ist die Genehmigungsfiktion nicht eingetreten, so hat die Krankenkasse sechs Monate Zeit, um über einen Antrag zu entscheiden. Versäumt sie diese Frist, so kann nach Ablauf der Frist Klage erhoben werden (sog. „Untätigkeitsklage").

5.2.4 Das Widerspruchsverfahren

Bereits in der Ablehnungsentscheidung muss der Versicherte auf die Möglichkeit der Erhebung eines Widerspruchs innerhalb einer Frist von einem Monat hingewiesen werden. Fehlt dieser Hinweis (sog. „Rechtsbehelfsbelehrung"), so verlängert sich die Frist zur Erhebung des Widerspruchs auf ein Jahr.

Der Widerspruch wird direkt bei der Krankenkasse erhoben (schriftlich oder zur Niederschrift in den Räumen der Krankenkasse). Der Ablehnungsbescheid wird also nicht, wie etwa im Rahmen eines Klageverfahrens (▶ Abschn. 5.2.6), von einer unabhängigen Stelle überprüft,

sondern von der Krankenkasse selbst. Eine Begründung des Widerspruches ist nicht erforderlich, aber empfehlenswert. Diese Begründung sollte sämtliche tatsächlichen, medizinischen und juristischen Aspekte des Falles beleuchten und detailliert auf die Ablehnungsgründe der Krankenkasse und des MDK eingehen. Ergänzt werden kann die Widerspruchsbegründung schließlich mit einem Hinweis darauf, dass es sich bei dem Versicherten um einen aufgeklärten, informierten und engagierten Patienten handelt (sog. „Compliance").

Über den Widerspruch entscheidet ein spezielles Gremium der Krankenkasse (sog. „Widerspruchsausschuss"). Manche Krankenkassen gestatten es ihren Versicherten, an der abschließenden Sitzung dieses Ausschusses teilzunehmen, um den Fall persönlich vorzutragen. In der Regel wird dies aber mit dem Hinweis abgelehnt, die Sitzung sei nicht öffentlich. Der Verweis auf die Nichtöffentlichkeit mag zutreffen, falsch ist aber die Einstufung eines am Verfahren Beteiligten als Teil der Öffentlichkeit.

Das Widerspruchsverfahren, für dessen Bearbeitung der Krankenkasse längstens drei Monate Zeit bleiben, endet entweder mit der schriftlichen Kostenübernahmeerklärung zur Vorlage beim Krankenhaus (sog. „Abhilfeentscheidung") oder mit der Zurückweisung des Widerspruchs (sog. „Widerspruchsbescheid"). Versäumt die Krankenkasse die Drei-Monats-Frist, so kann auch in diesem Fall Untätigkeitsklage erhoben werden.

Spätestens im Widerspruchsverfahren ist anwaltlicher Beistand unbedingt erforderlich. Dem Kostenrisiko kann mit dem Abschluss einer Rechtsschutzversicherung begegnet werden (▶ Abschn. 5.4.5).

5.2.5 Exkurs: Der Medizinische Dienst der Krankenkassen (MDK)

In der Regel holt die Krankenkasse spätestens im Widerspruchsverfahren ein Gutachten des MDK ein. Folgende Mängel im Begutachtungsalltag treten regelmäßig auf:

- Die Wiederherstellungschirurgie wird fälschlicherweise als „kosmetische Chirurgie" oder „ästhetische Chirurgie" bezeichnet.
- Der MDK-Arzt ist ohne entsprechende Facharztausbildung.
- Trotz offensichtlicher Entscheidungsreife werden wieder und wieder Unterlagen beim Versicherten angefordert.
- Der MDK prüft nur nach Aktenlage, lädt den Versicherten also nicht zu einer persönlichen Begutachtung ein.
- Der Name des MDK-Gutachters wird geschwärzt (Anmerkungen: Solche Gutachten sind außergerichtlich und gerichtlich absolut unverwertbar. Sie sollten ungelesen an die Krankenkasse zurückgeschickt werden, dies verbunden mit der Bitte um Übersendung einer ungeschwärzten Version).

5.2.6 Das Klageverfahren

Hat der Widerspruch keinen Erfolg, so kann Klage beim Sozialgericht erhoben werden (schriftlich oder zur Niederschrift in den Räumen des Gerichts). Zuständig ist immer das für den Wohnort des Klägers zuständige Sozialgericht. Wahlweise kann die Klage auch bei dem Sozialgericht erhoben werden, in dessen Zuständigkeitsbereich die Arbeitsstelle des Klägers liegt. Die Klage muss innerhalb eines Monats nach Zugang des Widerspruchsbescheides erhoben werden. War diesem Bescheid keine oder eine fehlerhafte Rechtsbehelfsbelehrung beigefügt, so beträgt die Klagefrist ein Jahr.

Eine Begründung der Klage ist gesetzlich nicht vorgeschrieben, aber empfehlenswert.

Im Klageverfahren muss das Gericht die medizinischen Aspekte des Falles ermitteln und erforschen (sog. „Amtsermittlungsgrundsatz"). Zunächst werden die behandelnden Ärzte um Einreichung von schriftlichen Berichten bei Gericht gebeten. Besteht dann weiterer Aufklärungsbedarf, so wird ein unabhängiges Sachverständigengutachten eingeholt. Will oder muss der Kläger ein solches entkräften, so besteht die Möglichkeit, die Einholung eines weiteren Gutachtens zu beantragen, dies unter Benennung eines bestimmten Arztes. Diese Vorgehensweise stellt eine Durchbrechung des Amtsermittlungsgrundsatzes dar und erfolgt deshalb auch – im Gegensatz zu gerichtlicherseits eingeholten Gutachten – auf Kosten des Klägers. Ausnahmsweise können die Kosten von der Staatskasse übernommen werden, der Antrag ist aber nur nachträglich möglich (Exemplarisch: Landessozialgericht Nordrhein-Westfalen, Beschluss vom 18. Dezember 2007, Az. L 2 B 17/07 KN).

Ein Klageverfahren kann durchaus mehrere Jahre dauern. Ist eine Genehmigungsfiktion Gegenstand des Verfahrens, so geht es deutlich schneller.

Um die Kosten des Verfahrens, einschließlich des beauftragten Rechtsanwaltes tragen zu können, empfiehlt sich unbedingt der Abschluss einer Rechtsschutzversicherung. Wirtschaftlich schwache Kläger können Prozesskostenhilfe (PKH) beantragen (▶ Abschn. 5.4.5).

5.2.7 Berufung und Revision

Gegen ein Urteil eines Sozialgerichts kann Berufung zum Landessozialgericht und in Ausnahmefällen Revision zum Bundessozialgericht eingelegt werden. Weitere Möglichkeiten der Verfahrensbeendigung, dies gilt für jede der drei sozialgerichtlichen Instanzen, sind das Anerkenntnis der Beklagten, der Vergleich und die Klagerücknahme. Hier tritt sofort Rechtskraft ein.

Anerkenntnis bedeutet, dass die Krankenkasse ihre ablehnende Haltung aufgibt und erklärt, die Kosten der Operation zu übernehmen. Ein solches Anerkenntnis kann jederzeit schriftlich gegenüber dem Gericht abgegeben werden. Das kommt sehr häufig vor (In der Praxis des Unterzeichners kommen auf jedes streitige Urteil ca. zehn Anerkenntnisse).

Ein Anerkenntnis ermöglicht der Krankenkasse im Angesicht einer drohenden Niederlage eine stille Verfahrensbeendigung ohne Urteil und damit auch ohne Bindungswirkung für zukünftige, ähnlich gelagerte Fälle.

5.3 Kostenerstattung nach selbstbeschaffter Operation

5.3.1 Vorbemerkung

In Zeiten überlanger Verfahrensdauern vor den deutschen Sozialgerichten erwägen nicht wenige chemals adipöse Patienten in Bezug auf eine ärztlicherseits angeratene Wiederherstellungsoperation in Vorleistung zu treten. Dies ist grundsätzlich möglich, allerdings gibt es einiges zu beachten.

5.3.2 Der Beschaffungsweg

Das vom Sachleistungsprinzip geprägte System der Gesetzlichen Krankenversicherung verlangt, dass sich ein Versicherter, der sich als Selbstzahler operieren lässt (sog. „Selbstbeschaffung der Leistung"), zuvor in ausreichendem und zumutbarem Umfang um die Kostenübernahme durch die Krankenkasse bemüht haben muss (sog. „Einhaltung des Beschaffungsweges"). Die Krankenkasse muss also kontaktiert werden, ein Antrag muss gestellt werden.

Der Antragsteller muss dann warten, bis die Entscheidung über seinen Antrag auf Kostenübernahme schriftlich vorliegt. Die Entscheidung über einen erhobenen Widerspruch muss dagegen nicht abgewartet werden.

Das Patientenrechtegesetz von 2013 hat zudem eine deutliche Erleichterung für die Versicherten gebracht: Danach ist die Selbstbeschaffung der Leistung auch möglich, wenn die Krankenkasse nicht innerhalb von drei Wochen (ohne Hinzuziehung des MDK), bzw. fünf Wochen (bei Hinzuziehung des MDK) über den Antrag entschieden hat und zudem nicht mitgeteilt wurde, dass die laufende Frist nicht einhalten werden kann (▶ Abschn. 5.2.3).

5.3.3 Kausalität

Eine der wichtigsten Anspruchsvoraussetzungen ist die im Gesetzestext nicht ausdrücklich genannte Kausalität zwischen der Ablehnung des Antrags durch die Krankenkasse und der Selbstbeschaffung der Leistung durch den Versicherten. Das bedeutet, dass die Ablehnung der Krankenkasse (oder ein Fristversäumnis nach dem Patientenrechtegesetz) die Ursache für die Entscheidung zur Selbstbeschaffung der Leistung gewesen sein muss.

Unbedenklich ist eine im Vorfeld geführte Korrespondenz mit dem Plastischen Chirurgen oder dem Krankenhaus, wenn nur allgemeine Informationen eingeholt und ausgetauscht werden. Unbedingt vermieden werden muss die Festlegung eines OP-Termins vor der Ablehnung des Antrags. Wer also eine Operation als Selbstzahler durchführen lässt und erst im Anschluss daran (erstmals) die Krankenkasse kontaktiert und um Erstattung der Rechnung bittet, der hat keine Chance auf Erstattung.

5.3.4 Zu Unrecht ablehnte Leistung

Die Krankenkasse hat die Leistung zu Unrecht abgelehnt, wenn der Antragsteller einen Anspruch auf Kostenübernahme durch die Krankenkasse hatte. Dieser Anspruch kann dann bejaht werden, wenn die medizinischen und rechtlichen Voraussetzungen für einen operativen Eingriff am Hautweichteilmantelüberschuss vorgelegen hatten.

Die Rechtsprechung der Sozialgerichte und Landessozialgerichte ist im Bereich der Wiederherstellungschirurgie sehr uneinheitlich und tendenziell patientenunfreundlich. Allerdings kommen sehr viele Kläger über die Genehmigungsfiktion zum Ziel (▶ Abschn. 5.2.3).

Die Höhe des Erstattungsanspruchs

Die Höhe des Anspruches entspricht den tatsächlich verauslagten Kosten. Eine Kappung, etwa auf den sog. „Kassensatz" hat der Gesetzgeber durch die Formulierung „… in der entstandenen Höhe zu erstatten" explizit ausgeschlossen.

Wenn eine Krankenkasse eine beantragte Operation zu Unrecht abgelehnt hat und dem Patienten deshalb höhere Kosten entstanden sind, so muss die Krankenkasse diese Kosten in voller Höhe erstatten. Denn: Den Umstand, dass die Kosten überhaupt höher ausgefallen sind, hat die Krankenkasse zu verschulden, hat sie die beantragte Leistung doch zu Unrecht abgelehnt.

5.3.5 Prüffähige Rechnung

Zwingende Anspruchsvoraussetzung ist weiterhin eine korrekte Abrechnung der Operation gegenüber dem Selbstzahler (sog. „prüffähige Rechnung"). Eine Abrechnung des Krankenhauses mit dem Selbstzahler muss denselben hohen Anforderungen genügen wie eine Abrechnung des Krankenhauses mit der Krankenkasse. Hier werden auf der Leistungserbringerseite (also durch Krankenhäuser, Plastische Chirurgen oder Anästhesisten etc.) sehr oft Fehler gemacht. Nicht wenige Prozesse gehen nur deshalb verloren, weil keine prüffähige Rechnung vorgelegen hatte.

Wegen der klaren medizinischen Notwendigkeit weist die an den Selbstzahler gestellte Rechnung keine Umsatzsteuer aus: Nach den geltenden EU-Bestimmungen und dem deutschen Umsatzsteuergesetz sind ärztliche Leistungen von der Umsatzsteuerpflicht befreit, wenn sie der medizinischen Betreuung von Personen durch das Diagnostizieren und Behandeln von Krankheiten oder anderen Gesundheitsstörungen dienen, wenn ein therapeutisches Ziel im Vordergrund steht und die Leistung der Linderung, Genesung und Gesunderhaltung des Menschen dient. Auch muss die Leistung einen direkten Einfluss auf den Gesundheitszustand des Patienten haben, medizinisch notwendig und therapeutisch zielorientiert sein.

Auch hier werden auf Leistungserbringerseite sehr oft Fehler gemacht. Weist eine Rechnung fälschlicherweise die Umsatzsteuer aus, so ist damit die Information an die Außenwelt verbunden, dass eine rein ästhetische und keine medizinisch notwendige Operation durchgeführt worden ist. Damit wird allen Argumenten, die der Patient für seine Krankenkasse (oder ein Sozialgericht) zusammengetragen hat, die Grundlage entzogen.

5.3.6 Risiko: Komplikationen nach selbstbeschaffter Operation

Kommt es nach einer selbst beschafften Wiederherstellungsoperation zu Komplikationen, so muss die Krankenkasse zunächst sämtliche dadurch verursachten Behandlungskosten tragen (Sachleistungsprinzip).

Allerdings ist im Nachhinein eine Beteiligung des Patienten an diesen Komplikationskosten möglich (sog. „Regress"): § 52 Absatz 2 SGB V regelt diesen Regress für die Fälle „ästhetischer Operationen": Stellt sich also – etwa in einem Gerichtsverfahren – heraus, dass die Operation nur kosmetischen Zwecken gedient hat und nicht medizinisch notwendig war, können die entstandenen Komplikationskosten auf den Versicherten abgewälzt werden. Die Selbstbeschaffung der Leistung ist damit riskant, viel riskanter als zum Beispiel die Selbstbeschaffung adipositaschirurgischer Operationen, denn letztere sind niemals „ästhetische Operationen" im Sinne des Gesetzes.

Fazit: Die Verauslagung von Operationskosten, auch solche, welche den sog. „Kassensatz" übersteigen, ist für den Patienten dann ohne Risiko, wenn die sonstigen Voraussetzungen des Erstattungsanspruches vorliegen (rechtswidriger Ablehnungsbescheid oder Fristversäumnis der Krankenkasse, medizinische Notwendigkeit, prüffähige Rechnung).

5.4 Die Rechtsverfolgung

5.4.1 Vorbemerkung

Zu den gesundheitlichen Schwierigkeiten, welche die Krankheit Adipositas mit sich bringt, gesellen sich im Alltag nicht selten auch erhebliche rechtliche Probleme. Die Inanspruchnahme juristischer Hilfe ist dabei unkomplizierter als gedacht, die Finanzierung des Anwaltshonorars ist oft einfacher als befürchtet.

Sich an einen Rechtsanwalt zu wenden, fällt vielen Menschen noch immer schwer, die Schwellenangst ist sehr ausgeprägt. Selbst in Situationen, wo juristischer Rat dringend vonnöten ist, schrecken viele davor zurück. Der Hauptgrund: Die Angst vor den Kosten. Anwälte werden als teuer wahrgenommen und nicht wenige Menschen glauben, dass sie billiger davonkommen, wenn sie auf ihr Recht verzichten oder sich ohne anwaltliche Hilfe in den Streitfall stürzen (eine fatale Fehleinschätzung).

5.4.2 Der Anwalt

Das Sozialrecht ist mittlerweile so kompliziert, dass effektiver Rechtsschutz in schwierigen Fällen nur von anerkannten Spezialisten ausgehen kann. Wer als ehemals Adipöser gegen seine Krankenkasse vorgehen möchte, der sollte deshalb unbedingt einen „Fachanwalt für Sozialrecht" beauftragen. Nur dieser Titel bietet dem rechtsschutzsuchenden Bürger die Sicherheit, dass der Anwalt nachgewiesenermaßen über vertiefte theoretische Kenntnisse und besondere praktische Erfahrungen im Sozialrecht verfügt. Nur der Fachanwalt ist verpflichtet, sich regelmäßig fortzubilden. Unterbleibt dies, wird ihm der Fachanwaltstitel wieder entzogen.

Nichts anderes gilt im Übrigen bei Streitigkeiten auf anderen Rechtsgebieten: Nach einem Verkehrsunfall sollte unbedingt ein „Fachanwalt für Verkehrsrecht" eingeschaltet werden, im Scheidungsfall ist der „Fachanwalt für Familienrecht" der Anwalt der Wahl. Wer von seinem Vermieter terrorisiert wird, der braucht die Hilfe eines „Fachanwalts für Mietrecht" und gegen die fristlose Kündigung durch den Chef hat nur der „Fachanwalt für Arbeitsrecht" die richtige Strategie.

Schließlich: Geiz ist nicht geil. Der gute Anwalt ist zum Schnäppchenpreis nicht zu haben. Der Profi zeichnet sich aus durch überdurchschnittliche juristische Kompetenz und große Prozesserfahrung, nicht durch günstige Preise.

5.4.3 Die Erstberatung

Unbedingt empfehlenswert ist es, einen Anwalt für eine sogenannte Erstberatung aufsuchen und dabei auch nach den Gebühren zu fragen, die im Rahmen einer außergerichtlichen oder gerichtlichen Auseinandersetzung anfallen.

Eine solche Erstberatung – die manche Anwälte, darunter auch der Autor dieses Kapitels, umsonst anbieten – darf laut dem in Deutschland geltenden Rechtsanwaltsvergütungsgesetz (RVG) maximal EUR 226,10 (inkl. MwSt.) kosten. Eine Erstberatung umfasst die Durchsicht der (medizinischen) Unterlagen, eine persönliche oder telefonische Besprechung, eine erste Einschätzung der Sach- und Rechtslage (inkl. Prüfung der Erfolgsaussichten) sowie den Entwurf einer sinnvollen und erfolgversprechenden Strategie. Wichtig: Der seriöse Anwalt teilt dem rechtsschutzsuchenden Bürger auch mit, wenn die Rechtsverfolgung ohne Aussicht auf Erfolg ist und man von dem Fall besser die Finger lässt.

5.4.4 Anwaltliche Vertretung

Die Erstberatung endet dort, wo der Anwalt förmlich bevollmächtigt wird und für den Mandanten nach außen auftritt, sei es außergerichtlich (im Antrags- oder Widerspruchsverfahren) oder gerichtlich (im Klage-, Berufungs- oder Revisionsverfahren). Bei Konflikten mit den gesetzlichen Krankenkassen sind die 68 deutschen Sozialgerichte erstinstanzlich zuständig. 14 Landessozialgerichte entscheiden über Berufungen und am Ende des Instanzenzuges steht das Bundessozialgericht in Kassel.

Damit Betroffene möglichst unkompliziert zu ihrem Recht kommen, sind die Hürden für Rechtsschutzsuchende im Sozialrecht niedrig:

- Es gibt keinen Anwaltszwang, jeder kann sein Anliegen auf eigene Faust durchboxen, auch vor Gericht (Ausnahme: Bundessozialgericht). Ratsam ist das allerdings nicht.
- Zuständig ist immer das für den Wohnort des Betroffenen zuständige Sozialgericht. Wahlweise kann die Klage auch bei dem Sozialgericht erhoben werden, in dessen Zuständigkeitsbereich die Arbeitsstelle des Klägers liegt.
- Widersprüche und Klagen können schriftlich erhoben werden und bedürfen dabei keiner besonderen Form. Wer einen

Widerspruch einlegen oder eine Klage erheben will, ohne einen Brief schreiben zu müssen, der kann stattdessen persönlich zur nächsten Krankenkassenfiliale bzw. zum Sozialgericht gehen und den Widerspruch bzw. die Klage zur Niederschrift erheben.

- Das Verfahren ist für klagende Leistungsempfänger gerichtskostenfrei.
- Die klagende Partei muss im Unterliegensfalle der beklagten Krankenkasse keine Rechtsverfolgungskosten erstatten.

5.4.5 Die Kosten

Guter Rat ist teuer. Es gibt jedoch Möglichkeiten, die Kosten des Anwalts auf Dritte abzuwälzen bzw. sich entsprechend zu versichern:

- **Die Rechtsschutzversicherung**

Die mit Abstand beste Möglichkeit, sich gegen die Kostenrisiken eines Rechtsstreits abzusichern, ist der Abschluss einer Rechtsschutzversicherung, der an dieser Stelle dringend empfohlen wird. Sogar der Autor dieses Kapitels, obwohl selbst Rechtsanwalt, verfügt über eine Rechtsschutzversicherung.

Im Sozialrecht sind die Erfolgsaussichten der Rechtsverfolgung bei rechtsschutzversicherten Mandanten höher als bei nicht rechtsschutzversicherten. Der Grund: Die Rechtsschutzversicherung übernimmt auch Gutachterkosten für den Fall, dass das Gericht kein eigenes Sachverständigengutachten in Auftrag geben möchte oder das im Rahmen der Amtsermittlung eingeholte Gutachten den klägerischen Anspruch nicht stützt und durch ein zweites (vom Kläger zu beauftragendes) Sachverständigengutachten entkräftet werden muss (▶ Abschn. 5.2.6).

Die Rechtsschutzversicherung sollte unbedingt auch das außergerichtliche Tätigwerden des Anwalts im Widerspruchsverfahren (sog. „Sozialrechtsschutz") abdecken, dies ist bei neueren Verträgen recht häufig der Fall. Ältere Verträge decken oft nur das gerichtliche Tätigwerden (sog. „Sozialgerichtsrechtsschutz") ab. Hier sollte unbedingt ein Upgrade vorgenommen werden. Die anwaltliche Tätigkeit im Antragsverfahren ist leider nicht versicherbar, da es sich bei diesem Verfahrensschritt (noch) nicht um einen Rechtsstreit, und damit um einen Versicherungsfall, handelt.

Legt man eine Selbstbeteiligung von EUR 150,00 zu Grunde (die sich in sehr vielen Verträgen in dieser Höhe findet), so kostet eine Versicherungspolice monatlich zwischen ca. EUR 10,00 (Basis-Schutz für einen Single) und ca. EUR 30,00 (Premium-Schutz für die ganze Familie). Als Arbeitnehmer sollte man den Berufsrechtsschutz mit abschließen, für Autofahrer ist der Verkehrsrechtsschutz unverzichtbar.

Nach Abschluss des Vertrages läuft eine Karenzzeit von üblicherweise drei Monaten, d.h. ein Rechtsstreit darf erst danach seinen Anfang nehmen. Im Sozialrecht müssen also zwischen Abschluss der Rechtsschutzversicherung und der ersten Antragstellung (bei der Krankenkasse) mindestens drei Monate liegen.

- **Die Prozesskostenhilfe (PKH)**

Wirtschaftlich schwache Mandantinnen und Mandanten, etwa Bezieher von Leistungen nach dem SGB II („Hartz IV") oder nach dem SGB XII („Grundsicherung") können bei Gericht Prozesskostenhilfe beantragen, in der Regel übernimmt dies der Rechtsanwalt und stellt den Antrag zusammen mit der Einreichung der Klageschrift.

Die bloße Antragstellung eliminiert das Kostenrisiko des Klägers natürlich noch nicht. Dies geschieht erst dann, wenn der Antrag auch bewilligt wird. In diesem Falle werden die Kosten der Rechtsverfolgung, also die Anwaltskosten, von der Staatskasse getragen. Ablehnungsgründe sind etwa ein zu hohes Einkommen des Antragstellers oder fehlende Erfolgsaussichten der Klage. Bis zur Bewilligung der PKH wird der beauftragte Anwalt einen moderaten Vorschuss berechnen, um das Risiko, dass PKH nicht bewilligt wird, abzusichern.

Wer Mitglied in einem Sozialverband ist, z.B. im VdK oder im SoVD, der bekommt keine PKH, da das Mitglied Anspruch auf Vertretung durch den Verband hat. In diesem Falle kann sich der rechtsschutzsuchende Bürger den Anwalt aber nicht aussuchen, oft erfolgt die Vertretung nicht einmal durch einen Juristen.

Fazit: Der Abschluss einer Rechtsschutzversicherung ist der Königsweg, der auch von wirtschaftlich schwachen Betroffenen eingeschlagen werden kann und auch eingeschlagen werden sollte.

Der Antrag, Widerspruch und Fotodokumentation

Zaher Jandali

© Springer-Verlag GmbH Deutschland, ein Teil von Springer Nature 2018
Z. Jandali, K. Müller, L. Jiga (Hrsg.), *Wiederherstellungsoperationen nach starker Gewichtsabnahme*,
https://doi.org/10.1007/978-3-662-57382-2_6

6.1 Erstantrag auf Kostenuübernahme von Wiederherstellungsoperationen

Sie möchten nun nach der Gewichtsabnahme eine Kostenübernahme für eine Straffungsoperation bei Ihrer Krankenkasse beantragen. Hier finden Sie einen Beispielantrag. Wie Hr. RA Werner in seinem Kapitel erklärt hat, sollte der Erstantrag kurz und knapp sein. Dabei sollte er sich auf die Beantragung der Sachleistung an sich beschränken und keine weiteren Ausführungen beinhalten.

Ihr Name, Vorname
Ihre Straße
Ihr Wohnort
Ihre Stadt, Datum

Beispielkrankenkasse
Krankenkassenstraße 1
000000 Krankenkassenstadt

Sehr geehrte Damen und Herren,

hiermit beantrage ich die Gewährung einer Bauchdeckenstraffung (hier muss der Name der Operation eingefügt werden, die beantragt werden soll) als Sachleistung unter vollstationären Bedingungen.

Mit freundlichen Grüßen
Vorname Nachnahme
(Unterschrift)

> **Merke**
> Nicht vergessen, der Antrag ist am besten per Einschreiben-Rückschein zu versenden.

6.2 Widerspruchsschreiben bei Ablehnung Ihres Antrages

Hat die Krankenkasse Ihren Kostenübernahmeantrag abgelehnt? Keine Sorge, das passiert wirklich häufig und bedeutet noch gar nichts. Der nächste Schritt ist, nun fristgerecht Widerspruch einzulegen. Hier finden Sie ein beispielhaftes Schreiben wie Sie Einspruch bzw. Widerspruch einlegen. Im Gegensatz zum Erstantrag sollten Sie nun eine ausformulierte Begründing mit vorlegen. Es ist sehr wichtig, dass Sie dieses

Anschreiben nicht einfach abschreiben und abschicken, sondern auf Ihre eigene Krankengeschichte bzw. Ihren Weg durch die Fettleibigkeit und Gewichtsabnahme anpassen. Sie sollten auch wahrheitsgemäß Ihre Beschwerden aufführen. Zu guter Letzt sollte auch Ihre eigene Motivation aus dem Schreiben hervorgehen.

Ihr Name, Vorname
Ihre Straße
Ihr Wohnort
Ihre Stadt, 01.02.2000

Beispielkrankenkasse
Krankenkassenstraße 1
000000 Krankenkassenstadt

Ihr Zeichen: Bearbeitungsnummer

Sehr geehrte Damen und Herren,

hiermit lege ich fristgemäß Widerspruch gegen Ihre Ablehnung meines Kostenübernahmeantrages für die geplanten Wiederherstellungsoperationen nach Gewichtsverlust ein. Eine Bescheinigung meines behandelnden Plastischen Chirurgen ist beigefügt (oder: wird sobald vorliegend nachgereicht).
An dieser Stelle möchte ich meine Krankengeschichte nochmals zusammenfassen. Ich habe schon seit meiner Pubertät mit meiner (extremen) Fettleibigkeit und deren Folgen zu kämpfen. Als ich noch fettleibig war, hatte ich chronische Erkrankungen wie Bluthochdruck und Diabetes Mellitus, ich hatte sehr oft Schmerzen, mein Leben war nicht einfach und ich hatte schon immer mit Einschränkungen zu kämpfen. Ich konnte mich nie frei bewegen und war in meiner Beweglichkeit schon immer eingeschränkt.
Nach meiner nun durchgeführten, extremen Gewichtsabnahme durch eine radikale Diät/Magenbypassoperation kam es nun zu einem Gewichtsverlust von annähernd XY kg.
Hierdurch hat sich meine krankhafte Fettleibigkeit sehr gebessert und auch meine chronischen Erkrankungen wie mein Bluthochdruck und eine Blutzuckererkrankung haben sich deutlich gebessert (sollten sich noch weitere Erkrankungen gebessert haben, dann bitte hier eintragen). Meine Lebensqualität hat sich dadurch aber nicht wesentlich gebessert, da ich immer noch starke Einschränkungen in meiner Beweglichkeit und Lebensqualität habe. Ich spreche dabei von meinem Alltag und nicht von besonderen Situationen. Von einem Leid bin ich ins nächste gerutscht. Durch die krankhafte Fettleibigkeit und die anschließende Behandlung haben sich sehr ausgeprägte Haut- und Weichteilüberschüsse gebildet. Es ist so, als hätte ich nun annähernd mein Wunschkörpergewicht, aber die gesamte Hülle, die ich mit mir herumtrage, hat sich nicht verändert und passt mir schlichtweg nicht.

Es haben sich durch die Überschüsse Hautfalten gebildet, diese liegen aufeinander und dazwischen schwitzt es ständig. Ich komme schon mit der Körperhygiene gar nicht mehr hinterher und bin da auch sehr pingelig, aber es kommt neben dem mir wirklich peinlichen Schwitzen und der unangenehmen Geruchsbildung zu einem schmerzhaften Wundscheuern mit Rötungen und offenen Wunden. Diese habe ich besonders an den Brustumschlagsfalten, der Bauchumschlagsfalte sowie dem Bauchnabeleingang, den Oberschenkelinnenseiten, an den Flanken und unter der Armen.

Unter den Armen klemme ich mir die Haut in der Kleidung oder bei Bewegung ein, das tut wirklich weh und es entstehen dort von Zeit zu Zeit richtige Wunden. Meine Brust war schon immer zu groß, wodurch ich schon immer an Beschwerden der Hals- und Brustwirbelsäule leide. Als ich noch fettleibig war hatte ich eine BH Größe von XY, jetzt ist sie XY und immer noch zu groß. Meine gesamte Muskulatur des Schulter- Nackenbereichs ist hart wie ein Stein und immer angespannt. Ich habe auch schon Massagen und Krankengymnastik verschrieben bekommen, das alles hilft aber immer nur für den Moment.

Oder:

Meine Brust war schon immer zu groß, wodurch ich schon immer Beschwerden der Hals- und Brustwirbelsäule hatte. Als ich noch fettleibig war, hatte ich eine BH Größe von XY, jetzt ist sie XY und die Brust ist völlig erschlafft und viel zu klein.

Das Schwitzen unter der Brust und zwischen den Brüsten macht mich wahnsinnig, besonders im Sommer.

Die Haut an meinem Bauch, den Flanken und dem Rücken formt sich wie ein Rettungsring, der nach unten hängt. Ebenso an den Oberschenkelinnenseiten hängen die Weichteile sehr tief.

Ich kann mich aufgrund der Hautüberschüsse nicht frei bewegen und fühle mich nicht nur eingeschränkt, sondern auch benachteiligt dadurch. Die Hautfalten und Lappen schwingen bei jedem Gang nach. Die Oberschenkel reiben aneinander und werden manchmal feuerrot.

Sport ist nur sehr stark begrenzt möglich und ich würde gerne wie andere auch einfach Sport treiben und damit meiner Gesundheit Gutes tun.

Meine Gesäßhaut ist sehr stark erschlafft, das stört mich besonders, da ich beim Sitzen ständig auf meinem Gesäß hin und her rutsche, ich habe gar keinen stabilen Sitz.

Ein schicker Körper ist was Anderes, ich leide unter den Überschüssen und fühle mich entstellt. Versetzen Sie sich bitte in meine Lage. Meine Körperhülle ist krank ich brauche dringend die beantragten Operationen.

Ich habe die Abnahme und die damit verbundenen Veränderungen meines Lebens nur durch Disziplin und Durchhaltevermögen durchführen können. Ich war und bin hochmotiviert weiter für meine Gesundheit zu an mir zu arbeiten.

Ich bitte Sie die Sachlage erneut zu prüfen und die Kosten für die beantragten Operationen zu übernehmen. Für Rückfragen stehe ich gerne zur Verfügung.
Ihr Name
Ihre Unterschrift

6.3 Beispielbescheinigung eines Therapieplans zur Vorlage bei der Krankenkasse

Wenn Sie sich bei einem Plastischen Chirurgen vorstellen, so wird dieser für Sie einen Arztbrief, Bericht oder eine Bescheinigung zur Vorlage bei der Krankenkasse erstellen. Dabei ist es in vielen Kliniken üblich, dass diese Bescheinigung zum Vorlegen bei der Krankenkasse bei Bestehen einer medizinischen Begründung für eine Operation (medizinische Indikation) kostenlos erstellt wird, zumindest ohne Zuzahlung der Betroffenen. Andere Kollegen berechnen dafür gerne 50 Euro oder mehr, da hier oft Zeit investiert wird, die anders nicht vergütet wird, besonders bei den Kollegen ohne kassenärztliche Zulassung findet sich diese Praxis häufig.

So oder ähnlich könnte Ihre Bescheinigung aussehen:

Ihr Name
Ihre Anschrift
Ort, Datum
Name, Vorname, Geburtsdatum
Diagnose:

- z.n. morbider Adipositas per magna,
- z.n. massiver Gewichtsreduktion,
- chronisches Wundscheuern im Bereich von Hautauflageflächen im Oberarm-Achsel-Bereich, (Axilla), Unterbrust- und Zwischenbrustfaltenbereich, Bauchumschlagsfalte, Bauchnabeleingang und den Oberschenkelinnenseiten,
- chronische Instabilität beim Sitzen durch sich aufwerfende Gesäßweichteile,
- erschlaffte Haut-Weichteile mit Weichteilüberschüssen an beiden Oberarmen,
- Haut-Weichteilüberschüsse im Bereich der gesamten Rumpfwand sowie oberer- und unterer Extremität bds.,
- Einschränkung des natürlichen Bewegungsablaufes aufgrund von Haut-Weichteilüberschüssen.

Therapie:

- zirkuläres unteres Bodylift mit Straffung von Bauch, Flanken, Oberschenkelaußenseiten, Rücken und oberer Gesäßregion,

- Bruststraffung bds. mit Volumenwiederherstellung durch Eigengewebe von der seitlichen Brustwand,
- Straffung der Oberschenkel bds. (T-Schnitt-Technik),
- Gesäßstraffung bds.,
- Oberarmstraffung bds. (ggf. mit Fortleitung auf die Brustwand).

Sehr geehrte Damen und Herren,
wir berichten Ihnen nachfolgend über die oben genannte Patientin, die sich am XY ambulant in unserer Sprechstunde zur Beratung einer Körperformwiederherstellung nach massiver Gewichtsreduktion vorstellte.

Die Patientin berichtet, schon immer sehr fettleibig gewesen zu sein. Besonders seit der Pubertät kam es zu einer stetigen Gewichtszunahme. Unterschiedliche diätische Maßnahmen, auch in Kombination mit Sport, haben zu keinem nachhaltigen Erfolg geführt. Dennoch den Wunsch einer Gewichtsreduktion verfolgend, stellte sich die Patientin im Adipositaszentrum XY vor. Zur Behandlung der morbiden Adipositas sowie der dadurch verursachten Nebenerkrankungen (Diabetes Mellitus und Hypertonie) und der weiteren perspektivischen Gesundheitsprävention unterzog sich die Patientin im Januar 2016 einer Magenbypassoperation.

Durch diese therapeutische, metabolisch-chirurgische Maßnahme kam es anschließend zu einer kontinuierlichen Gewichtsreduktion. Die Gewichtsreduktion erfolgte ausgehend vom maximalen Ausgangsgewicht von 185 kg bis zum aktuellen Körpergewicht von 77 kg. Somit hat eine Gewichtsreduktion von 108 kg stattgefunden. Das aktuelle Körpergewicht wird nun seit etwa einem Jahr auf diesem Niveau von 77 kg ohne wesentliche Schwankungen gehalten.

Bedingt durch die Therapie der morbiden Adipositas, der stattgefundenen Gewichtsreduktion, kämpft die Patientin nun mit den weiteren Folgen der Fettleibigkeit im Sinne der überschüssigen Hautweichteile.

Die Patientin beklagt hängende Haut-Weichteilüberschüsse im Bereich der vorderen und hinteren Rumpfwand sowie im Bereich der Oberarme, Oberschenkel und des Gesäßes. Ebenso beklagt die Patientin eine beidseits hängende Brust.

Glaubhaft und ohne Nachfrage beschreibt die Patientin Hautareale, die sich wiederholt und immer mehr zunehmend wundscheuern. Diese Hautareale seien besonders im Bereich der Hautauflageflächen an Brust (hier besonders linksseitig im Bereich der Unterbrustfalte sowie rechts im Bereich der Achselhöhle) lokalisiert. Auch kommt es im Bereich der Zwischenbrustfalte zu einem schmerzhaften Wundscheuern.

Ebenso scheuern sich die Hautareale im Bereich der Bauchumschlagsfalte wund, wo besonders durch langes Sitzen ein chronisches Schwitzen und eine feuchte Kammern provoziert werden. Gleichermaßen ist der Bereich um und im Bauchnabel durch die Verdeckung der Bauchweichteile betroffen.

Die überschüssigen Weichteile im Bereich der Oberschenkelinnenseiten, so die Patientin, reiben bei jedem Schritt aneinander und verursachen dadurch chronische Schmerzen beim Gehen, wodurch die allgemeine und besondere Beweglichkeit, z. B. beim Sport, wesentlich und lebensqualitätsmindernd eingeschränkt wird. Auch hier gibt die Patientin neben Rötungen die Ausbildung von schmerzhaften Wunden an.

Durch die Weichteilüberschüsse im Bereich des Gesäßes bilden sich besonders beim Sitzen zwei Hautfalten, die instabil aufeinanderliegen und ein normales Sitzen verhindern. Es kommt dadurch zu einem ständigen hin und her Rutschen auf dem Gesäß. Noch schlimmer sei es, sobald es in diesen Falten zusätzlich zu einer Schweißbildung komme. Langes Sitzen sei dadurch quasi unmöglich.

Im Bereich der Oberarme beklagt die Patientin ein Hängen der Oberarminnenseiten. Mit diesen Überschüssen schlage die Patientin oftmals z. B. an Armlehnen oder anderen Gegenständen schmerzhaft an. Sie klemme sich oft die Oberarmüberschüsse schmerzhaft im BH oder anderen Kleidungsstücken ein. Durch das Anstoßen kommt es häufig zu schmerzhaften, verhärteten Blutergüssen in den Oberarmen. Ebenso fühlt sich die Patientin durch die Trägheit der Oberarmweichteile signifikant in ihrem natürlichen Bewegungsablauf der Arme eingeschränkt. Bei jeder Bewegung hängen die Überschüsse der eigentlichen Bewegung hinterher, dass sei nicht nur ermüdend, sondern auch bewegungsbehindernd.

Die Patientin gibt an, bereits vor der Gewichtsabnahme an übergroßen Brüsten und den damit verbundenen Beschwerden gelitten zu haben. Bei auch nach der Gewichtsabnahme bestehenden übergroßen Brüsten beschreibt die Patientin chronische Schulter-Nacken Beschwerden aufgrund deren Zugkräfte. Trotz breiter BH-Träger bilden sich schmerzhafte Schnürfurchen in den Schulterregionen aus.

Durch die angesprochenen Reizungen und dem Wundscheuern der Haut haben sich bei der Patientin bereits mehrere offene, infizierte Hautareale gebildet. Diese schmerzhaften Wunden heilen trotz penibelster körperlicher Hygiene nur sehr langsam ab. Mit den offenen Wunden wurde die Patientin bereits beim Hausarzt ambulant behandelt.

Das beschriebene Schwitzen führt jeden Tag zu einer Bildung von unangenehmem Körpergeruch. Auch hier hilft ständige und wiederholte Körperhygiene nicht.

Aufgrund dieser beschriebenen Beschwerden fühlt sich die Patientin vom normalen sozialen Leben ausgeschlossen, da sie vielen Aktivitäten einfach aus ihrer körperlichen Einschränkung nicht nachgehen kann, oder diese ihr verständlicherweise auch einfach unangenehm sind (z. B. Schwimmen in einem öffentlichen Schwimmbad). Ganz abgesehen davon, dass sich die Patientin nie vor anderen entkleidet zeigt, was bereits eine Einschränkung in der Freizeitgestaltung und

Partnerschaft nach sich zieht, so kommt es wie bereits erwähnt zu einer viel gravierenderen Einschränkung in ihrer täglichen und natürlichen Bewegung und beim Sport. Gerne würde die Patientin Sport treiben, um ihre Gesundheit weiter zu fördern, durch die Trägheit der Überschüsse bei jeder Bewegung ist dieses verständlicherweise aber nicht möglich.

Im Rahmen der Adipositas litt die Patienten an Diabetes mellitus, Hypertonie, Bandscheibenvorfall, chronischen Kniegelenksbeschwerden sowie Dyspnoe. Mit der Behandlung der Adipositas sind die Nebenerkrankungen kuriert worden. Nebenerkrankungen bestehen somit nicht mehr, auch werden keine Medikamente eingenommen. Allergien bestehen nicht. Wesentliche Voroperationen außer der besagten, laparoskopisch durchgeführten Magenbypassoperation bestehen nicht.

In der klinischen Untersuchung zeigen sich beidseitige, ausgeprägte Haut-Weichteilüberschüsse an den Oberarminnenseiten, welche tief herabhängen. Eine überschüssige Hautspindel von über 15 cm Breite kann bemessen werden. Diese Weichteilüberschüsse ziehen sich von den Oberarmen bis in die Axilla bds. fort.

Beurteilung der Brust:

Im Gespräch gibt die Patientin an, sich regelmäßig zur Vorsorge bei ihrer niedergelassenen Gynäkologin vorzustellen. Die Patientin hat zwei Kinder, die beide über einen Kaiserschnitt geboren wurden. Die Familienplanung ist abgeschlossen. Die Familienanamnese in Bezug auf Mammakarzinome ist positiv, die Großmutter väterlicherseits sei an einem Mammakarzinom verstorben.

Die aktuell getragene BH-Größe wird mit 85 A/B angegeben. Während der Fettleibigkeit, vor der Gewichtsabnahme betrug die BH Größe 110 DD.

In der klinischen Untersuchung zeigt sich nun eine bds. stark erschlaffte und atrophe Brust mit dem Verlust jeglichen Volumens. Es lässt sich ein Jugulum-Mamillen-Abstand rechts mit 34 cm und 33 cm links feststellen. Der Mamillen-Median-Abstand beträgt bds. 11 cm. Der Mamillen-Unterbrustabstand beträgt 14 cm rechts und 15 cm links. Bds. zeigt sich abschließend im Bereich der Brust eine ausgeprägte Ptosis in Kombination mit einer Atrophie der Brustdrüsenanteile und des Brustbinnenfettgewebes. Die Brüste sind in Bezug auf das Brustvolumen zugunsten der linken Seite leicht asymmetrisch.

An der Bauchdecke zeigen sich Überschüsse über mehreren Weichteiletagen. Auch der Bauchnabeleingang zeigt sich von Weichteilen am Untersuchungstag bedeckt. Der Bauchnabeleingang ist am Untersuchungstag leicht verschwitzt und feucht. Eine Luftzirkulation um und in den Bauchnabel ist somit aus den oben genannten, logischen Gründen nicht gewährleistet. Dieses kann auch durch das Tragen einer besonderen Kleidung nicht erreicht werden.

Eine kleine Wundkruste im Bereich der Bauchumschlagsfalte gibt Hinweis auf ein abgelaufenes Wundscheuern. Die Weichteile am Bauch, den Flanken und dem Gesäß, ebenso wie an den Oberschenkeln sind deutlich abgesackt. Am Gesäß doppeln sich die Weichteile in der Gesäßumschlagsfalte.

Eine Rektusdiastase mit 4 Querfingern Breite lässt sich im Sit-up Test nachweisen. Eine Bauchdecken- bzw. Nabelhernie lässt sich am Untersuchungstag nicht tasten. Es zeigen sich kleine, reizlos abgeheilte Narben der vorangegangenen Laparoskopie.

Wir haben die Patientin zu den möglichen Therapieoptionen beraten und empfehlen einen mehrzeitigen operativen Therapieplan, um die Folgen der Adipositas nachhaltig zu behandeln.

Im ersten Schritt empfehlen wir ein zirkuläres unteres Bodylift. Mit einer Schnittführung vom Beckenkamm der einen, über die Schamhügelregion hin zum Beckenkamm der Gegenseite, fortlaufend über die seitliche Flankenregion über den Rücken zum oberen Ansatz der Gesäßzwischenfalte. Hierdurch kann eine Straffung der Haut-Weichteilüberschüsse an Bauch, Flanken, Oberschenkeln, Rücken und dem Gesäß erfolgen. Nach dem zirkulären Bodylift ist anschließend das Tragen eines Kompressionsanzuges für 8 Wochen obligatorisch. Anschließend ist das Tragen eines Kompressionsmieders für 8 Wochen zu tragen.

Im zweiten operativen Schritt empfehlen wir eine Bruststraffung und Vergrößerung der Brüste bds., dabei kann das Gewebe aus dem seitlichen Flankenbereich für eine Eigengewebewiederherstellung in die Brüste verlagert werden (lokale Lappenplastiken zur Brustvolumenwiederherstellung). Gleichzeitig muss eine Anpassung des Hautmantels erfolgen, dieses empfehlen wir über eine Straffung in einer klassischen T-Schnitt Technik. Nach dem Eingriff sollte für mindestens 8 Wochen ein Kompressions-BH konsequent getragen werden.

Im dritten operativen Schritt empfehlen wir eine Straffung der Oberschenkel beidseitig. Dabei empfehlen wir eine eigene, von der klassischen T-Schnitt Technik modifizierte Technik, über die das Komplikationsrisiko in Eigenbeobachtung über die letzten Jahre wesentlich gesenkt werden konnte. Auch nach dieser operativen Prozedur ist das Tragen einer Kompressionshose für 8 Wochen obligatorisch.

Im vierten Schritt empfehlen wie eine Gesäßstraffung bds. Hier würde über einen Schnitt im Bereich der Gesäßumschlagsfalte eine Gewebereduktion erreicht werden können. Anschließend ist das Tragen einer Kompressionshose für 8 Wochen obligatorisch.

Im fünften Schritt empfehlen wir eine Oberarmstraffung bds. mit Fortleitung auf die Achselhöhle und seitliche Brustwand beidseits, diese operative Prozedur bedingt das Tragen von Kompressionsärmlingen für 8 Wochen.

Alle Eingriffe sind vollstationär durchzuführen.

Wir haben die Patientin über die Therapieverfahren, deren Vor- und Nachteile aufgeklärt, ebenso sprachen wir über die wesentlichen Risiken.

Wir erachten den von uns vorgeschlagenen Therapieplan als medizinisch indiziert, besonders da Adipositas eine von der WHO (Weltgesundheitsorganisation) anerkannte Erkrankung ist und die Haut-Weichteilüberschüsse aufgrund dieser bei der Patientin vorliegen. Für etwaige Fragen stehen wir Ihnen gerne zur Verfügung.

Mit freundlichen Grüßen
Dr. med. Zaher Jandali
Facharzt für Plastische und Ästhetische Chirurgie
Zusatzbezeichnung Handchirurgie

Zusätzlich zu einer Bescheinigung/Brief kann eine wissenschaftliche Argumentation für die geplanten Operationen bei der Krankenkasse vorgelegt werden. Wir führen diese Argumentation lediglich bei Widersprüchen und diese in den meisten Fällen auf den Betroffenen zugeschnitten. Viele medizinisch wissenschaftliche Argumentationen von Nicht-Fachanwälten, Helfern oder selbst geschrieben weisen nach unseren Beobachtungen häufig gravierende oder gar nachteilige Fehler auf. Angefangen von falschen Tatsachen über falsche Autorennennung bis hin zur Verwechslung von Signifikanzen. Daher sollten medizinisch wissenschaftliche Argumentationen von Experten und nicht von medizinischen Laien durchgeführt werden.

6.4   Fotodokumentation

Oft ist es so, dass die Krankenkasse zur Entscheidungsfindung, ob sie die beantragten Operationen bezahlt oder nicht, eine Fotodokumentation von Ihrem Zustand nach der Gewichtsabnahme haben möchte. Die Krankenkasse bzw. der medizinische Dienst der Krankenkasse erhofft sich dadurch Hinweise, ob eine medizinische Begründung in dem Anliegen besteht oder nicht. Einige von Ihnen reichen vorausschauend diese Fotos beim ersten Antrag bei der Krankenkasse mit ein, andere warten auf eine erste Prüfung und ob nicht evtl. auch eine Entscheidung ohne Fotos erfolgt. Es ist nachvollziehbar, dass viele Betroffene Bilder von sich, entblößt und aus verschiedenen Perspektiven fotografiert, bei den Krankenkassen nicht ohne eine Aufforderung

einreichen möchten. Wer weiß, wer die Bilder sieht und oft zeigen die Bilder auch nicht die wirklichen Beschwerden deutlich genug.

Eine persönliche Vorstellung ist unserer Meinung nach bei den meisten Fällen unabdingbar, um eine medizinische Begründung ableiten zu können. Besonders eine Funktionseinschränkung kann beispielsweise anhand von Bildern gar nicht beurteilt werden.

In diesem Abschnitt möchten wir Ihnen erklären, wie Sie eine gute Fotodokumentation für die Krankenkasse im Handumdrehen selbst anfertigen können. Oft werden wir gefragt, ob wir das nicht für Sie machen können. Das haben wir auch früher oft gemacht, aber mit stetig steigender Anzahl an Betroffenen haben wir für diese Zusatzleistungen einfach keine Kapazitäten. Keine Angst, in besonderen Fällen helfen wir Ihnen natürlich immer noch.

Auf den Fotos muss Ihr Gesicht nicht mit abgebildet sein. Auf jedem Bild sollte jedoch Ihr Name, Geburtsdatum und Tag der Fotographie abgebildet sein (kann auch einfach handschriftlich auf die Rückseite geschrieben werden).

Je nach Region ist eine unterschiedliche Anzahl an Fotographien zu empfehlen. Der Einfachheit halber empfehlen wir Folgendes:

- Bildposition 1: Frontalansicht,
- Bildposition 2: Schräge Ansicht 45° rechts,
- Bildposition 3: Seitliche Ansicht 90° rechts,
- Bildposition 4: Schräge Ansicht 45° links,
- Bildposition 5: Seitliche Ansicht 90° links,
- Bildposition 6: Rückseitige Ansicht,
- Bildposition 7: Frontalansicht mit rechtem Bein nach außen gedreht,
- Bildposition 8: Frontalansicht mit linken Bein nach außen gedreht,
- Bildposition 9: Frontalansicht Oberarme 90° in der Schulter abgewinkelt, Ellenbogengelenk 90° angewinkelt.

Für eine Bauchdeckenstraffung empfehlen wir Bildposition 1–5. Möchten Sie ein Bodylift beantragen, dann empfehlen wir Bildpositionen 1–6. Ist eine Oberschenkelstraffung beantragt, dann sind die Bildpositionen 1–5, 7 und 8 die richtigen. Geht es um die Brust, dann reicht es ein Bild vom Hals bis zum Bauchnabel mit

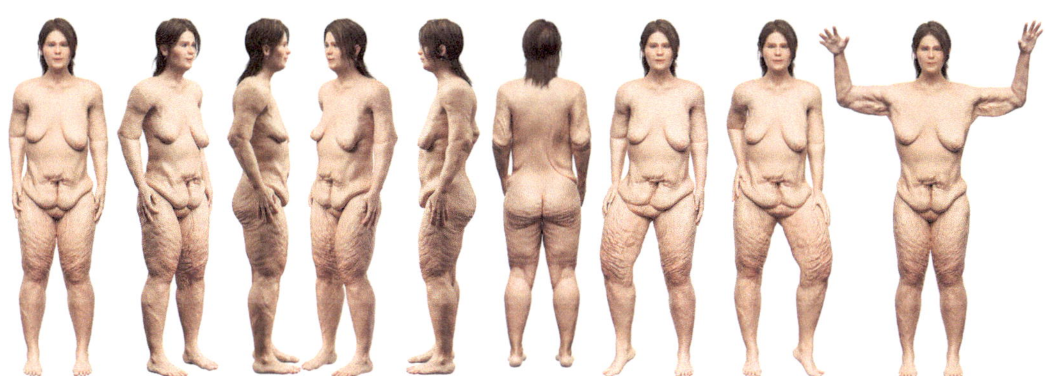

◻ Abb. 6.1 Bildpositionen 1–9 (mit freundlicher Genehmigung von Sven Stober)

den Bildpositionen 1–4 anzufertigen. Oberarme werden am besten in der Bildposition 9 dokumentiert. Haben Sie mehrere Operationen beantragt, genügt jede Bildposition einmal. Die Arme sollten bei Positionen 1–8 einfach neben dem Körper hängen gelassen werden. Bei Bedarf können auch alle Positionen mit hängenden und mit nach vorne oder nach hinten weggehaltenen Armen erfolgen.

Bestehen Besonderheiten, wie z. B. offene Stellen, Rötungen o.ä., so sollten diese fotodokumentiert werden. Es ist wichtig, immer eine Übersicht zu fotografieren.

Zur Unterstreichung besonderer Hautüberschüsse können diese gesondert abgebildet werden. Hier zwei Beispiele dafür. Wir geben Ihnen schematische Beispiele für die 1–6 (z. B. für einen Antrag auf Bruststraffung und Bodylift) und 1–9 (z. B. für einen Antrag auf Oberarmstraffung, Burststraffung ggf. in Kombination mit einer Bruststraffung, Bodylift und Oberschenkelstraffung; ◻ Abb. 6.1, ◻ Abb. 6.2).

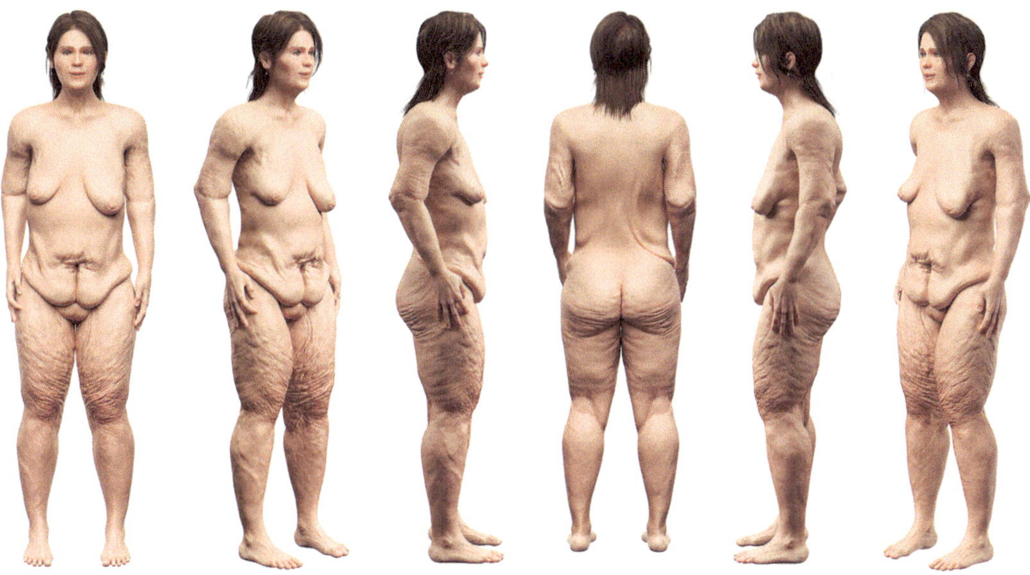

◻ Abb. 6.2 Bildpositionen 1–6. (Mit freundlicher Genehmigung von Sven Stober)

Nachdem Sie die Bilder mit einer Standarddigitalkamera oder einem Mobilfunktelefon gemacht haben, sollten Sie diese entweder mit einem guten Farbdrucker ausdrucken, oder mit den Bildern in einen Copyshop gehen und dort ausdrucken lassen. Wem hierbei die Privatsphäre zu wenig gewahrt ist, dem empfehlen wir, in einem Drogeriemarkt oder online Fotoabzüge der Digitalbilder zu bestellen.

Einige Betroffene haben berichtet, sie hätten die Bilder bei professionellen Fotografen machen lassen, das ist sicherlich übertrieben und nicht notwendig. Hier können Sie mit einfachen Mitteln Fotos mit ausreichender Aussage selbst machen.

Serviceteil

Mein Weg durch die Gewichtsabnahme

■ **Erfahrungsbericht einer Betroffenen**

Liebe Betroffene,

ich möchte euch auf den nächsten Seiten meinen ganz persönlichen Weg durch die Gewichtsabnahme und die Wiederherstellungsoperationen berichten.

Schon seit meiner Pubertät musste ich trotz Leistungssport immer auf mein Gewicht achten. Schon kleine Sünden wurden gleich auf der Waage bestraft.

Als ich mit 18 Jahren dann mit dem Leistungssport aufhörte und ich nicht mehr so sehr auf meine Ernährung achtete, ging mein Gewicht stetig nach oben. Nach drei Schwangerschaften war ich mit meinen jungen 30 Jahren schon bei einem Gewicht von 120 kg angekommen.

Ich versuchte es immer wieder mit Diäten (Weight-Watchers, Atkinsdiät, Shakes usw.). Doch das alles war nichts auf Dauer. Nach einem mal wieder missglückten Versuch eine Diät durchzuziehen, sprach mich an einem Wochenenddienst per Zufall ein Arzt in der Praxis, in der ich arbeitete, auf mein Übergewicht an. Er erzählte mir von operativen Möglichkeiten, die mir helfen könnten mein Gewicht zu senken, er berichtete mir von Magenbypass und Magenschlauch. Dies hörte sich sehr interessant an und ich dachte mir: „Das könnte eine wirkliche Alternative für mich sein." Und so nahm es seinen Lauf, nachdem er mir die Adresse eines Adipositaszentrums besorgt hatte.

Am Montag nach dem gemeinsamen Dienst mit dem Arzt in der Praxis rief ich direkt im Adipositaszentrum in Friesoythe an und vereinbarte einen Termin. Dieser war dann vier Wochen später und ihr kennt das bestimmt, sobald der Termin steht, geht einem alles Mögliche durch den Kopf. Parallel informierte ich mich im Internet. Hier konnte man viel über die verschiedenen Operationsverfahren erfahren und es gab viele Tipps. Ich erfuhr, was man alles machen müsste, um einen Antrag bei der Krankenkasse zu stellen, wie man einen Antrag schreibt, wie man nach einer Operation eine gute Gewichtsabnahme erreicht und wie sich der Alltag evtl. ändern kann.

Wie ihr euch vorstellen könnt, konnte ich mit den ganzen Informationen kaum zurechtkommen, da es einfach zu viele waren. Leider merkte ich auch, dass es viele falsche Informationen gab. Es wurde geschrieben, dass oft nur eine OP mit Bauchschnitt gemacht würde, man könnte nach einer Operation nie wieder feste Nahrung zu sich nehmen und Sport wäre durch starke Kreislaufprobleme oft nicht möglich. Dies ist nur ein kleiner Ausschnitt von dem, was in Foren geschrieben wurde. Diese falschen Informationen machten mir doch ein wenig Angst. Euch geht es bei manchen Informationen sicher genauso; lasst euch nicht verunsichern. Aber ich möchte euch auch sagen: Es ist eine Operation und die sollte niemand unterschätzen.

Durch meine Recherchen fand ich jedoch auch Positives heraus, zum Beispiel, dass es auch Selbsthilfegruppen für Übergewichtige gibt. So auch eine Adipositas Selbsthilfegruppe (SHG) in Delmenhorst, ganz bei mir in der Nähe. Diese SHG traf sich immer jeden 3. Mittwoch im Monat, im dort ansässigen Klinikum.

Ganze zwei Wochen musste ich bis zum nächsten Treffen warten und ich hatte doch so viele Fragen. Wenn man so an Selbsthilfegruppen denkt, dann sind die immer mit Vorurteilen behaftet, aber davon hatte ich mich versucht freizumachen, da ich mir viele Informationen erhofft habe.

Nach zwei Wochen war nun der Tag gekommen und ich ging abends, das erste Mal im meinen Leben, zu einer Selbsthilfegruppe. Ich war sehr aufgeregt und auch etwas Angst war dabei. Ein netter junger Mann in meinem Alter begrüßte mich und dann ging der Abend los. Jeder stellte sich vor und mir wurde freigestellt, ob ich was über mich sagen möchte oder nicht. Nach zwei Stunden war mein Kopf voll von Informationen und Eindrücken. Ich erfuhr viel über die Klinik, in der ich einen Termin hatte, wie es mit dem Antrag bei der Krankenkasse funktioniert, wie es mit dem Essen nach der Operation aussieht, was ein Dumping ist, das die Antibabypille nicht mehr sicher wirkt und Vieles mehr.

Es wurde auch über spätere evtl. erforderliche Wiederherstellungsoperationen beim Plastischen Chirurgen gesprochen. Dass sich die Haut evtl. nicht von alleine zurückbildet und man diese dann operativ entfernen muss, war mir bis dahin nicht so bewusst – zumindest war ich mit meinen Gedanken noch nicht so weit vorgedrungen.

Mein Termin im Adipositaszentrum in Friesoythe war gekommen. Die Nacht vorher habe ich vor Aufregung schlecht geschlafen. Ich denke, es ging einigen von euch auch so! Aber viel, viel Freude war auch mit dabei. Ich kam im Krankenhaus an und ging dort zur Patientenanmeldung in der Chirurgie. Die Dame nahm mich sehr freundlich auf und gab mir noch ein paar Fragebögen, die ich bitte ausfüllen sollte. Nach dem ich dieses getan hatte, rief mich der Arzt persönlich auf. Wir gingen in ein Behandlungszimmer, in dem alles auf Menschen mit Übergewicht abgestimmt war. Der Arzt begrüßte mich und fragte mich nach meinem Anliegen. Stellt euch vor, wie mein Herz raste.

Nachdem wir kurz gesprochen hatten und er meine Fragebögen angeschaut hatte, bat er mich freundlich auf die Waage. Anschließend erzählte er mir einiges zu den verschiedenen Operationsverfahren und erklärte mir alle Vor- und Nachteile. Er empfahl mir einen Magenbypass, da ich doch gerne Süßes aß.

Ich bekam eine Liste mit Aufgaben (Facharztbesuche, regelmäßiger Sport, regelmäßiger Besuch einer Selbsthilfegruppe und psychologische Vorstellung), die ich in den nächsten 6 Monaten erledigen sollte. Jetzt war ich Feuer und Flamme und hatte das Gefühl, dass ich eine wirkliche Perspektive hatte, mein Übergewicht loszuwerden; aber jetzt ging die Arbeit erst richtig los.

Als ich zuhause ankam, setzte ich mich gleich ans Telefon und vereinbarte alle erforderlichen Facharztbesuche, plante den regelmäßigen Sport in meinen Alltag ein. Sicher kennt ihr es auch, wenn man sich fragt, wann man das alles auch noch machen soll. Aber glaubt mir: Es geht, man muss nur seine Termine etwas planen, dann passt es schon.

Auch bin ich weiterhin zur Selbsthilfegruppe gegangen, denn den Besuch einer Selbsthilfegruppe finde ich sehr wichtig und kann diesen nur Jedem empfehlen. Es ist ein Austausch mit Menschen, die dasselbe erlebt haben wie man selbst. Die Ratschläge (zu Problemen und Sorgen) und Hilfestellung kommen von Betroffenen, die diesen Weg schon gegangen sind. Denn was im Internet steht und wie man das als Mensch erlebt, ist oft sehr unterschiedlich. Durch Erfahrungsaustausch kann man viel lernen und für sich umsetzen. Die Gruppe ist nicht nur ein wichtiger Begleiter auf dem Weg zur Operation, sondern gerade auch in der Zeit danach. Meine Gruppe ist für mich wie eine zweite kleine Familie geworden. Sie versteht mich in Punkten, die mein Umfeld sonst nicht verstehen kann. Sie ist bei jedem Problem für mich da und ich für sie.

Ich hatte es geschafft und nach sechs Monaten hatte ich meinen Antrag fertig. Ich schickte ihn ab und die Zeit des Wartens begann. Nach für mich sehr langen fünf Wochen hatte ich die Kostenübernahmeerklärung meiner Krankenkasse in der Hand. Ihr könnt gar nicht glauben, wie aufgeregt ich war. Ich weinte vor Aufregung und Freude. Mein neuer Weg im Leben konnte beginnen.

Am nächsten Morgen rief ich im Krankenhaus an. Ich bekam schon 4 Wochen später einen Operationstermin. Diese 4 Wochen waren von vielen Gefühlen geleitet. Freude, Angst, aber auch Zweifel, ob diese Operation der richtige Weg war. Doch ich stand hinter meiner Entscheidung zum Magenbypass. So hieß es, Einrücken zur Operation. Es wurden alle Voruntersuchungen durchgeführt und Gespräche für die Operation am nächsten Tag geführt. Ab jetzt durfte ich nur noch Wasser und Brühe zu mir nehmen, damit der Darm für die Operation vorbereitet war.

Der Operationstag war gekommen und ich wurde um 7.50 Uhr in den Operationssaal gebracht und bekam eine Vollnarkose. Als ich gegen Mittag in meinem Zimmer aufwachte, wusste ich, jetzt würde der Weg beginnen. Vier Tage später ging es nach Hause.

Die nächsten Monate vergingen und mein Gewicht reduzierte sich schnell. Es war nicht immer einfach, wie ihr euch vorstellen könnt. Ich habe meine Erfahrungen gemacht, was ich essen kann und was ich lieber lassen sollte. Doch ich bereue es nicht.

Meine Haut an Bauch und Beinen hingen sehr und ich hatte bereits 4 Monate später mit vielen Hautreizungen zu kämpfen. Ich informierte mich über Plastische Chirurgen in der Nähe und stieß so auf die Klinik für Plastische, Ästhetische, Rekonstruktive und Handchirurgie am Evangelischen Krankenhaus in Oldenburg. Ich nahm den Hörer und vereinbarte einen Termin in 4 Wochen.

Ich stellte mich am Termin dort vor, alle Angestellten waren sehr nett. Der Arzt begrüßte mich und ich erklärte ihm meine Probleme. Mein Hauptproblem waren die Hautüberschüsse am Bauch und den Oberschenkeln. Nicht nur, dass mich diese Überschüsse in meiner ganz alltäglichen Bewegung einschränkten, Sport war eine Qual – besonders an den Oberschenkelinnenseiten. Ich kenne das unangenehme Schwitzen und die wunden Stellen; die waren im Sommer wirklich lästig und sehr hartnäckig. Natürlich musste ich mich auch ausziehen, aber wie soll der Chirurg sonst wissen, wo meine Probleme liegen. Glaubt mir, das war mir sehr unangenehm, denn ich fühlte mich in meinem Körper schon sehr unwohl. Doch durch seine diskrete Art nahm mir der Chirurg dieses Gefühl.

Wir besprachen, dass ich weitere 3 Monate mein Gewicht halten sollte, da mein Gewicht noch nicht lang genug konstant war. Anschließend sollte ich mich dann erneut vorstellen. Ich hielt mein Gewicht, sodass ich mich 3 Monate später erneut dort vorstellte. Meine Beschwerden waren dieselben wie bei der ersten Vorstellung.

Wir besprachen, dass eine Bauchstraffung und eine Oberschenkelstraffung für mich das sinnvollste sei. 14 Tage später hatte ich die ärztliche Stellungnahme in der Post und ich konnte meinen Antrag wieder zur Krankenkasse schicken. 6 Tage später hatte ich meine Kostenzusage in der Post. Ich weiß, da hatte ich wahrscheinlich wirklich viel Glück, aber ich kenne einige

Betroffene, bei denen es so oder ähnlich gelaufen ist und andere, bei denen es katastrophal war.

Ich stellte mich dann wieder bei meinem Chirurgen vor und wir vereinbarten einen Operationstermin für die Bauchdeckenstraffung. Gute 10 Tage vor dem Operationstermin wurde ich von den Ärzten über die Operation im Krankenhaus aufgeklärt und es wurden alle Formalitäten erledigt, sodass ich am Operationstag morgens um 6.30 Uhr im Krankenhaus war. Etwas Sorgen hatte ich dennoch, denn bei einer Operation muss auch nicht immer als glatt laufen und im Internet hatte ich auch schon von Komplikationen und Problemen gelesen.

Auf der Station wurde ich von einer Schwester aufgenommen und für das spätere Kompressionsmieder ausgemessen. Wenig später kam der Chirurg, zeichnete mich an und machte noch Fotos für die Dokumentation. Um 8.00 Uhr wurde ich in den Operationssaal gefahren. Alle beruhigten mich, aber ich war wirklich aufgeregt. Ich konnte mir einfach nicht vorstellen, wie ich später aussehen würde. Beruhigt schlief ich in den Händen der Narkoseärzte ein. Am Nachmittag auf dem Zimmer ging es mir gut, der Arzt schaute noch mal nach mir und berichtete mir von einer gut verlaufenen Operation und wie ich mich die nächste Zeit verhalten sollte. Der erste Verbandswechsel war ein überwältigender Augenblick. Ich sah meinen neuen Bauch. WOW! Ich weinte vor Freude, denn ich hätte mir nie vorgestellt, dass das Ergebnis eine so große, positive Veränderung sein würde. Im Krankenhaus war alles gut, ich wurde täglich visitiert, die Wunden wurden angesehen. Vier Tage nach der Operation ging es nach Hause. Das Tragen eines Kompressionsmieders Tag und Nacht für acht Wochen, kein Sport für 8 Wochen und gute Wundpflege waren jetzt angesagt. Ich war noch sehr bewegungseingeschränkt. Das wurde aber Tag für Tag besser. In regelmäßigen Abständen stellte ich mich zur Wundkontrolle vor. Alles verheilte super und glücklicherweise ohne Komplikationen. Die Oberschenkelstraffung mit angleichender Fettabsaugung hatten wir für das darauffolgende Jahr geplant.

Kurz vor dem Operationstermin wurde ich wie gewohnt aufgeklärt. Am Operationstag ging ich dieses Mal schon ruhiger ins Krankenhaus, denn ich wusste schon relativ genau, was mich dort erwartete. Was soll ich sagen? Das Ergebnis war wirklich klasse. Mit kaum Schmerzen durfte ich nach 3 Tagen nach Hause. Auch dieses Mal wurden regelmäßige Wundkontrollen durchgeführt. Ich bekam keine Wundheilungsstörungen, die natürlich gerade in den Leisten oft vorkommen können, das hatte ich gelesen und so wurde es mir auch mehrfach vor der Operation mitgeteilt. Da sich nach der Bauchdeckenstraffung Abnäher an den Nahtenden zum Rücken hin – die Ärzte nannten diese „Dog Ears" – gebildet hatten, und sich ebenso die Narben verbreitert hatten, wurde mir eine Korrektur der Narben und eine weitere, angleichende Absaugung der Oberschenkel empfohlen. Diese Abnäher waren zwar nicht sonderlich schlimm, aber die verbreiterten Narben waren zum Teil hart und schmerzhaft und haben das schöne Ergebnis etwas geschmälert. Bereits vor der Bauchdeckenstraffung wurde ich auf diese Abnäher hingewiesen. Diese sind das Ende der Naht und können bei dem einen eher, bei dem anderen seltener vorkommen. Mir wurde gesagt, dass es was damit zu tun hat, wieviel Gewebe erschlafft ist und wieviel entfernt wird. Also planten wir die kleine Korrekturoperation für Ende des Jahres. Es lief mit den Vorbereitungen wie bei den ersten zwei Operationen. Und so hieß es Ende des Jahres: „Auf in die dritte und letzte OP!". Diese verlief gut, sodass ich bereits 3 Wochen später wieder arbeiten konnte.

Mein Fazit:

Für mich war die Entscheidung, mich einer bariatrischen Operation zu unterziehen, die beste Entscheidung meines Lebens. Es hat sich alles danach verändert. Auch wenn der Weg nicht immer einfach war, hat er sich gelohnt. Dass mir die überschüssige Haut entfernt werden konnte, darüber bin ich froh. Denn diese ist nach der Abnahme doch sehr störend und nicht nur optisch wie viele immer meinen, sondern die Überschüsse haben meine Bewegungsfreiheit eingeschränkt und das Wundscheuern war oft schmerzhaft. Ich bin nach über 2 Jahren in meinem neuen Körper angekommen und lebe ein neues Leben. Dieses kann ich

jetzt viel leichter und unbeschwerter leben und mich bewegen, wie ich mich immer bewegen wollte. Mittlerweile habe ich ein Gewicht von 59 kg. Hätte mir das jemand vor der Operation des Bypasses gesagt, hätte ich das nie gedacht. Ich kann nur jeden ermutigen, diese Schritte zu gehen und sich Eindrücke aus Selbsthilfegruppen zu holen. Ich hoffe, Ihr werdet es nicht bereuen!

Eure Jennifer Aust

P.S. Wer mehr Infos über Wiederherstellungsoperationen haben möchte, kann mich gerne über über Facebook kontaktieren.

Stichwortverzeichnis

K

Körperbild 28
Körperform 14
körperformende Operationen 16
Körperkontur 14
Körperwiederherstellung 14
Kostenübernahme 30, 37
Kostenübernahmeantrag
– Ablehnung 142
Kostenübernahmeerklärung 128
Krankenkasse 27
krankhafte Veränderungen 30

L

Lappenplastik 109
Leiste 106
Leistungsklage 133
Lipo-Gynäkomastie 70
Lipödem 33, 102
Lockwood 97
Lokalanästhesie 40
Lungenarterienembolie 120
Lungenbelüftungsübung 120
Lungenembolie 119
Lymphbahnverletzungen 104
Lymphdrainage 123
Lymphödem 33, 103

M

Magen-Darm-Operation 25
Markierung 85
Massage 126
MDK 101
medizinische Indikation 29
Medizinischer Dienst der
    Krankenkasse 37
Muskelverspannungen 57

N

Nachblutung 61, 116
Narbe 124
Narben 17
Narbenbild 18
narbensparende Technik 58
Narkosearzt 39
Notaufnahme 121

O

Oberarmstraffung 49
oberes Bodylift 54
Oberschenkelinnenseiten 33, 102
Oberschenkelstraffung 103

P

Patientenrechtegesetz 131
PKH 138
Problemzone 32
Prothese 64

Q

Quillting-Nähte 90

R

Rauchen 21
Rechtsschutzversicherung 138
Regionalanästhesie 39
Reithosenabsaugung 48
Reizung 25
Rektusdiastase 30, 77
Rettungsring 33
Rumpfstraffung 34
Rüsselbrust 57

S

Sachleistung 142
Sachleistungsprinzip 129
Schamhügelanhebung 83
Schlüssellochtechnik 111
Schmerztherapie 88
Schnittführungen 94
Schönheitschirurgen 22
Schutzempfinden 72
Schwellung 47
Schwitzen 30
Sitzen 108
Spannungsgefühl 121
Standardoperation 91

Stillfähigkeit 60, 118
Stirnlift 111
Straffungsoperation 43
Straffungsoperationen 16
Stütz-BH 61

T

T-Schnitt 59, 106
T-Schnitt-Technik 73
Tabakkonsum 21
Taillierung 85
Therapieplan 34, 36, 105
Thrombose 120
Thromboseprophylaxe 46
Totraum 98
Toträume 118
Trinken 46
Tumeszenzlösung 42

U

Umsatzsteuer 136
Unterbauchfalte 25
Unterbrustfalte 73

V

Verbände 125
verbreiterte Narbe 53
Vollnarkose 39
Vorabgenehmigungspflicht 130
Vorher/Nachher Bilder 28
Vorstellungsgespräch 25

W

Weichteile
– überschüssige 51
WHO 14
Widerspruchsschreiben 142
Widerspruchsverfahren 133
Wiederherstellung
– funktionelle 83
Wiederherstellungsmaßnahmen 28
Wiederherstellungsoperation 14

wunde Hautstellen 36
Wundheilungsstörung 61
Wundheilungsstörungen 22, 117
Wundnaht 125
Wundreinigung 117

Z

Zeitpunkt 18
Zielgewicht 19
zirkuläres unteres Bodylift 90